U0235435

柴瑞霁中医肾病临证经验

柴瑞霁 著

柴馥馨 柴凝馨
王晓梅 宁云峰
协助整理

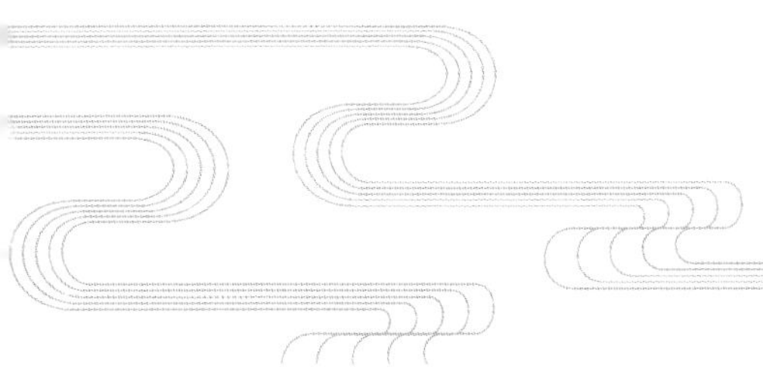

人民卫生出版社
·北 京·

图书在版编目(CIP)数据

柴瑞霁中医肾病临证经验 / 柴瑞霁著. —北京：人民卫生出版社，2023.7

ISBN 978-7-117-35055-6

Ⅰ. ①柴… Ⅱ. ①柴… Ⅲ. ①肾病(中医)—中医临床—经验—中国—现代 Ⅳ. ①R256.5

中国国家版本馆 CIP 数据核字(2023)第 129470 号

人卫智网	www.ipmph.com	医学教育、学术、考试、健康，购书智慧智能综合服务平台
人卫官网	www.pmph.com	人卫官方资讯发布平台

柴瑞霁中医肾病临证经验

Chai Ruiji Zhongyishenbing Linzheng Jingyan

著　　者：柴瑞霁
出版发行：人民卫生出版社（中继线 010-59780011）
地　　址：北京市朝阳区潘家园南里 19 号
邮　　编：100021
E - mail：pmph @ pmph.com
购书热线：010-59787592　010-59787584　010-65264830
印　　刷：北京瑞禾彩色印刷有限公司
经　　销：新华书店
开　　本：710 × 1000　1/16　　印张：16　　插页：2
字　　数：246 千字
版　　次：2023 年 7 月第 1 版
印　　次：2023 年 9 月第 1 次印刷
标准书号：ISBN 978-7-117-35055-6
定　　价：88.00 元
打击盗版举报电话：010-59787491　E-mail：WQ @ pmph.com
质量问题联系电话：010-59787234　E-mail：zhiliang @ pmph.com
数字融合服务电话：4001118166　E-mail：zengzhi @ pmph.com

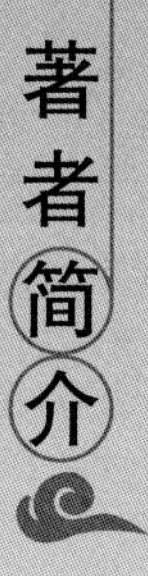

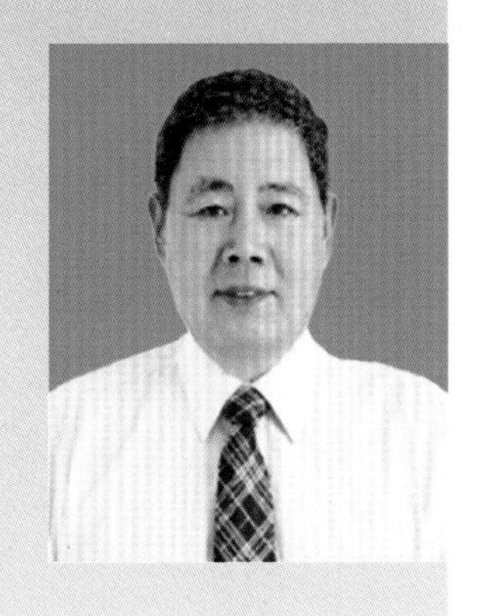

柴瑞霁，1955 年 2 月生，山西万荣人。山西省运城市中心医院主任中医师，山西省太原市中医医院特聘专家，山西中医药大学硕士研究生导师，山西省优秀专家，第五批全国老中医药专家学术经验继承工作指导老师，全国名老中医药专家柴瑞霁传承工作室专家。

出身于有三晋“南柴”之誉的中医世家，幼承庭训，打下扎实的中医理论功底，是全国继承老中医药专家学术经验指导老师柴浩然学术经验继承人。在国家、省级以上杂志发表有影响的学术文章 120 余篇；与南京中医药大学李飞教授合著的《方剂的配伍方法》，由人民卫生出版社出版，并有英文版和西班牙文版发行；“中国现代百名中医临床家丛书”收入《柴瑞霁》专著，由中国中医药出版社出版。

从医 49 年，继承了家传外感热病及内、妇科疑难病症诊疗学术思想和临床经验，注重临床，善用经方，为数十万患者解除了病痛。在全科临床和家传肾病经验的基础上，着力于肾病证治规律的理论探索和临床研究 30 余年，拓宽和深化了中医肾病的诊治思路，积累了独到、丰富而宝贵的经验。近年来，亲临“新冠”一线救治患者，撰写出数万字的临床心得，并带领中西医结合团队，深入重症医学科，全程参与急危重症的中西医协同治疗，取得了新的经验与成果。

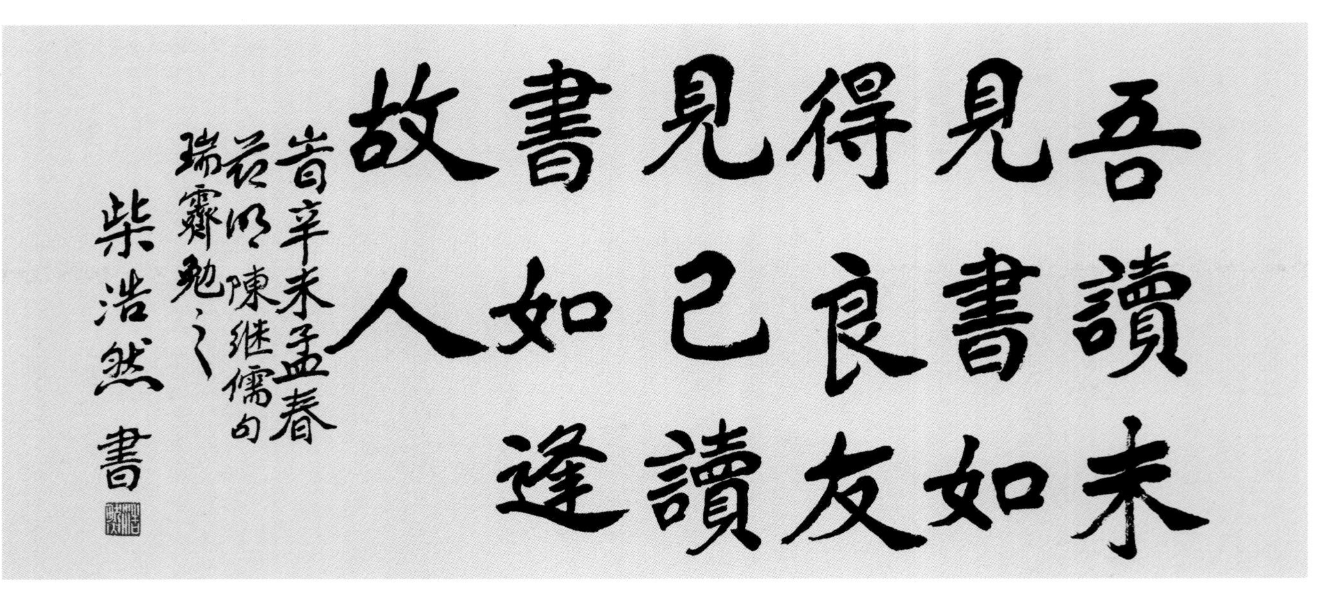

1991 年，全国首批老中医药专家学术经验继承工作伊始，柴浩然先生书录明代陈继儒《读书十六观》语，以勉次子柴瑞霁传承家学。

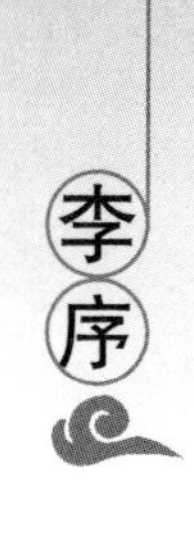

人类文化、科学的发展，曾经出现过两次高峰。第一次高峰在春秋秦汉之际，第二次高峰则在欧洲文艺复兴以后。第一次高峰以哲学的成熟为代表，第二次高峰以近代物理学、化学的成熟为特征。中医学是哲学下的医学科学，西医学是近代物理学、化学体系下的医学科学。所以，中医学的原典是春秋秦汉时期的中国哲学以及《黄帝内经》《伤寒杂病论》为代表的中华传统经典，而西医学的原典则是欧洲文艺复兴以来的物理学、化学的成就以及以西医基础理论为代表的解剖学、生理学、生物化学等。两千多年来的中医学和欧洲文艺复兴以来的西医学，各自在不同的文化环境和历史进程中，谱写了各自从源到流演进、发展的历史轨迹。其中的源是根据，流是延伸；源是理论，流是应用；源是科学，流是技术。世界上不少国家、民族，都曾有过自己的传统医学，而哲学底蕴最雄厚，理论体系最成熟，临床疗效最成功、最可靠、最丰富者，唯独中国的中医药学。所以，中国是世界上存在着两种主流医学体系的国家，也是以"中西医并重"为基本国策的唯一的国家。这是在中西两种医学并存的当代，每一位中医药和西医药工作者务必明确而且不可动摇的原则。

如果把中医学比作一棵硕果累累的大树，那么中国传统文化的文、史、哲（尤其是哲学）是其根，以《黄帝内经》为代表的基础科学体系是其本，以《伤寒杂病论》为代表的辨证论治的临床技术体系是其主要枝干，而内、外、妇、儿的治疗及其方剂、药物等，则是其分枝、花叶和果实。这里的根、本和主要枝干，是中医学之魂，是中医学区别于西医学的关键所在，是中医学屹立于人类医学科学之林的主体，当然也是中医临床辨证论治的基石。中医临床的辨证论治，即辨证求因、求机，审因、审机论治。它不仅展现了中医临床理论思维的路线、过程、结果与意义，而且也成为检验每一位中医临床工作者成熟与否的基本标准。不论过去、现在、将来，如果一个人想真正成为一名合格的中医大夫，那他就必须始终坚守着中医辨证论治的理论思维，不动摇，未偏离。

柴瑞霁之父柴浩然先生，是我学习中医的启蒙老师。先生博涉经史子集，旁及琴棋书画，精通中医四大经典，20岁时即蜚声乡里。他仰慕先贤，尊师好学，30岁前后两次南下江苏、上海，拜访、问道于张赞臣、陆渊雷、叶橘泉、承澹盦、陆瘦燕、吴考槃等中医名流。他一生学验俱丰，医德高尚，专务救治，无求于人，布衣简食，不慕浮华，终生以“百姓医、医百姓”自勉。他几次辞谢了进城工作的机会，直到被评为首批全国继承老中医药专家学术经验指导老师以及享受国务院政府特殊津贴的科技工作者时，他依然是一位忙于中医临床与教育的“百姓医”。

先生对于子女、学生关心备至，要求甚严。当年写在我们书桌前的名医名言有二。其一是，“为医者，无一病不穷究其因，无一方不洞悉其理，无一药不精通其性，庶几可以自信，而不枉杀人矣”。其二是，“为医者，性存温雅，志必谦恭，动须礼节，至乃和柔，无自妄尊，不可矫饰”。一者是学医的要求，一者是为医的标准，其中也彰显着先生榜样的力量。出师前，他给我写下了“智、仁、勇”三个字。1978年我考入北京中医学院首届研究生班时，他又给我写下引自孙思邈名言的“胆欲大而心欲小，行欲方而智欲圆”联句，饱含着他对我的鼓励和期望。至今四十多年过去，每思及此，总令人思绪万千，潸然泪下。

1991年，国家中医药管理局启动了全国老中医药专家学术经验继承工作，柴老先生为全国遴选的首批中医药指导老师，柴瑞霁成为其学术经验继承人。其后，在中华中医药学会面向全国继承人举办的一年一度的优秀论文评奖中，柴瑞霁连续三年获奖。1996年由中华全国青年联合会与国家中医药管理局联合举办的“全国百名杰出青年中医”评选活动中，柴瑞霁荣获银奖。而面对每一次的获奖，柴老先生总是淡淡地一笑。他知道，老中医临床经验的继承，绝非“方证相对”“方病相对”式的初级经验的传承，而是中医基础理论指导下的临床辨证论治思维方式和智慧的传承。他知道，评奖只不过是一种社会性的学术鼓励，而真正的意义在于，读书与临床，应当永远在路上。今天的柴瑞霁，已经成长为第五批全国老中医药专家学术经验继承工作指导老师了。先师倘若在天有知，一定会深感欣慰，开怀大笑的。

2000年以来，柴瑞霁曾长期担任运城市中心医院院长职务，在繁忙的管理工作中，他依然肩负着中医临床、教学、研究第一线的工作。尤其在急性病、危重病的救治上，他经常带领青年中医参与医院住院部或ICU的部分会诊治疗，以及中医专家门诊部业务。在我的印象中，他生性坚毅，勇于担当；为人忠厚，不尚空谈；治学刻苦认真，临床功力坚实。2020年新冠疫情肆虐，他担任山西省运城市新冠肺炎治疗小组负责人，时刻坚守在以中医为主的治疗新冠的第一线。该市先后出现的30多例新冠患者的中医处方，大多出于他之手。其中1例患者从初诊至14诊的中医治疗，都是由他一手完成。最终取得了新冠患者全部康复出院，无一例有后遗症的显著效果。对于此次以寒湿为主要特点的新冠疫情，他依然坚持辨证论治的原则，突破了流行用药框框的束缚，以辛温散寒、解表化湿为基本法则，一人一方、一时一方，药随证变、机动灵活、不落俗套。尤其针对寒湿兼阳气不振者，他果断运用了张仲景在《金匮要略》里的“桂枝去芍药加麻黄细辛附子汤”。正所谓“大气一转，其气乃散”，往往两三剂后，病情随即缓解。这与常见的以清热解毒为主的疗法相比，无疑是发人深省的成功例证。其中也展现了他在辨证论治上的灵活精准，以及在大疫面前的勇气担当。

《柴瑞霁中医肾病临证经验》，汇集了两代人的学术成果，时间跨度达五十余年，涉及急性肾炎与慢性肾病的诸多方面。特别是其中的“以案说医”“以案示教”，将中医对肾病的治疗，上升到中医理论与中医教学的领域，成为本书一个突出的亮点。与以往经验陈列式的临床报道相比，也体现了理论与临床相统一、相呼应的鲜明特色。相信在实现中医学复兴的前进道路上，本书会成为中医临床工作者喜闻乐见的一本好书。

李致重

2022年7月

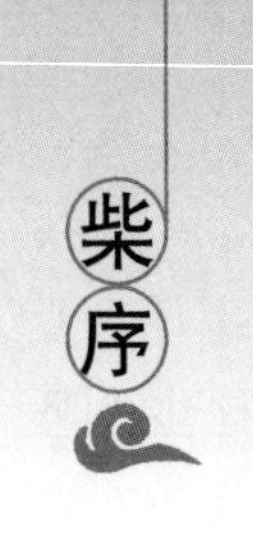

柴序

家弟新著《柴瑞霁中医肾病临证经验》就要出版了，作为兄长，作为柴氏医家第三代传承工作的主要成员，作为柴氏医家学术发展和流派形成的重要参与者和见证人，我感到十分欣慰！

这本书是柴氏医学流派在“肾病诊治”方面，进行的一次较为全面的回顾和总结，更是家弟在“家学”基础上，数十年来埋头临床，对肾病诊治孜孜以求、潜心探索取得的心血结晶和重大成果。他的辛勤努力，将柴氏医学肾病流派的研究，提升到了一个新的高度。

柴氏医家的五代传人，在临证上大都具有全科医学的特点。如父亲柴浩然先生，当年身居农村基层的从医环境，又是享誉一方的中医名家，老百姓信赖他，找他看病的患者不分科，不管什么病都请他治疗，客观上造成他治疗的病种甚多，临证面极广。这样一来，久而久之，自然就形成了对某些病种的临床经验，经过总结便成为独到的治疗特色，才产生了对某种病的学术流派。可以说，没有柴氏医家的全科医学特点，就不会有柴氏医家的专科流派的出现。

我和家弟也都是踏着父亲柴浩然先生的足迹，在全科接诊的前提下，临证日久，在治疗病种上才各有侧重、各具所长，逐渐传承创新，推进了各自侧重不同学术流派的不断发展。目前，柴氏医家经过五代人的积淀和发展，除了家弟这部肾病流派专著外，比较成熟的学术流派还有：脾胃病流派、内科杂症流派、妇科疑难病流派、急危重症流派、外感热病流派等，这些流派的学术经验有的已经出版，有的正在进一步整理研究。

随着社会的不断进步和柴氏医学的传承发展，后人、徒弟、学生队伍也在增多壮大，他们涉猎的病种会更多，临床面会更广，我期待未来还会出现其他新的流派。这些流派汇聚起来，最终会流入中医药学术发展的大河之中。

学术乃天下公器，治病救人的医学更是如此。我认为，“柴氏医家”的名号，只是作为一个特定医学流派的代名词而已，柴氏医家的学术传承，从来不限于家族内部，其外姓弟子以及学生、门人众多，即是明证。

家弟出身中医世家，经典功底扎实，临床功力深厚，早年曾被评为“全国百名杰出青年中医”，是首批全国继承老中医药专家学术经验指导老师柴浩然先生的学术经验继承人，后来又被确定为第五批全国老中医药专家学术经验继承工作指导老师，并经国家中医药管理局批准设立了国家级传承工作室。

常有人说，家弟在医术、学养和做人上，很像父亲柴浩然先生。他恪守柴氏家风，崇尚医德修养，以济世救人为怀，在学术和临床上更是精益求精，一丝不苟，而且不吝家秘，倾心传承，不遗余力，从本书的“以案说医”“以案示教”中就能充分反映出来。

本书有以下几个显著的特点：一是本书是柴氏医家几代人，经过长达 50 年的临床实践和理论探索，并在全科的基础上发展而来的肾病专科诊治经验的反映，这种在整体观念指导下的专病论治，迥异于单纯从肾病专科的角度来治疗肾病的思维模式，而且反过来又能拓宽全科的临证思路；二是本书较为详尽地阐述了柴氏医家肾病诊治的系统经验及其流派特点，其中，既有针对某一临床问题的专题研讨，又有立足肾病证治规律的综合观察，从实践析医理，寓医理于医案；三是创造性地运用“以案说医”“以案示教”的新颖形式，通过不同案例，由点及面，条分缕析，深入浅出，实战说法，现场论理，彰显出中医的理论特点和临床优势；四是本书的理论创新和实践突破，见解独到，亮点很多，均遵循中医基本理论的原则，立足于肾病的临床实践，不发空论。如父亲在急性肾炎辨证论治中，广泛地使用到麻黄，为其经验之粹。但有些中医因缺乏对麻黄药性的了解，或恐受同道质疑，怯于临证使用。家弟认为，古人曾言用药如同用兵，故厘清麻黄的理论认识和临床实践，就成为治疗急性肾炎或慢性肾病绕不开的学术话题。对此，家弟不仅从历代医家的论述上印证，而且亲自品尝，长期观察，还在海南三亚地区的诊治用药中反复体会，有理有据，可信可用。不仅急性肾炎可用，即使慢性肾病兼夹外感者，也可以经常使用，从理论与实践的不同角度，将这一问题予以清晰梳理。再如本书对慢性肾病中肾气不固、肾精亏损、阴阳两虚的病机阐发，清利湿热的“三个治法”的点示，补益脾肾、祛邪务尽“四个要点”的把握，对“慎用三类药”的真知灼见，对外感病在肾病过程中的独到观察，对《内经》中“三焦膀胱者，腠理毫毛其应”的深刻体会等等。

清代医家俞震说：“多读医案，能与医者治法之‘巧’。”这本肾病专著，不仅是一本从临床医案的角度，深究中医肾病学理的好书，更是一本在中医肾病治疗上“授人以渔”，将家传心法和独到之秘，通过医案的形式公之于世，难得一见的临证传心录。

愿本书的出版，能为中医肾病临床的深入研究带来新的思考和启迪，故乐为之序。

柴瑞靄

2022年7月

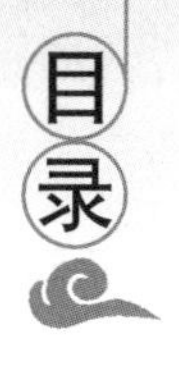
目
录

绪　言

《柴瑞霁中医肾病临证经验》一书，是柴氏医家几代人的临床经验总结，经过数十年临床的反复验证和不断地深入研究，尤其是通过在临床困惑中思考，失误中反思，实践中质疑，继承中创新，逐渐形成了柴氏医家诊治肾病的系统临床经验。其中，许多学术观点从问题提出、临床观察、验证积累直到理论总结，虽然都经历过一个反复锤炼、完善升华的长期过程，但仍需在今后的临证实践中进一步深化研究。今天有机会将其呈现给各位同仁和读者，望能不吝赐教，匡其不逮。

本书的相关内容时间跨度50多年，为了方便阅读，使广大同仁和读者对柴氏中医肾病诊治流派有一个深入的了解。现将柴氏医家的学术渊源及其医学流派的特点，特别是柴氏中医肾病诊治流派形成过程、理论创新与临床突破等，作一简要的叙述。

一、关于“南柴北门”与“柴氏医家”

山西中医界流传着“南柴北门”一说，我大约是在20世纪90年代后期才听说的。所谓的“北门”，是指享誉三晋乃至全国，执教于山西北部大同市大同医专，著名中医大家门纯德教授及其“门氏医家”的后人们。而“南柴”，是指祖居山西南部运城市万荣县荣河镇，著名中医大家柴浩然先生及其“柴氏医家”的后人们。至于这种说法最早起源于何处？是谁首先提出来的？又是怎样传播开来的？抑或是业内自然形成、渐渐默认的一种共识？现在已无法考究了。由于同时联系到盛名远播的“北门”，也就不好意思再予深究，或许只是陪衬于“北门”的一种说法而已。但是，这也至少从一个侧面反映出“柴氏医家”在业内具有一定的影响。

柴氏医家，世代崇文重教，以医为业。家族和姻亲大多从事医疗或教育工作，被乡亲们誉为“书香门第”“礼仪之家”“中医世家”。因柴氏祖辈曾家居当时的荣河县城，成为各位乡里名医来到县城的歇脚之处，他们相聚在一起，常常讨论的是中医学术和临床上的疑难问题。逢年过节，走亲串门，最喜欢谈论的话题也都是中医临床或治学等专业方面的体会或遇到的困惑，自然而然形成了一种浓厚的家庭中医学术氛围。

我的祖父柴继羔公（1881—1938），是清末民国时期享誉三晋的教育家，曾历任长治、太原、临汾、运城等地中学或师范校长，山西名胜隰县“小西天”题额即其墨迹。祖父一生致力于教育事业，但从教之余，兼修医理，嗜好经典，手不释卷，热心仁术，替人疗疾，亦为之乐。在任山西省立第九中学校长期间，他特意聘请精通医道的隰县张学常先生为学监，师生罹患疾苦，张先生总能及时诊治。二人公余切磋医道，乐此不疲。退职后回到原籍，祖父与乡里的伤寒名家谢荩伯先生、温病名家周紫薇先生等，过从甚密，专心于医，每遇疑难病症者求治，辄能应手取效，其学问与医道至今仍为人推崇和赞誉。

父亲柴浩然先生（1923—1993），幼承庭训，拜师学医，矢志岐黄，学验俱丰。治伤寒之学，师从谢荩伯先生，当时背书以至“唇肿”。治温病之学，师从周紫薇先生，入师前，周先生要求查背温病经典，父亲熟诵如流，周先生甚为欣慰，随即得允从师。父亲早在17岁时，即以善治急危重症而名噪乡里，被乡亲誉为“娃娃医生”。年长后，父亲为进德修业，曾两次只身前往江南名医荟萃之地，拜师学医；还奔赴北京、上海走访名师，兼容并蓄，广纳各家所长。

父亲一生根植基层，服务百姓，治病无问长幼亲疏，贵贱贫富；不避寒暑，不计酬劳；潜心医道，淡泊名利；医术高超，救人无数；处世光明磊落，举止温文尔雅；生活俭朴，以简自乐，常以简斋、简设、简衣、简食为悦。1978年后，在山西省运城地区中医医院（现运城市中医医院）工作，获评中医主任医师，曾任内科名誉主任。1991年，被评为首批全国继承老中医药专家学术经验指导老师，享受国务院政府特殊津贴。有《柴浩然》（“中国百年百名中医临床家丛书”之一）、《柴浩然医论医案集》、《著名中医学家柴浩然墨迹》等书传世，在河东一域深受广大患者信赖和尊崇。

父亲授业门人众多，学业较佳、学有所成的代表传承人主要有：

表兄李致重，主任医师、教授、研究员，全国著名中医软科学研究专家。早年在农村基层从医期间，师承柴浩然先生，从业中医十年后，打下了扎实的中医功底，考取北京中医药大学首届硕士研究生，擅长中医内、妇、儿科临床。先后供职于北京中医药大学附属东直门医院、中华中医药学会、北京崔月犁传统医学研究中心等；曾任中华中医药学会学术部、期刊编辑部、软科学研究学组主任，《中国医药学报》常务副主编。曾受聘执教于香港浸会大学中医药学院，现任中国传统医学研究促进会副理事长。发表学术论文260余篇，著有《中医复兴论》《医医》《医理求真》《中医临床辨惑》《正医》《中西医比较》《中医妇科理论与临床》等多部学术著作，在中医界影响广泛，受到关注。

家兄柴瑞霭，主任医师，是第三批全国老中医药专家学术经验继承工作指导老师，历任中华中医药学会第四届、第五届理事，山西省中医药学会副理事长，山西省运城市中医医院院长、中医药研究院院长等，著有《柴瑞霭》（“中国现代百名中医临床家丛书”之一）、《全国名老中医柴瑞霭临床经验集萃》等，被北京中医医院特聘为中医专家。

家弟柴瑞震，主任医师，曾任《中华名医论坛》杂志社总编辑。主要从事中医古籍整理校释工作及四大经典著作的研究。先后编辑出版了171本医学书籍；与人合编出版了40部医学书籍；撰写发表了200余篇医学学术论文；代表著作有《伤寒论心悟》等。

家姊柴瑞雪，早年师承父亲学习中医，从事中医妇科和农村常见病的治疗，多年一直在农村基层为百姓治病。

我在家行二，父取名为瑞霁，字晴初。曾任山西省运城地区卫生学校校长、运城市中心医院院长、山西省中西医结合学会副理事长等职务；中医主任医师，是第五批全国老中医药专家学术经验继承工作指导老师，山西中医药大学硕士研究生导师，山西省优秀专家，山西省委、省政府联系专家。曾获“全国百名杰出青年中医”称号。在国内期刊发表学术论文130余篇，担任主编、副主编及参编学术著作5部，与李飞教授合著《方剂的配伍方法》，由人民卫生出版社出版发行，并有英文版、西班牙文版等；主编卫生部规划教材《中医基本常识》（供四年制护理专业用），由人民卫生出版社出版发行，后在台湾知音出版社出版繁体字版，书名更换为《中医概要》；著有《柴瑞霁》（“中国现代百名中医临床家丛书”之一）等。

柴氏医家第四代的8名子女和徒弟，也都是当地临床一线的中医大夫，有的已是主任医师、中医硕士或当地政府评选的名中医，他们传承家学，恪守家风，发扬光大，成为当地中医临床的骨干人才。柴氏医家第五代的中医传人，已有中医本科或硕士研究生多名。国家中医药管理局为2人成立了“全国名老中医药专家传承工作室”，传承室工作人员20余名，为柴氏医家临床经验的传承奠定了良好的基础。

“柴氏医家”，医历五世，可谓传承不断，门人众多，后继有人。其中，柴氏一门先后出现三位全国老中医药专家学术经验继承工作指导老师，并设立了柴瑞霭、柴瑞霁两个全国名老中医药专家传承工作室，形成了享誉当地、造福一方的“名医群体”。这种现象，全国中医界也并非多见，这可能也是“南柴”之誉的真正由来。

二、关于“柴氏医学流派”

一般来说，在历史上，中医除少数一技之长的专科外，大部分是以全科为主要临证形式，这是由中医的整体观念与辨证论治的特点决定的。

所谓的“全科”，是说中医在基层临证中，若过细分科，无法应对常见病、多发病的临床需要；同时由于难以分科或者分科不宜过细，因而只能依大的疾病类别治疗的属性划分，如内、儿、妇、外等。像现在中医医疗机构中，临床科室的细分程度或细分层次，更具多样性。目前，不论在传统的中医临证中，抑或现代临床诊治的实践中，若突出随意性较强且无层次的病种，甚至以病名分科为主，不仅会将中医建立的临床学科体系分解得支离破碎，而且使原创性的中医思维难以体现或荡然无存。这种毫无层次、想当然的病种或病症分科，既不大可能，也无甚必要，更不符合基层临床的就医实际。自古至今，中医大家们的成才之路，大多是多科兼通，杂病兼治，具有分科不明显，治疗有侧重，经验不相同的全科中医特点。

所谓的“专科”，多是熟悉或擅长于一技之长，治疗某些特殊专科疾病，疗效较为突出，具有全科无法取代的特点。

所以，对于中医而言，人们常说：一个好中医，就是一个好的中医全科医生；一个好的中医全科医生，就能涵盖一所好的中医医院。因此，传统中医在全科为主的临证形式下，最容易形成独具特色的医学流派。

“柴氏医家”在继承柴浩然先生学术思想和临床经验的基础上，其后人的临证服务特点也多以中医全科形式为主，在中医治疗外感热病、内妇科疑难杂症，甚至急危重症等方面享誉乡里。所以，经过“柴氏医家”几代人的辛勤探索和传承创新，已初步形成了明显的脾胃病、内妇科疑难病症、外感热病、急危重症、急慢性肾病等临床经验及学术流派。这些方面的经验，有的已经面世传播，有的正在整理传承。

本书——《柴瑞霁中医肾病临证经验》，就是柴氏医家几代中医人学术传承与临床实践的成果之一。这部著作，是在柴浩然先生治疗急慢性肾病以及其他相关性肾病的基础上，以其学术经验继承人柴瑞霁为主，继续深入临床研究 30 余年而成。不仅在临床经验上有新的积累，而且在中医理论上有新的融合与突破，从而形成了较为完整，且独具特色的经验方法和论治特点。本书通过系统整理、临床探讨、经验总结、理论研究等方面，并突出以案说医、以案示教等方法，完成柴氏中医肾病诊治经验流派的学术传承。如此，把柴氏医家治疗急慢性肾病的经验，从其整体学术体系与临床架构中独立出来，形成柴氏医家新的医学流派，更有利于中医事业的传承与发展。

三、柴氏医学肾病证治经验流派的形成

机遇从来都是垂青于有准备的人。尤其是从事中医，既需要坚实的理论基础，还要有丰富的临床实践。否则，无论理论多深，本领多大，如果没有实践机遇，就如英雄无用武之地，一切都无从谈起。所以，柴氏医家能在复杂众多的疑难病症中，抽丝剥茧般地把急慢性肾病独立出来，取得中医临床的丰富积淀、独到经验和传承发展，除具有厚实的理论功底与扎实的临床功力外，同样也离不开自己锲而不舍的努力和时代提供的实践机遇。

第一，父亲早年有长期的基层医疗实践经历。父亲曾深有感触地说：“我的临床经验，与长期的农村医疗实践分不开。农村医疗条件差，从医的环境艰苦，但有临床用武之地，能从正反两方面总结提高。现在院校毕业的青年中医，多留恋城市，城里的医疗设施先进，学习条件优越，接受新医疗技术多，是有利的一面；但临床分科过细，实践机会与接触患者有限，易对现代诊疗手段产生依赖性，辨证能力削弱或退化，也是弊端。有志于中医事业的青年中医，应创造条件增加实践机会，或深入基层锻

炼，努力提高中医辨证水平和能力，在此前提下，结合现代诊疗手段进行临床研究，就会成为现代中医临床高层次人才。”

那时父亲工作在基层农村，除常见病、多发病外，疑难危重患者也多。由于他是当地的中医名家，老百姓不管遇到什么病都去找他，在众多的患者当中，必然会接触到不少肾病患者。那个时候也不像现在，基层缺少精确的检测手段，有的患者面对大型医院的肾脏穿刺等病理检测难以接受，故有些患者当时不可能得到明确的诊断。父亲就是在这种临床环境中，面对着已经诊断或难以明确诊断的急性肾炎或慢性肾病，均按照中医辨证论治的原则与方法予以治疗，取得了较为丰富的临床经验。所以，父亲治疗急性肾炎的经验，大部分就是在这个时期积累下来的；同时，又因接触到大量确诊的慢性肾炎患者，从中不断总结出中医辨证论治肾病的临床经验。与此相比，现在临床上，大部分急性肾炎患者一般都首选西医治疗，中医很难有临床实践的机会，就更谈不上临床经验的积累。而且许多慢性肾炎患者，很少单纯使用中医，或以中医为主进行治疗，以致中医在急性肾炎或慢性肾病的辨证治疗上，临床机会减少，作用发挥很难，或使辨证能力逐渐弱化，治疗优势不断递减，甚至还被部分西化，或者完全西化。面对这样的现状，我们更能体会到父亲治疗急慢性肾炎经验的弥足珍贵和来之不易。

第二，柴氏医家临床上的全科医学特点带来的难得机遇。现在医疗体制中的中医，都按照西医的学科分设了相应明确的临床专业，除非是专门从事肾病专科的医生，其他中医很难真正接触到肾病。柴氏医学在临床上治疗的病种非常广泛，几乎内、外、妇、儿、皮肤等科的各类疑难杂症都有。这种情况带来的好处是：作为一个中医，在临床上能够见多识广，有机会接触到大量的肾炎患者，获得其他“专家”难得的临床机遇。同时，也使得中医在坚持原创性中医思维的基础上，临证眼界不断开阔，能在一定的广度上把许多临床问题联系起来，透过现象看本质，认识疾病的复杂性，而不致陷于一偏。比如“肾病忌涩”这一临床观点的提出，从发现问题，研究问题，再到认识问题，把握规律，就经过一个长期反复思考和临床观察的过程，不是一下子就可以认识到位的。

第三，在现代医学条件下，获得中医肾病临床的实践机遇。近30年来，我有着15年三级甲等综合医院管理任职的经历，还有2次担任中医诊治慢性肾病与糖尿病肾病科研负责人的实践机遇，加上数十年坚持不懈的大量门诊或急危重症的会诊，便有了更多的实践机会。一是经常受邀临床会诊，配合西医治疗肾病的机会较多，不仅学会了与西医大夫学术上的沟通与对接，治疗上的相互认知与优劣互补，而且进一步明确了中医的治疗优势和特色所在。二是患者经西药治疗后，由于本身对西药不良反应的多虑或担心，要求单纯使用中医诊治。三是部分患者考虑西药治疗效果的局限性，或经病友推荐，主动转为中医治疗等。这些中医实践机遇，使我开阔了眼界，拓展了思维，对中医治疗肾病的临证思路逐渐完善，对中西医治疗肾病的优势比较，以及各自的局限性，有了较为清晰、全面的认识和感悟。如徒弟硕士论文答辩时，有专家提出黑豆为劣质蛋白，不适宜肾病的治疗，促使我对这一问题进行了长期思考，并在临床实践中予以观察验证，完善了“五子黑豆汤”应用于肾病的时机和临证指征的把握。在某专科医院承担“糖尿病肾病”临床科研时，一位主任多次提出中药“含钾”问题，促使我对含钾药物进行了持久的研究和思考。在此过程中，深度体会和理解到研究中医和中医研究的根本区别，找到中西医配合治疗肾病的切入点、契合点，更好地发挥中西医在治疗上的各自优势。

如果没有这些实践机遇，就不可能有这么丰富的经验积累，也不可能逐步形成一整套肾病治疗的独到理论。

第四，肾病诊治中的中西医对接与融合。在目前这种西医处于主流的医学背景之下，许多肾病患者大都会经过前期的西医治疗，应用过激素、免疫抑制剂等，其自然病程也随之掺杂了一些人为或用药的因素，出现一些“特殊”症状或临床假象，难免会给中医辨证论治增加难度，带来或多或少的不利影响。面对这种情况，一是要理性认识肾病前期西医治疗的客观现状，肯定西医早期的诊断与治疗，站在中医辨证论治的高度，做好治疗上的衔接与配合，做到中医治疗优势的置换与支撑，并将西医治疗过程中出现的复杂病机变化，完全纳入到中医辨证论治的轨道之中，凸显中医治疗特色。二是要善于主动发挥中医药优势，精准把握中医的切入点。如肾病过程中出现肾病复发或慢性肾功能不全的急性加重，可阶段性以西医药治疗为主。同时，对临证条件允许，或治疗经验成熟时，也不轻易放弃以中医药治疗为主的特色与优势。我们的许多案例，都有这些方面的佐证。

中医对慢性肾病的治疗，特色与优势较为突出，本书中有充分的案例可以分享，这里不再赘述。值得指出的是，西医在肾病指标的检测、疾病的分期量化、微观影像的清晰诊断、终末期肾病的透析治疗等方面，有非常重要的临床使用价值与指导意义，是控制病情、提高疗效的有效手段。中医在充分利用这些手段和方法的同时，一定不要忽略自身具有的不可替代的特色和优势，更不能放弃或否定中医辨证论治在肾病治疗上的临床意义。诸如中医对肾病的整体认识，体质的辨证把握，病机的综合分析，疾病的精准治疗，预后的康复方法，都积累了丰富而有效的经验。面对当前这种以西医为主流、中西两种医学并存的医学背景，如何在肾病治疗领域，发挥中西医各自的优势，扬长避短，相互配合，形成共识，这是一个需要中西医临床工作者携手共同努力才能达到的目标。

四、柴氏医家肾病证治经验积累的不同阶段

柴氏医家对肾病的理论认识和临床研究，经历了一个漫长、曲折、艰辛的探索历程，是几代人在数十年的临床实践中，传承积淀、不断深入、逐步提升、渐趋完善的成果。其经验积累与传承发展，大致可分为四个时期：

（一）个案积累期

这个阶段，发轫于父亲早年大量的临床实践验案，虽然属于不自觉的个案积累，但它却是柴氏医家治疗肾病极其重要的奠基期或开创期。那时，父亲每天患者盈门，诊无暇日，人们遇到各种疑难杂症，包括急慢性肾病，都希望能得到他的治疗。早年常听父亲讲他治疗各种水肿病的典型案例，其中印象特别深的是治疗一位水肿特甚，形似传说中“方形人”的经历。乡里有一阎氏之妻，身半以上浮肿，逐日加重，尤其颜面肿胀特甚，目不能启，五官因肿胀而失相，两臂、胸腹、腰背肿胀异常，按之凹陷不起，并见无汗身重、微恶风寒、小便不利等。该患者迭更数医，投药罔效，因肿势益甚，后踵门求诊。视其舌淡白，体胖大，苔白而润，脉沉细而弦。父亲据此断为“肾阳虚衰，表闭肺郁，膀胱失调，水道不通”，为急性肾炎重症风水之证。遵张仲景“腰以上肿，当发其汗”之旨，遂处麻黄附子甘草汤（麻黄 60g，先煎去上沫；熟附子 45g，开水先煎 1 小时；甘

草 24g)，1 剂，以温经复阳，解表宣肺，标本兼顾，相得益彰。并嘱水煎 2 次，共取药汁 1 250ml，分 5 次热服，每 1 小时服 1 次，约 250ml。患者 4 次药后，遍身微汗，便停未尽之剂。停药后微汗持续 5 小时方减，小便量同时递增，水肿明显消退；至次日水肿消退十之八九；再经后续辨证调理而愈。这个病案对我触动很大，更让我惊奇的是，仅仅三味中药，竟能在短期收到如此神奇的疗效，由此引发了我在临床上关注此类患者的浓厚兴趣。

1991 年，人事部、卫生部、国家中医药管理局联合发文，确定我为父亲的学术经验继承人，我一方面跟师临证学习，一方面整理父亲的相关医案。当时，父亲将平时积累的临床验案，悉数交于我，其中有些病案亲手复写数份，给我们子女每人一份。所以，在个案积累期，既要全面继承父亲的学术经验，也必须经过一个反复理解和临床验证的过程。在这方面，我既有成功的经验，也有失败的教训。如 20 世纪 90 年代初，我小女儿所在的幼儿园，有一位老师，她患有肾病综合征，经当地与西安等医院诊断，一直服用激素等西药治疗，但仍间断颜面虚浮，下肢水肿，头晕乏力，停服激素则化验指标出现反复，或病情加重。当时她还未婚，经治医生说这种疾病终身难愈，长期服用西药也会影响身体，所以思想压力很大。后经人推荐介绍，找我用中药治疗。经过一段时间的治疗，我让她慢慢减少激素用量，并把其他西药也停了下来，之后单纯使用中药治疗了两年多的时间，各项指标都恢复正常，临床症状完全消失，从此身体恢复健康，并结婚生子。2013 年，她母亲因病住院，恰巧在市中心医院碰见，我问起她的病情，她说自从那年治好后，身体一直很好，多次检查也没有发现肾病复发。还是 90 年代初，盐湖区南街泰山巷的一个叫马某兰的女性患者，当时肾病很重，肌酐指标已经达到慢性肾病尿毒症期的诊断，因患者拒绝透析治疗，后经熟人介绍找我门诊。我在继承父亲经验的基础上，根据病情，辨证论治，经过长达 5 年多时间的纯中药治疗后，患者终于得以康复，各项指标恢复正常。直到 2017 年，该患者因其他疾病住某市级医院，知道我当天在该院出门诊，与其家人专门过来看我。询问她这些年的身体状况，她说 20 多年过去了，病情一直很稳定，未出现加重或反复。可惜这些病历资料因特殊原因，没能得到妥善保存，给总结经验带来很大困难。这个时期，也有一些失败的教训。比如，临床对一些肾病水肿或蛋白尿患者，使用了补肾收敛的中药之后，出现水肿病情反复或者加重；有的尿蛋白不降，反而升高。另外，还发现受到“炎症”概念的束缚，有些患者在使用过清热解毒类中药后，脾肾虚衰，阳气受损，出现诸多变证。如此等等，这引起我的警省和反思，进一步萌发了关于肾病的病因多元化、病程多阶段、病机多层次的深入思考，并对“肾病忌涩”，以及“慎用寒凉”等临证用药状况，提出理论与临证质疑。

个案积累期，是一个必需的经历和过程，只有从大量个案的积累中，我们才会找出一些规律性的东西，从正反两方面去总结经验，获得真知。

（二）理论探索期

这个时期，是在个案积累的基础上，进行规律的总结，或发现问题而进一步思考，在理论上给以解释或探索。当时，在父亲的指导下，整理了大量的肾病医案，先是对急性肾炎的发病过程、临床特点、证治经验等进行理论上的总结；接着对慢性肾病水肿、蛋白尿的机制，进行了理论与临床上的探索，逐步理解、领会和继承了父亲的辨证论治要点和处方用药特色。对我来讲，这是一个继承、总结、提高的过程。我先后在当时的全国相关中医药期刊，发表了《急性肾炎证治一得》《柴浩然治疗肾盂肾炎的经验》《柴浩然对慢性肾炎蛋白尿的辨治体会》《柴浩然对慢性肾炎水肿的辨治体会》等等。这些总结临床经验的文章，都是经过认真反思，反复斟酌，并进行理论提升后完成的。

有些时候，发现问题比解决问题更加重要。这个时期，我对肾病的认识也在逐步深入、融合和升华，面对临床上遇到的困惑和症结，不深入就会认识不清，不融合就无法把许多片段的经验串联到一起，不升华就提不出一些自己的见解。特别是针对蛋白尿、隐血尿的临床治疗难度问题；还有慢性肾病或糖尿病肾病，出现终末性肾病的“水毒证”或“糖毒证”的认识问题；特别是中医面对慢性肾病出现“无症可辨”的临证问题；等等。对于诸如此类的很多问题，我的认识和思考，伴随着近30年临证实践和理论探讨，从未间断或放弃。这个时期，我对从中发现的疑惑或问题，都是在继承前人经验的基础上，一方面进行理论上的思考和研究，一方面注重临床实践中的探索和验证，随时将理论与实践紧密结合在一起。这样一来，一些困惑和问题就渐渐清晰起来，找到了比较合理的答案。本书将在以下相关章节，分别给予回答。

（三）临床提升期

这个时期，我有幸承担了两次关于中医治疗肾病的科研任务。一次是2013年，在运城市中心医院期间，承担山西省卫计委科研课题“五子黑豆汤治疗慢性肾炎”的临床研究；一次是2014年与运城同德医院合作，承担中医药治疗糖尿病肾病的科研项目。这两次科研项目的实施过程，都是在综合性医院或专科医院进行的，使我更直接地接触到现代医学对肾病的认识和治疗方法。由于医学背景和理论体系的巨大差异，中西两种医学在肾病研究和治疗上存在着碰撞分歧，即使经过沟通交流，甚至讨论争鸣，有时也很难达成共识。但是，由于我们之间的相互尊重、相互理解，赢得了中西医协作的良好氛围，取得了中西医配合的初步成效。

在这样的学术环境中，也刺激触发了我一系列的思考。比如，我指导徒弟撰写的关于“肾病忌涩”的临床学术论文，在投稿过程中，引起了该刊主编和有关专家的质疑，要求重新改写。又比如，科研团队里中西医结合专业的同事，善意地给我提供了“含钾中药一览表”，示意我在处方时尽量规避。更多的还有，慢性肾病在激素治疗过程中的递减或停用后，中医支撑治疗的切入时机和辨证技巧如何把握；中医的利尿法与西药利尿剂能否配合使用，各自的优势和局限有何差别；还有黄葵胶囊、百令胶囊、肾炎康复片（其中即含有黑豆），这些中药制剂如何在中医辨证思维前提下规范使用等等，这都是我在临床上必须直面解决的困惑和难题。只有运用中医基本理论，对这些问题予以有说服力的回答，才能扫清中医临床治疗肾病的障碍。本书关于“肾病忌涩”的理论阐述，对含钾中药的中医认识，对黑豆入药的渊源及临床应用的回顾及体会，都作了专题讨论；对激素治疗后中医如何辨证用药等等问题，都在本书“以案说医”部分，给出了自己的书面感悟和解答。与此同时，我也看到失去中医基础理论指导，缺乏中医辨证论治统领，一些所谓肾病治疗方法的局限性和有害性。

（四）完善深化期

这是一个在经验总结的基础上，不断完善深化中医肾病证治体系的成熟期。

这个时期，我对柴氏医家中医治疗肾病的临床经验和理论认识，自觉地进行全面回顾和系统总结，将病因病机、辨证论治、选方用药有机地予以统一。如“肾病忌涩”，从问题提出到理论探讨，再到临床观察和验证，发现慢性肾病在病情平稳，水肿基本消失，暂无外感表证，或外邪已经祛除的情况下，是可以适度选择使用一些“涩药”(具有或兼有收涩作用的中药)的。我们反对的是临床缺乏辨证思维，病症没有主次轻重，病机不做研判分析，治疗不分青红皂白，而是将微观尿检出现的“蛋白”，错误地认为是人体“精微”的丢失，作为盲目使用收涩药的依据，从而导致病情的反复或加重(相关章节有重点论述)。后来这一论点经过部分修改，提出根据具体情况的不同，采用了“可用”“慎用”“忌用”等更加客观和完善的表述。再如父亲所创的“五子黑豆汤”，是治疗慢性肾炎的有效方子，但在什么情况下运用？这也是值得探索的。在同德医院工作期间，我对这一问题进行了持续认真的临床观察，如“糖尿病肾病”(简称“糖肾”)，现代医学将其分为五期：Ⅰ、Ⅱ期为临床先期，无明显的临床症状，且尿蛋白、血肌酐检测正常，或运动后出现微量白蛋白尿；Ⅲ、Ⅳ、Ⅴ期为临床诊断，有蛋白尿、水肿、高血压等症状。故当“糖肾”表现为Ⅰ、Ⅱ期时，结合糖尿病的“下消”阶段，使用“五子黑豆汤”，与《金匮》肾气丸合方，或进一步辨证用药，是使用本方的最佳时期，可以有效地减缓或阻止，甚至可以逆转糖尿病肾病的进一步发展。如果在“糖尿病肾病”临床诊断Ⅲ期，为早期糖尿病肾病期，出现持续微量白蛋白尿，此期辨证使用“五子黑豆汤”，是本方使用的有效阶段，同样可以逆转病情。如果“糖尿病肾病”发展到临床诊断的Ⅳ期，根据临床辨证，使用“五子黑豆汤”合五苓散或五皮饮，或合真武汤等，依然可以有效治疗本病。但是，若“糖尿病肾病”发展到临床诊断Ⅴ期的尿毒症期，水肿更为明显，“水毒证”更为突出，本方便不宜使用。还有，若站在宏观的视角，从三个维度审视肾气不足、肾精亏损和阴阳两虚，及其病机和治法的联系和区别，就不难提出补脾益肾、祛邪务尽的“四个要点”，清利湿热的“三个治法”，等等。这些，都是对肾病辨证论治进一步的深化和完善。

临床上任何一种疾病的治疗经验要站得住脚，都必须要有理论的指导与实践的根基，必须要从大量的感性认知片段，提高到理论认识的高度。从中医历史上来看，有关肾病的理论和临床资料，分散在中医经典著作和各家学说，以及历代医家的临证医案之中，并没有形成中医肾病治疗的专科，也没有系统化的理论思维和整体上的治疗原则。柴氏医家在这个方面进行了有益的尝试。

随着时代发展和人们生活方式的更新，疾病也会随之千变万化。医无止境，严格地说，这个阶段是一个没有休止符的不断求索过程。

五、柴氏医家肾病证治流派的几个特点

（一）在全科的基础上逐步跨入肾病专科的研究

如前所述，柴氏医家并不是一开始就以中医肾病专科为业，而是面对各种错综复杂的疾病，在无法选择的临证过程中，势必会在多种疾病里遇到不少的肾病患者；随着肾病诊治经验的不断积累，逐渐在杂病中突出肾病，由全科而跨入专科。这样，经过柴氏医家几代人的努力，才从杂病全科中，逐渐分流出肾病证治的学术流派。

现在中西医肾病的临床研究模式，走的是以临床试验为主的专科研究的路子。这种模式，主要源于中西医学体系的不同，在临床思维方式上，可能存在一定的局限性，影响着对疾病的整体把握与治疗。但是，作为一个中医肾病专科，如果仍然照搬西医这种思维模式，或继续沿用这种研究方法，或者彻底地丢掉中医的原创思维模式，其临床疗效或研究结果，都是我们不愿意看到或难以接受的。

父亲当年身居基层，面对百姓，全科接诊，没有分科。而事实上，老百姓也并不知道自己得的是什么病、属于哪个科的病，只要有病，不管是什么病，都愿意来找他。这样的就医环境，面对接触到大量的、各种不同的患者，就只能学会从全科的角度认识专科疾病，在专科疾病的诊治实践中提升全科的整体思维水平；在全科与专科疾病界限不清，又相互关联中，不断提升中医的辨证水平与诊疗能力。当然，对于从事中医全科诊疗的人来说，如果跨入专科疾病的治疗，就会在面对临床上的各种“无奈”中，磨炼出自觉运用中医原创性思维的临证习惯。所以，中医对于大量繁杂的疾病谱系，诸如内、外、妇、儿科疾病，以及皮肤疮疡等力所能及的病症，都要学会并建立原创性中医思维。这就是当年医疗条件与环境，给有思想和有志向的中医人带来的临证思维优势。

我在传承父亲经验的过程中，也是如此。由于中医门诊分科不细，大量的就诊患者中，虽然是以“杂病”为主，但也经常遇到一部分肾病患者。对此，在继承父亲诊治肾病经验的基础上，结合多年的临证体会，坚守中

医的临证思维，突出中医的特色与优势，进行辨证论治。尤其是近10多年来，有更多机会涉猎中医诊治慢性肾病与糖尿病肾病的临床工作，收获了很多的临床经验与体会。其实，这种临证诊疗方法的意义在于，遇到一些专科性的疾病，要有全科思维的指导；而面对一些全科性的疾病，也要有专科思维的突破。只有坚持中医的原创性思维，中医的临证优势与治疗特色，就能够得到很好的发挥，这才是中医诊治肾病的源头活水。

（二）由浅入深，由少积多，从量的积累到质的飞跃

经过长期治疗肾病的实践积累，从中找出这些疾病的主要矛盾和矛盾的主要方面，发现一些规律性的东西。从父亲开始，就是从肾病个案经验的日积月累，才逐渐形成系统性的整体认识。从上述柴氏医家肾病流派形成过程中，可以看到这个特点非常明显。对我来说，与父亲一样，也是在门诊上，每天面对多种复杂的疾病，从个案治疗开始，由少积多，由浅入深，不断提高，开展继承工作的。从20世纪80年代开始，我就总结了父亲治疗慢性肾病水肿、蛋白尿的经验，并自觉地运用于临床。如前所述回忆性医案，就能反映这一时期的临床一斑。至90年代这个时期，门诊上的肾病患者明显增多，我在父亲学术经验的基础上，不仅形成了一些新的认识，而且随着学术思想与临床经验进一步地深化和提升，还取得了正反两方面经验和教训的深刻体会。

由于历史条件的限制，还有一些客观因素的干扰，父亲和我最初的大量个案，有些没能完整地保存下来，丢失很多。即使有保存下来的当年门诊病历，也缺乏现在需要的西医诊断和生化检测数据；虽然这些病例都是真实的，但没有现代医学可以参照验证的依据。比如关于肾穿刺的问题，在二三十年之前，患者大都不愿接受，即使接受也是到北京、西安才能完成其病理检测。如此，当时地区级综合医院的门诊或住院病历上，也只能诊断为慢性肾炎或打“?”的肾病综合征等。这些患者经过中医辨证论治，其中即使疗效很好，肾功能或尿检测结果正常，治疗效果也会受到普遍质疑。因为那时医疗上普遍认为，慢性肾病或肾病综合征是终身疾病，可以减轻或缓解，但不可能治好。有些医生还非常固执地说，宁可承认西医诊断有误，也不会承认慢性肾炎或肾病综合征中医能够治好。

随着医学的进步和人们认识水平的提高，基层的诊断能力加强了，原来需要到西安、北京才能诊断，现在当地即可以完成。所以，2000年以

后，市级以上医疗机构中的住院病历就逐渐具备了这些诊断资料，如患者的病历号，病程的检查记录，明确诊断依据等。有了这些真实可信的临床指标比对，也就具有了充分的说服力。此外，对于疗效的评价，除了检查指标降低或恢复正常外，我们习惯使用“康复良好”，避免使用“治愈”的表述概念。因为肾病的复杂性和顽固性，或许若干年后还会出现反复（现在一般认为五年内不反复，以后就很少反复）；即使没有肾病的人，都还会有罹患肾病的可能。所以，尤其是肾损伤的患者，即使身体恢复良好，相关检测指标正常，我们也避免使用“治愈”这个概念。

父亲与我都经历了不同层面的由浅入深，由少积多，从量的积累到质的飞跃的过程。这些相同的过程，分别处于不同的历史时期。所以，由于现代的医疗条件、医疗技术、医疗环境，特别是医保制度的建立等等，使本来相同的临床过程发生了本质的区别。因此，我感到无比庆幸的是，现在我们正处于中医药发展的最好时期，我在传承父亲经验的阶段中，就有了进一步丰富、深化和升华的条件，而不是亦步亦趋地重复。同时，我也深深体会到，只有在传承中实现对中医肾病认识和治疗的创新，才能使柴氏医家肾病证治流派，有发展的动力和后劲。

（三）在临床经验传承过程中，不断实现理论的提升

临床经验的传承，不是一招一式的模仿，更不是个别验案的简单重复，必须在大量的感性认识片段的基础上，提升到理性认识的高度。柴氏医家在古人和前人的基础上，立足临床实际，进行了筚路蓝缕的艰辛探索，在临床经验传承过程中，不断实现理论的提升。比如对《灵枢·本脏》中“三焦膀胱者，腠理毫毛其应”论点的认识，就是通过临床实践的反复观察验证，才有了深入的认识，并把它提升到关系肾病治疗的整体性原则。既把外感因素与微观的肾小球、肾小管病变结合起来，也找到了导致肾病反复的重要病机关键。再如，对肾病过程中病机变化的认识，也经历了一个由经验到理论的提升过程，厘清了基本病机、复杂病机、兼夹病机以及特殊病机的区别，形成完整的理性认识，并运用于临床指导等等。柴氏医家这种从经验到理论的提升，既有战略层面的审视，也有战术层面的把握。只有在整体的基础上把握局部，运用辨证思维，于复杂病症中找出关键病机，审证求因，审因求机，针对疾病的特殊性，或同病异治，或异病同治，才能将辨证论治予以深化和细化。

（四）原创性中医思维贯穿始终

已故国医大师陆广莘教授曾经说过：要中医研究，不要研究中医。他的意思是，从中医自身的实践和理论出发，为丰富和完善中医的科学研究，叫中医研究；而研究中医，则是不去理会中医既有的理论和实践，而以西医的思维模式，把中医药的某些方面作为研究的对象，加以肢解或曲解的相关研究方法。柴氏医家对肾病的研究当然属于前者，而不是从实验室得出的结论。因而，在对肾病的研究中，我们要传承父亲的临床经验，始终贯穿中医原创性思维，展开理论探索和临床研究。

（五）善于中西医汇通，广纳各家所长

柴氏医家，有一种开阔的临证视野和思维，从不盲目排斥西医，以及其他中医流派。虽然坚守的是传统中医的路子，却善于中西汇通，广纳各家所长，反对抱残守缺，对中西两种医学的研究成果，积极地吸收借鉴，为我所用。如父亲早年治疗宫外孕、急性肠痈等成功案例，就是中西医合作的典型示范。我近年来，坚持每周两次进入 ICU 带教会诊，主持了不少危重患者的中医抢救诊治。尤其是开展肾病的中医临证研究，都非常注重中西医之间的有机配合，做到有主有次，有进有退，衔接好西医激素减量或撤出用药的中医支撑配合。另外，对于终末期肾病尿毒症的治疗，一旦接受透析治疗后，只能一条路走下去。此时中医的治疗作用，不仅微乎其微，也没有临床实践的机会。现在，我们试图使用中医治病求本的方法，对终末期肾病，尤其是糖尿病肾病终末期尿毒症的治疗，做出具有中医逆转可能的探索与治疗。

值得指出的是，对于中医治疗有明显优势与特色的疾患，临证时一定要具有中医的辨证功底和临证定力，要具备临证必须的胆识和担当。而且，治疗上该当主角时，当仁不让；该当配角时，尽心尽力。同时，要开阔眼界，学习并领会中医前辈与现代肾病研究领域内专家的临床经验，特别是对邹云翔、赵绍琴、时振声等先辈，以及新生代的中医肾病研究专家的学术成果，都学其所长，为我所用，作为理论研究和临证实践的他山之石，予以关注和重视。

第一章

肾病诊治师承经验

第一节　急性肾炎

一、概述

急性肾炎，即急性肾小球肾炎，是以急性肾炎综合征为主要临床表现的一组原发性肾小球肾炎。其特点为急性起病，血尿、蛋白尿、水肿和高血压，可伴一过性氮质血症，具有自愈倾向。常见于链球菌感染后，而其他细菌、病毒及寄生虫感染亦可引起。

中医认识急性肾炎，基于形之可见的“水肿”主症，伴有明显的外感因素，以及起病急、变化快的发病特点，认为本病属于《金匮要略》“水气病”的范畴。并根据病程的不同阶段，将急性期辨证为“风水”、恢复期辨证为“皮水”，形成辨病与辨证相结合的治疗框架。

急性肾炎的临证特点：眼睑、颜面浮肿及下肢肿甚或全身浮肿；小便短少，甚或无尿；伴有恶寒发热、咳嗽咽疼、头痛无汗、脉浮等表证；起病急，变化快。以上构成“风水病”的典型脉证。

急性肾炎的病因病机：外邪侵袭，或风寒外束肌表，或风热上犯口鼻，或疮毒邪气内攻，使肺卫郁闭，外不得宣发以散表邪，内不能通调水道以利水湿，以致风水相搏，泛溢于头面肌肤，始见眼睑及颜面浮肿。肺合皮毛，主一身之表，为水之上源；肾与膀胱相表里，“膀胱者，腠理毫毛其应”，故外邪侵袭，虽肺卫先病，但迅速累及肾与膀胱，使水液气化失常，加重浮肿，继而延及全身。以上内外合邪，叠加为患，形成急性肾炎的病因病机特点。

二、治疗经验

父亲柴浩然先生治疗急性肾炎，积累了丰富的临床经验。先生根据其临证及病因病机特点，提纲挈领地概括了急性肾炎的治疗纲要：注重辨病与辨证相结合的统一；强调早期治疗、循序渐进的原则；提出早期宣肺解表，恢复期健脾补肾、利水消肿贯穿始终的阶段性辨治方法。现将父亲柴浩然先生的治疗经验介绍如下：

（一）宣肺解表是急性肾炎早期治疗的关键

急性肾炎早期治疗以宣肺解表为主，一则解表散邪，使皮毛开泄，水从汗解；再则宣肺肃降，俾水道通调，水液下输膀胱，气化而出。否则，表证不解，肺气郁闭，徒用他法，而邪无外达之机，势必内迫肾与膀胱，加剧病情。

父亲在辨证论治的基础上，善用经方加减化裁，或自拟经验方，每以麻黄或代以香薷为君，突出宣肺解表的治疗特点。

1. 风寒表证 如恶寒发热，头痛无汗，腰疼身重，咳嗽气喘，颜面浮肿或延及全身，舌淡、苔薄白，脉浮紧。治宜辛温解表，宣肺降气以利水。方用自拟麻桂五皮饮：麻黄 5～15g，桂枝 5～10g，茯苓皮 15～30g，大腹皮 15～30g，桑白皮 10～15g，陈皮 5～10g，生姜皮 5～10g。

病发于夏月者，去麻黄、桂枝，代之以香薷 10～15g，取名香薷五皮饮（自拟经验方）。

近年来，我们后辈在传承的基础上，常用麻黄五苓五皮饮，利水作用更是明显。

［**例 1**］薛某，女，15 岁。

面目浮肿，恶寒发热，头痛无汗，小便短赤 1 天，次日浮肿加重，下肢亦肿，指压凹陷不起，舌淡红、苔薄白，脉浮紧。尿常规：蛋白（+++），红细胞（+++）。体温 38℃，血压 135/90mmHg。诊为急性肾炎，证属风寒束表，肺卫郁闭，风水泛溢。治以辛温解表、宣肺利水法。方用麻桂五皮饮加味：

麻黄、桂枝、陈皮、杏仁各 6g，茯苓皮、大腹皮各 15g，桑白皮 9g，丝瓜络 30g，生姜皮、甘草各 3g，2 剂，水煎服。

药后遍身微汗，恶寒发热、面目浮肿消退，但下肢轻度浮肿，舌淡、苔白，脉缓。

二诊治以健脾理气、通阳化水，方用五苓五皮饮加味：

白术、茯苓皮各 15g，桂枝、生姜皮各 3g，泽泻、陈皮各 6g，桑白皮、猪苓各 9g，白茅根 30g，3 剂。

三诊时，下肢浮肿消退，小便通利，尿检正常，嘱服六味地黄丸善后。

2. 风热表证 如发热微恶寒，咽疼咳嗽，鼻塞流浊涕，颜面及全身浮肿，尿少色黄，舌红，苔薄黄，脉浮滑微数。治宜辛凉解表，清宣肺热以利水。方用自拟银翘越婢汤：麻黄 5～15g，生石膏 15～30g，甘草 3～5g，生姜 5～10g，大枣 6～8 枚，金银花 15～30g，连翘 10～20g，牛蒡子 5～10g，桔梗 5～10g。

［**例 2**］李某，男，13 岁。

10 天前始见咽喉肿痛，发热微恶寒，头痛，流黄浊涕，服抗菌、解热类药未见好转，继而面目浮肿，渐及全身，尿少色黄。舌淡红、苔白根部薄黄，脉浮滑微数。尿常规：蛋白(++)，红、白细胞(+)。诊为急性肾炎。证属上焦风热，肺卫郁闭，水气泛溢。治以辛凉解表、清宣肺热、利水消肿法。方用银翘越婢汤加白茅根：

金银花、连翘、生石膏各 15g，麻黄、牛蒡子、桔梗、生姜各 6g，白茅根 30g，甘草 4.5g，大枣 6 枚。2 剂，水煎服。

二诊时，寒热除，小便多，全身浮肿显著消退，续用上方 2 剂，麻黄减为 3g。

三诊时，咽不疼，全身轻度浮肿，舌苔转黑且滑润，脉浮细滑。此乃体虚肾色外露，病机寒化之象。治以温阳化水法，方用真武汤：

茯苓 18g，白术 12g，炒白芍 9g，熟附子 3g，鲜生姜 6g，5 剂。

四诊时，病情稳定，脉细弱渐有数象，拟健脾利水，方用异功散加味：

白术、太子参、通草各 9g，茯苓 15g，赤小豆、丝瓜络各 30g，陈皮、甘草各 6g。3 剂。

五诊，舌脉正常，病已初愈，嘱服六味地黄丸善后。

3. 疮毒表证 如皮肤红肿，或生疮疖，湿疹，或喉蛾，发颐，发热憎寒，颜面及全身浮肿，口渴尿少，舌红，苔薄黄或黄腻，脉浮而滑数。治宜清透疏表，宣肺解毒以利水。方用麻黄连翘赤小豆汤：麻黄 5～15g，连翘 15～30g，赤小豆 30～45g，杏仁 10～15g，桑白皮 15～30g，甘草 5g，生姜 10g，大枣 5 枚。

[例3] 赵某，女，16岁。

5天前左颊角发颐，局部红肿疼痛，全身憎寒发热，诊为流行性腮腺炎，注射青、链霉素3天，肿消热解。停药2天出现面目浮肿，渐及全身。尿常规：蛋白(+++)，红细胞(++)，管型可见。血压140/92mmHg。诊为急性肾炎，证属热毒在表失宣，肺卫郁闭，内侵入里。治当清透疏表，宣肺解毒，利水消肿。方用麻黄连翘赤小豆汤：

麻黄、杏仁、鲜生姜各9g，连翘、桑白皮各15g，赤小豆30g，甘草6g，大枣5枚，3剂，水煎服。

药后头、身、足遍身汗出而润，面目浮肿消退，下肢肿势轻缓，脉滑数，宣解不宜过剂。

二诊更用验方：

鲜白茅根120g，丝瓜络60g，灯心草9g，10剂，水煎服。

三诊下肢浮肿尽退，面色红活，食欲增加，尿检正常，拟用六味地黄丸加减：

熟地、女贞子、山药、茯苓各9g，丹皮、泽泻各6g，白术18g，7剂。

后再用六味地黄丸善后。

4. 阳虚表证 如恶寒无汗，无热或微热，面色㿠白，四肢不温，颜面及全身浮肿，尿少不渴，神疲乏力，饮食减少，舌淡，苔白或白腻，脉浮细迟或沉缓弱。治宜温经助阳，宣肺解表以利水。方用麻黄附子汤：麻黄10～15g，熟附子10～15g，炙甘草5～10g。

[例4] 薛某，女，56岁。

半年前患急性肾炎迁延未愈，近感冒加重，由面、足浮肿累及全身，住院治疗2周未见好转。诊见全身高度浮肿，按之没指，肚腹臌胀，少尿便溏，神疲纳减，恶寒无汗，舌淡苔白，脉沉弱。证属阳虚表闭，水气不化。治当温阳利水，宣肺解表。方用麻黄附子汤：

麻黄15g，熟附子12g，炙甘草9g，2剂，水煎服。配合葱浴疗法：红皮葱根茎(带须)500g，水煎两次置浴盆中，令患者坐其上，被单围至齐颈，借蒸浴以助药力。

二诊得知服药及浴后，身汗徐徐透出，恶寒消除，小便渐畅，水肿大减，脉转沉缓，继用麻桂五皮饮：

麻黄、桂枝、陈皮、生姜皮各9g，茯苓皮、大腹皮各30g，2剂。三诊上方加白术30g，续服3剂。

5. 葱浴疗法 以上各证，若见服药汗出不畅，或不得汗，宗《内经》"渍形以为汗"，可配合葱浴疗法：红皮葱根茎带须500g，水煎两次倒入浴盆，水温以人的耐受程度而定。患者坐浴其中，用被单或塑料薄膜围盖齐颈，借热气与药力蒸浴促进发汗，以提高疗效。

（二）健脾补肾是急性肾炎恢复期治疗的根本

急性肾炎恢复期，除少数患者无明显自觉症状，仅为尿检异常外，大部分患者仍有轻度浮肿，食少倦怠，腹胀便溏，腰腿酸软，畏寒肢凉，舌淡，苔白，脉细或沉弱等脾肾两虚之证。父亲认为，早期治疗固然重要，恢复期的辨证论治亦不能忽视。前者宣肺解表，祛邪利水，以治标为主，难免伤人正气；何况早期即有外邪伤肾，水湿困脾，以致脾肾两虚，正气不足。故恢复期当健脾补肾为主，使脾气健运，水得其制；肾阳复常，水得其化，而收治病求本之功。

急性肾炎恢复期临床表现有偏脾虚或肾虚的不同，治疗时应有所侧重。

1. 脾虚气弱，水湿不运 急性肾炎恢复期，症见轻度浮肿，小便不利，脘闷腹胀，纳少便溏，舌淡，苔白腻，脉沉弱或沉滑，为脾虚气弱，水湿不运。治宜健脾利水，方用五苓五皮饮（自拟经验方）：白术15～30g，桂枝5～10g，茯苓15～30g，猪苓5～10g，泽泻5～10g，桑白皮10～15g，陈皮5～10g，茯苓皮15～30g，大腹皮15～25g，生姜皮3～5g。

2. 肾阳不足，水气不化 急性肾炎恢复期，症见下肢浮肿，尿少便溏，神疲倦怠，腰腿酸软，畏寒肢凉，舌淡，有齿痕，苔白润滑，脉沉细弱或迟，为肾阳不足，水气不化。治宜温阳化水，方用真武汤：茯苓15～30g，白术15～30g，白芍10～15g，熟附子5～10g，生姜10～15g。

3. 急性肾炎恢复期，自觉症状消失，仅见尿检异常，可从体质辨证治疗 素体脾虚气弱，或病后体虚未复者，舌淡，苔白，脉沉细者，以健脾益气为主，方用异功散加味；素体肾阳不足，或病后伤阳，舌淡，苔白，脉沉弱或迟者，以补肾助阳为主，方用《济生》肾气丸加味；素体肾阴不足，或病后伤阴，舌红，苔少，脉细或细弦者，以补肾滋阴为主，方用六味地黄丸加味。

（三）利水消肿贯穿于急性肾炎治疗的始终

急性肾炎早期浮肿明显，在宣肺解表的同时，配伍利尿消肿药，能提高疗效，缩短病程，是祛邪治标的主要手段。

恢复期浮肿减轻，但未消除，根据脾肾虚损的侧重点，在健脾益气或温肾助阳中，加入利水消肿药，标本兼治。

即使恢复期浮肿完全消退，也不等于水湿余邪已尽。此时，若纯用补益扶正，难免助湿留邪。若佐以利水消肿药，既杜邪气流连之弊，又可善后以巩固疗效。所以，在急性肾炎的阶段性辨证论治中，要把利水消肿贯穿始终。

对于利水消肿药的选择，除以上各方配伍选择外，父亲最常使用鲜白茅根、丝瓜络、通草、灯心草、益母草等甘寒清淡之品。这些药物，皆可根据病情需要，加入以上方中。另外，在急性肾炎早期治疗后，肿势削减，虽近表之邪已去，而在里之邪未除。对此，不宜宣解或渗利太过，先生则用自拟经验方：鲜白茅根60～120g，丝瓜络30～60g，灯心草5～10g。长期（10～30天）服用，每每获得佳效。

附：柴浩然先生运用经方治疗风水验案三则

［**例1**］表虚阳弱，桂枝汤加苓术附解肌和卫、温阳利水得瘥。

王某，男，24岁，1969年7月25日初诊。素体较差，复因盛夏炎热，贪凉露宿，夜寒外袭，次晨即感恶风畏寒，渐至全身浮肿，肚腹胀大，小便不畅。当地某医投用甘遂、二丑、槟榔、茯苓、泽泻、车前等攻逐利水之品6剂。药后呕吐不止，肿势益增，旋即住某医院。尿检：蛋白（+++）、颗粒管型（+++）、脓细胞（+++）、红细胞（++），遂诊为：急性肾小球肾炎，而邀会诊。

症见面目、四肢浮肿，两足尤甚，扪之不温，肚腹胀大，唇淡口和，食欲较差，小便不畅。虽值盛夏，非但不发热，且恶寒较甚。舌质淡，苔薄白，脉沉滑，右寸浮弱，两尺细迟。此属风水虚证，乃风寒束表，肾阳不振，脾失健运，水气泛滥。治宜解肌和卫，温肾健脾，以化水气。方用桂枝汤加苓、术、附：

桂枝10g，炒白芍10g，炙甘草6g，茯苓30g，白术30g，熟附子15g，鲜生姜10g，大枣8枚（去核）。3剂，每日1剂，水煎服。

二诊：药后小便通畅，肿胀见消，食欲增加，而微恶寒，继服原方3剂。

三诊：头面上肢浮肿尽退，仅两足轻度浮肿，恶寒尽除，纳食知馨，二便正常，原方去熟附子，3剂。

四诊：浮肿尽退，四肢转温，余症皆平，尿检正常，告愈。

按语：患者素体较差，卫阳不固；复因贪凉露宿，感受风寒，肺气被束，不能通调水道，以致阳虚水搏。加之病初误投逐水之品，脾肾阳气受戕，水气再度泛滥，形成风水重症。故方用桂枝汤发汗解肌，调和营卫，再加熟附子温肾化气；白术、茯苓健脾利水，使营卫调和，风寒外解，脾肾阳气复振，水气得化，则其病渐愈。

[例2] 表实阳郁，越婢加术汤化裁发越阳气、清热散水而愈。

王某，女，24岁，1969年7月25日初诊。平素月经不调，半年来又兼脾虚带下。患者4天前因气候炎热，贪凉露宿，次日晨起即恶寒发热，头痛，目窠微肿，身体困重，至23日又增咳嗽微喘，小便不畅，面目浮肿；24日浮肿渐及全身，即住院治疗。尿检：蛋白(+++)，红细胞(+++)，颗粒管型(++)。查体温38.6℃，血压135/90mmHg。诊为急性肾小球肾炎，特邀中医诊治。

诊见全身浮肿，以面目及上肢浮肿较甚，按之凹陷不起，下肢浮肿较微，脘腹胀闷，身热不甚，恶寒较重，头痛身重，微汗不透，口渴，小便短黄，舌红苔白，脉浮紧，两寸兼滑数。此为风水实证，乃风邪束表，肺气不宣，风水相搏，泛滥横溢。治宜发越阳气，解表清热，宣肺散水。方用越婢加术汤加味：

麻黄10g，生石膏30g，甘草6g，鲜生姜10g，大枣6枚(去核)，生白术30g，炒杏仁10g，冬瓜皮30g，鲜白茅根60g。2剂，每日1剂，水煎服。

二诊：药后溱溱汗出，寒热皆除，头痛身重均减，咳喘渐平，肿势消退大半，脘腹渐畅，小便增多，舌如故，脉渐和，继以原方3剂。

三诊：浮肿尽退，小便清利，诸症悉除。因尚有白带，续以《金匮》当归芍药散改汤，以养血调肝，健脾除湿。

按语：本案乃盛夏露宿，感受风邪。肺合皮毛，为水之上源，故风邪犯表，肺气不宣，肃降失司，不能通调水道，下输膀胱，以致风水相搏，形成水肿。本病虽有微汗，但恶寒不罢，表邪不解；虽身热不甚，但发热不除，郁热仍在。故方用越婢加术汤，发越阳气，解表清热，宣肺散水，加杏仁合麻、膏，寓麻杏石甘汤之意，清宣肺热，止咳平喘；加冬瓜皮、鲜白茅根，意在加强清热利水消肿之功。此表邪得除，郁热得散，肺气宣降，水道通调，则水肿自愈。

[例3]表闭阳虚，麻黄附子汤温经助阳、发汗解表获瘳。

薛某，女，56岁，1967年7月6日会诊。1年前患急性肾炎，因治疗不当，迁延为慢性肾炎，经常下肢浮肿，时轻时重。近因感冒加重，面目、下肢浮肿并渐及全身，诊为慢性肾炎急性发作，住某医院治疗半月余，未见好转，而邀会诊。

症见全身高度浮肿，皮色光亮，按之没指，肚腹膨胀，兼见恶寒无汗，食少神疲，大便溏薄，小便不利。舌质淡，体胖，苔白，脉沉弱。尿检：蛋白(++++)，上皮细胞(++)，红细胞(+)，白细胞0～3，颗粒管型2～4。辨证为脾肾阳虚，水气不化；复感风寒，表气闭塞，发为风水重症。治当温经助阳，发汗解表。方用《金匮》麻黄附子汤：

麻黄15g(先煎去上沫)，熟附子12g，炙甘草10g。2剂，每日1剂，水煎服。治以取汗为度，并配合葱浴疗法：用红皮葱根茎(带须)500g，水煎两次置浴盆中，令患者坐其上，用被单围至齐颈，借热气蒸浴以助药力。

二诊：服药及浴后，身汗徐徐透出，恶寒尽除，水肿明显消退，小便渐畅，皮肤已现皱纹，脉转沉弦有力。改用麻桂五皮饮加白术，通阳宣肺，健脾利水。方用：

麻黄10g，桂枝10g，茯苓皮30g，大腹皮30g，桑白皮15g，陈皮10g，生姜皮10g，炒白术30g。5剂。

服药期间，因增咳嗽微喘，于第4剂中加入厚朴10g，炒杏仁12g，咳喘即平。

三诊：肚腹膨胀已除，唯面、足轻度浮肿，再拟五苓五皮饮加味。方用：炒白术30g，桂枝10g，猪、茯苓各12g，茯苓皮18g，泽泻10g，大腹皮15g，桑白皮12g，陈皮10g，生姜皮10g，鸡内金10g。5剂，水煎服。

四诊：面、身、肚腹肿胀俱退，食欲增多，精神转佳，大便成形，小便清长，改用《金匮》肾气丸为汤，并重加白术30g，善后治疗月余而愈。追访1年，尿检正常，未复发。

按语：本案病程较长，迁延不愈，肾阳渐衰；又因复感风邪，表闭肺郁，急性发作，遂成表闭阳虚之风水重症。由于表闭阳虚同出一体，单用越婢汤宣肺发汗，则因阳气不足而无力鼓汗外出；或强发其汗，则阳气更伤，而有祛邪伤正之弊；若纯用真武汤温阳利水，则风水无由宣泄外达，反致壅滞留邪之虞。故方用仲景麻黄附子汤以标本兼顾。

方中麻黄开表发汗，宣肺利水，俾风水从表而解；附子温经助阳，化气行水，使肾阳得以恢复；甘草调和其中，兼制麻、附辛散以防宣泄太过，全方助阳以祛水邪，发汗不伤正气。再借葱浴以助药力，俾表闭得开，邪从汗解。继用化气利水除湿之法，使肺气宣降正常，脾肾阳气得复，水肿则愈。

（四）急性肾炎使用麻黄或代以香薷的认识

父亲柴浩然先生在急性肾炎早期辨证施治中，不论何种证型，或使用“经方”，或自拟经验方，均以麻黄为君，配伍其他药物组成方剂。对此用药经验，曾受到许多同仁的关注。我们认为，麻黄是急性肾炎最常用、最有效，而且不容规避的一味药物。如果不能正确认识或准确把握，势必会影响其正常使用。故在此用一定的篇幅，作出如下讨论。

1. 麻黄的发汗作用　麻黄在现代《中药学》中，列于解表药类的辛温解表药，具有发汗解表、宣肺平喘、利水消肿的作用。一般认为，麻黄的发汗作用较强，而且是辛温发汗的峻药。若使用不当或用量过大，容易引起大汗等。我们认为，麻黄的作用机制主要在于宣肺。因肺主皮毛，司宣发肃降，能通调水道，故麻黄通过其宣肺机制，分别具有发汗解表、宣肺平喘、利水消肿的相关作用。也就是说，麻黄的主治病证，都有肺失宣降的共同病机。因此，急性肾炎早期使用麻黄，符合“风水”为病的病因病机，具有长期临床实践的验证。

至于麻黄的发汗作用，只有在外感风寒表实，尤其是重症的情况下使用，其发汗作用才得以显现。否则，其发汗作用并不明显，或者不会引起出汗。我们在急性肾炎早期，或慢性肾炎急性发作，出现眼睑或颜面浮肿时，根据外感因素及肺失宣降的病机，常常使用麻黄5～10g，不仅很少出汗，更不会有大汗，而且利水消肿的作用十分明显。我们在其他外感疾病或有些内伤疾病治疗中，同样使用麻黄，也很少出现多汗现象，或根本不会出汗。例如：临床使用小青龙汤或射干麻黄汤治疗外感咳喘等病；使用桂枝去芍药加麻黄附子细辛汤治疗间质性肺炎；使用麻黄连翘赤小豆汤治疗急、慢性肾炎水肿等，均未见到出汗或多汗的情况。当然，这些举例，都是以辨证论治为前提的。此外，即使非外感风寒表实重症，误用麻黄，同样也不会见到出汗过多的情况。由此可见，以往对于麻黄的发汗作用，存在着局限性认识的误区，从而影响麻黄在临床上的正确使用。

临床使用麻黄不一定出汗的现象，也被不少医家发现。如山西著名中医学家朱进忠先生，在《麻黄发汗新陈不同》一文（《黄河医话》，北京科学技术出版社，2015 年 4 月第 1 版）中，记述了山西省中医研究所前所长，已故名老中医李翰卿老师观察到的现象：曾记得在北洋军阀混战时期，当时遇伤寒病，开具麻黄汤后没有一例发汗者，初开麻黄 6g，后开 9g，最后开至 18g，服法亦遵仲景法，一例也未发汗。反复诊视均为“太阳病，头痛发热，身疼腰痛，骨节疼痛，恶风无汗而喘者”，或“太阳病，或已发热，或未发热，必恶寒，体痛呕逆，脉阴阳俱紧者”的典型证候，久久不得其解。及至到数个药铺一看，才有所悟。因我家地处雁北，麻黄满山遍野皆是，患者用药均用自采者。药铺所存均为数年至十几年的陈货，陈久者辛温发散之功已减，甚至已消失殆尽，所以前开之麻黄均无发汗之功。乃嘱患者一律改为新鲜麻黄 9g（干品），果然服后效如桴鼓，汗后病愈。自此之后，凡用麻黄汤、大青龙汤发汗解表者，一律应用麻黄采后 1 年之内者。这段医话，将使用麻黄不出汗的现象，归结于“麻黄发汗新陈不同”。

毋庸置疑，麻黄的新陈不同，的确存在着影响发汗作用的强弱问题。麻黄存放时间较长，发汗作用肯定会有所减弱。但是，其发汗作用绝对不会完全消失。反过来说，即使新采集的麻黄，如果治疗针对的不是外感风寒表实重症，服用之后，也不一定就会出汗。譬如使用小青龙汤治疗急、慢性痰喘咳嗽，或射干麻黄汤治疗哮喘痰鸣等症等，都很少出汗，或不出汗。1982 年夏季，我的一位近亲属，男性，57 岁。因患慢性胆结石病，在北京看病时，经亲友推荐，请刘银洲老中医诊疗，处方为大青龙汤原方，其中麻黄用量 10g。当时，我反复思考，不得其解。因顾及大青龙汤为发汗峻剂，恐有不妥，故不建议使用。两个月后，我又考虑，既然刘老敢开此方，肯定有他的道理或把握。于是，我亲自抓药 3 剂（麻黄非陈久者），并亲自如法煎煮，药后密切观察。结果是 1 剂后无汗，3 剂尽后也未见出汗，身体并无明显不舒。虽然慢性胆结石病还在，但也长时间没有症状。这次用药观察，使我对麻黄发汗的作用有了进一步的深刻认识。这也是我们在急性肾炎治疗中，坚守使用麻黄的定力所在。

2019 年至 2022 年初，我连续 3 年在三亚市南岛农场过冬。其间遇到多例小儿外感风寒，发热无汗的患者。其中楼下 1 例 4 岁男孩，全身发热，额头发烫，面色发红，体温 39℃，舌淡红，苔薄白，脉浮数。处方：麻黄 5g，紫苏叶 5g，荆芥 5g，防风 5g，薄荷 5g，生姜 5g。2 剂，每日 1 剂，水煎 2 次，混合后分 2 次热服。当天下午 5 时服 1 次，半小时后微汗，体温降至 37℃；晚上 11 时发热 41℃，续服尽剂，1 小时后汗出热退。之后，未再发热。当时，我担心当地有无麻黄或麻黄的质量问题，专门查看了抓回的中药，发现麻黄存放时间较长。后又到药店查看了药柜，店主告诉我当地医生很少用麻黄，现在店里所进的麻黄至少有 5 年。由此可见，麻黄存放陈久，仍然具有发汗作用。

经过长期的临床实践，我认为麻黄发汗作用的强弱，与麻黄的新陈或用量大小有关。但是，麻黄使用后是否出汗，或者是否大汗，则与病证相关。也就是说，只有在外感风寒表证使用时，才可以出汗；尤其是外感风寒表实重症的情况下，才可以大汗。除此之外，一般不会出汗，或者仅有微汗，但绝对不可能大汗。

那么，麻黄用量偏大，或使用不当，会出现什么样的不良反应呢？根据长期临床观察，主要是咽干或疼，或咽喉壅塞感。如果临床辨证有误，或有偏差，使用麻黄不当，可以引起寒邪化热，或热证加重，但也不会出现多汗或大汗。

值得指出，中药的临床使用，十分讲究“七情合和”的配伍用药。所以，单味使用与配伍使用麻黄，其性质与作用，以及有无不良反应则完全不同。因此，不能将单味使用麻黄与配伍使用麻黄出现的情况混为一谈。

至于麻黄的用量与煎煮过程的“先煎去沫”问题。我们体会，其用量以 5g 或 10g 为宜；对于急性肾炎的“风水”重症，麻黄用量可以增加至 15g。在煎煮上，使用 10g 以上者，可以采取“先煎去沫”的方法。不过，新近采集的麻黄，先煎时可以有沫；如果麻黄药材存放日久，煎煮时则少沫或无沫。对此，可忽略不计。

一般认为，北方地区因地域环境，气候寒凉，体质壮实等因素，临床使用麻黄的机会较多。与之相反，南方地区使用麻黄的机会相对较少，或不可能。尤其是岭南地区，更是如此。本人连续 3 年，冬季从北方来到无冬季的海南三亚，看到不少寒邪致病的外感与内伤疾病，常常使用麻黄为主配伍的方药，每每获效。可见，在热带的地区，寒邪致病也不少见，使用麻黄机会依然很多。那么，麻黄的适用地区与人群，范围之大即可想而知。

临床上除急性肾炎外，对于慢性肾炎出现外感风寒表证，或有表现为“风水”者，我们也经常使用五苓散合五皮饮加麻黄，或使用麻黄连翘赤小豆汤，效果很好。在数百例病案中，仅有1例年轻患者，使用麻黄连翘赤小豆汤后，出现明显的小便不利，经服利尿药后消失。此属个案，无法究其原因，提供给大家参考。

由此可见，如果不了解麻黄的作用机制，便失去麻黄的用武之地；不把握麻黄的作用特点，便不能放手麻黄的临床使用；不明确麻黄的不良反应，便没有正确使用麻黄的临证定力；不善于临床使用麻黄，便不能提高急性肾炎的治疗效果。

2. 香薷的发汗作用 香薷亦属于辛温解表药，具有发汗解表作用。与麻黄比较，其发汗解表作用相对平缓，适宜于夏月外感风寒表证。因对“夏月之用香薷，犹冬月之用麻黄”的理解不同，也同样影响到香薷临床的正确使用。

这种影响，来源于两个方面。首先，基于麻黄为辛温发汗峻药的理解，认为香薷与麻黄相同，也是发汗的峻药，临床使用应该慎重。其次，是对李时珍论述香薷时的语境误解。因夏月气候炎热，贪凉饮冷为人之常情，故夏月季节，亦常见外感表寒之证。但是，由于夏月人体皮毛腠理易于开泄，若用峻汗之品，恐药过病所，汗多伤津。而香薷虽为辛温解表药，但其发汗作用平缓，宜于夏月之季使用。不难看出，李时珍提出“香薷乃夏月解表之药，如冬月之用麻黄”，说的是夏月使用香薷，如同冬月使用麻黄一样的普遍，而非发汗药力的比较。

综上所述，对于病发夏月的急性肾炎早期，症见风寒表证者，常用香薷代替麻黄，即是基于这种考虑。因此，正确认识香薷的药性与作用，是指导临证用药的重要依据。

第二节 慢性肾炎

一、概述

慢性肾炎，即慢性肾小球肾炎。以蛋白尿、血尿、高血压、水肿为基本临床表现，可有不同程度的肾功能减退。其起病方式各有不同，病情迁延，病变缓慢进展，最终将发展为慢性肾衰竭的一组肾小球疾病。

中医认识本病，仍然基于行之可见的“水肿”，或伴发明显“头晕”“头痛”的症状。同时，也有症状不明显，或无自觉症状，而尿液检测出蛋白尿或血尿等异常现象。我们将临床症状明显者，称为“显证”；将临床症状不明显，仅表现为尿检异常者，称为“隐证”。二者是慢性肾炎的两种表现形式，它们之间存在着本质的病机联系，是一而再，再而一的辩证关系。此外，“水肿”与“头晕、头痛”之间，也是一种疾病的不同表现形式，同样存在着相同的病机。故中医治疗慢性肾炎，在整体观念指导下，从“显证”与“隐证”两方面着眼，突出治病求本的辨证论治特色。

二、治疗经验

（一）慢性肾炎水肿（显证）

首先，需要说明的是，与急性肾炎相同，慢性肾炎受外感因素影响，病情反复或加重，会出现以眼睑或颜面水肿为主的“风水”特征。特别是慢性肾炎“急性发作型”，也可以出现类似急性肾炎的临床表现。治疗上可以参照急性肾炎早期的辨证论治。其次，与急性肾炎不同，慢性肾炎水肿多为反复发作，一般表现为轻、中度的“皮水”或“正水”特点，病情相对平稳，病程相对较长。对此，也可以参照急性肾炎恢复期的治疗方法。

但是，慢性肾炎水肿，由于反复发作，病程迁延，导致脾肾两虚，水气不化；或阳气虚衰，水液泛溢；或感受外邪，兼夹表证；或病情变化，阴虚络瘀。更有甚者，出现水湿壅盛、气机闭阻的“风水”“正水”或“石水”重症。对此，这里另开专篇，予以讨论。

现将柴浩然先生治疗慢性肾炎的临床经验介绍如下：

1. 水肿夹表，证有虚实　慢性肾炎，因其迁延不愈，阳气渐衰，加之调摄不慎，正气益损，最容易感受外邪，形成水肿兼夹表证。对此，先生认为，慢性肾炎水肿以阳虚水停为本，症见全身浮肿，肚腹胀大，小便不利，食少神疲，舌淡苔白，脉沉细迟等。若外感邪气，则以兼夹表证为标。临床辨证论治时，根据兼夹表证的虚实不同，治疗各异。其中：

若慢性肾炎水肿兼夹表虚，症见恶风或畏寒，自汗或汗出不畅等，证属表虚阳弱者，常用《伤寒论》桂枝汤加茯苓、白术、附子，解肌和卫，通阳利水。

若慢性肾炎水肿兼夹表实，出现恶寒无汗，身重而紧等，证属表闭阳虚者，多用《金匮》麻黄附子汤，温经助阳，发汗解表，宣通水道。

［例1］王某，女，45岁。1991年9月17日初诊。

4年前患急性肾炎，经治疗好转，后因调摄失慎，反复发作，迁延为慢性肾炎。近2月因感冒倦怠乏力，腰腿酸困，由下肢渐至全身浮肿，恶风畏寒，尤以背部为甚，自汗不已，动则为甚，但觉汗出不畅，小便不利，肚腹胀大，口淡食少。舌质淡、苔白润，脉沉细滑略迟。此为肾阳不振，脾失健运，风寒客表，营卫失调，系风水表虚阳弱之证。治宜温阳利水，解肌和卫。方用桂枝汤加茯苓、白术、附子。

处方：桂枝9g，炒白芍9g，茯苓30g，炒白术30g，熟附子6g，炙甘草6g，鲜生姜9g，大枣8枚。3剂，水煎服。

9月21日二诊：药后恶风畏寒、自汗减轻，小便通畅，肿胀渐消。继服原方3剂。

9月24日三诊：仅见两足轻度浮肿，恶寒尽除，饮食增加，二便正常，方用五苓五皮饮10剂后，浮肿尽退。

［例2］吴某，女，46岁。1992年5月5日初诊。

患慢性肾炎2年，经常下肢浮肿，活动后加重。近因外感风寒，头面、下肢浮肿并渐及全身，住院治疗10天未见好转。诊见全身浮肿，皮色光亮，按之没指，肚腹胀大，伴恶寒无汗，疲惫乏力，饮食不馨，小便不利，大便不成形。舌质淡、舌体胖、苔白滑，脉沉细弱。尿检：蛋白（+++），上皮细胞（++），红细胞偶见。此因脾肾阳虚，水气不化，复感风寒，表气闭塞，系风水表闭阳虚之证。治宜温经助阳，发汗解表，以宣通水道。方用麻黄附子汤。

处方：麻黄9g，熟附子12g，炙甘草6g。2剂，水煎服，以取汗为度。

5月8日二诊：服药后，身觉发热，微汗不已，恶寒消除，小便渐畅，水肿明显消退。改用五苓五皮饮加香薷、丝瓜络6剂，浮肿尽退。后嘱服金匮肾气丸10盒，半年后追访尿检正常，未复发。

2. 脾肾阳虚，当有侧重　慢性肾炎水肿，反复发作，时起时伏，或轻或重，伴有尿少便溏，腹胀食少，神疲倦怠，面色晦滞，畏寒肢凉，腰腿酸软，舌淡苔白润，脉沉细或迟者，证属脾肾阳虚，水气不化。但是，在疾病进展程度和阶段反应上，始终存在着偏于脾阳抑或肾阳的不同。因此，治疗上也应有所侧重。偏于脾阳虚者，常用《金匮》苓桂术甘汤加味；偏于肾阳虚者，常用《伤寒论》真武汤加味。

需要注意的是，对于病情相对平稳，兼夹症状不多者，可用上方小剂常服，冀其阳气渐复，水气得化，愈病于无形之间。盖因本病不能取效一时，若量大骤用，求功心切，反会药过病所，温燥伤阴，欲速不达。

［例3］张某，女，32岁。1991年11月25日初诊。

1年前患急性肾炎，住某院治疗1月好转出院。后经常下肢浮肿，小便不畅，食少便溏，疲惫乏力，畏寒肢凉，脘痞腹胀，舌淡苔白润，脉沉细。两次尿检：蛋白（+）；蛋白（++）。证属脾阳不振，运化失常；肾阳虚弱，水气不化。方用真武汤加味，并小制其剂。

处方：茯苓15g，炒白术15g，炒白芍6g，熟附子3g，陈皮9g，白蔻壳4.5g，大腹皮9g，紫苏梗9g，鲜生姜6g。10剂，隔日1剂，水煎服。

12月16日二诊：药后浮肿渐退，饮食增加，精神转佳，脘痞腹胀明显减轻。仍用上方加荷叶9g。10剂，隔日1剂，水煎服。

1992年1月9日三诊：诸症消失，尿检蛋白（±），嘱用上方10剂，隔2日1剂。此病前后三诊，守方服用30剂。临床治愈，未再发。

3. 阴虚络瘀，养阴活血 慢性肾炎水肿，经久不愈，由气及血，或屡用、过用温燥渗利之品，伤及阴分，渐致阴血受损，络脉瘀阻，病情复杂难解。尤其是长期服用"激素"之后，病症更易伤阴化热，或脉络瘀滞。

对此，温阳燥热或滑利渗泄的药物，均非所宜。治疗应该以养阴活血与甘寒利水并举，其中活血祛瘀的选用，亦宜药性偏于寒凉者为佳，如赤芍、丹皮、益母草之属。先生常用自拟经验方：

女贞子10g，旱莲草10g，白茅根30g，丝瓜络15g，益母草15g，丹皮10g，赤芍10g，茯苓皮15g，桑白皮15g，通草5g，甘草5g。

［例4］李某，女，32岁。1991年10月11日初诊。

患慢性肾炎3年，经常下肢浮肿，始服真武汤、五苓五皮饮等方即轻，但久用之后，出现口干咽燥，心烦不寐，腰部酸困，小便不畅，月经提前，淋漓不断，浮肿时轻时重。舌质暗红，苔少而干，脉沉细涩。证属阴虚内热，血络瘀阻，水热互结。治宜养阴清热，活血利水。

处方：女贞子9g，旱莲草9g，白茅根30g，丝瓜络15g，益母草15g，丹皮9g，赤芍9g，茯苓皮15g，桑白皮15g，通草9g，甘草6g。3剂，水煎服。

10月15日二诊：药后口干咽燥、心烦不寐减轻，小便渐畅，浮肿见消。上方加路路通9g，5剂，水煎服。

此病先后五诊，服药30余剂，均以上方加减化裁，病告痊愈。

4. 水湿壅盛，决流逐水 慢性肾炎水肿属本虚标实者居多，但也有体质壮实，水湿壅盛，气机闭阻，以致全身高度浮肿，肚腹胀满，皮色光亮，大便干结，小便不利等症。此属水邪盘踞，形气俱实者，则应当机立断，决流逐水。对此，先生常选用《傅青主男科》决水汤。该方由煨甘遂、肉桂、炒二丑、车前子四味组成，既能决流逐水，又寓温阳化气，且剂型取汤，力专效宏，攻荡水湿于顷刻之间。不过，此法只宜暂用，不可久服，待其病衰大半，则改用平和利水之剂。

[**例5**] 徐某，男，10岁。

患者素体壮实，8个月前突发水肿，经当地医院用中药发汗、利水、健脾、温肾诸剂治疗无效，遂以“慢性肾炎急性发作”收入某地级医院治疗半年，病情时轻时重，以致最后全身高度水肿。在其准备转院之际，欲请中医做侥幸之治。就诊时，症见遍身高度浮肿，面目俱非，肚腹臌胀特甚，皮色光亮，大便干结，小便不利。舌质淡红，苔白腻，脉沉细滑。辨证为水湿壅盛，气机闭阻，形气俱实。急当决流逐水，上下分消。方用决水汤。

处方：煨甘遂4.5g，肉桂4.5g，炒二丑9g，车前子30g（包煎）。1剂，水煎2次，合并药液，混匀分3次服，每4小时服1次。

二诊病家告曰：当天服第1次药后，腹痛恶心，约10分钟，口吐涎沫黏液10余次，计3 000ml左右，吐毕全身舒畅，身有微汗，小便通利。如法将药服完，肿消大半，病情显著好转。遵《内经》“大毒治病，十去其六”“衰其大半而止”的用药原则，改用五苓五皮饮合平胃散。

处方：茯苓30g，桑白皮12g，陈皮9g，大腹皮18g，生姜皮9g，炒白术15g，桂枝6g，猪、茯苓各9g，泽泻9g，苍术9g，厚朴9g，通草6g。2剂，水煎服。

三诊时，肿胀尽消，腹胀已除，饮食正常，精神转佳，偶因活动稍多，脚面微见浮肿，腹觉微胀，续以济生肾气丸改汤加炒白术30g，5剂，水煎服，以图治本。

后随访20年，病未复作。

5. 效验单方，穿插服用 由于慢性肾炎水肿病程较长，时有反复，很难短期治愈。加之患者长期治疗，厌药情绪在所难免。为此，先生常在辨证治疗期间，穿插一些药性平和、口感较好的效验单方，起到治疗或巩固疗效的作用。如水肿兼夹外感表证，肺气不宣者，选用香薷5～10g，生白术15～30g，丝瓜络15～30g，间断或穿插服用。若水肿基本消退，脾气不足，运化无力者，选用炒白术15～30g，陈皮10g，车前子15g，长期或穿插服用。

此外，慢性肾炎水肿消退后，应注意善后治疗。一般来说，水肿属阳虚所致者，善后宜用异功散或参苓白术散，健脾益气，和胃渗湿；亦可用济生肾气丸为主，补肾助阳，化气利水。若水肿兼阴虚之证者，善后宜用六味地黄丸为主，酌情加车前子、白茅根等，补肾滋阴，利水泄浊。

（二）慢性肾炎蛋白尿（隐证）

慢性肾炎蛋白尿的治疗颇为棘手，不仅短期内难以消失，而且转阴之后易反复发作。临床症状明显时，蛋白尿肯定存在；一般症状消失后，蛋白尿也可能长期存在。所以，积极有效地控制或消除蛋白尿，对于慢性肾炎的治疗具有重要的临床意义。

慢性肾炎出现水肿“显证”，作为蛋白尿的“隐证”肯定会形影不离。对此，临床依据水肿辨证治疗，蛋白尿就会减少或消除。但是，若治疗后水肿消退，或仅有轻度浮肿，蛋白尿也会时隐时现；即使在水肿完全消退，无明显临床症状，出现“无症可辨”情况下，作为“隐证”的蛋白尿，依然会不同程度的存在。此外，临床因大量使用“激素”治疗，或在长期服用“激素”的递减过程中，也会暂时掩盖其临床症状，出现蛋白尿检测的阴性结果，留下病情复发或反复的隐患。诸如此类的问题，给中医辨证治疗带来新的挑战。

柴浩然先生辨证治疗慢性肾炎蛋白尿，以简驭繁，治重从轻，每以虚实为纲，实者侧重清利湿热，虚者侧重培补脾肾。

1. 清利湿热，祛邪务尽 慢性肾炎蛋白尿，久不消退，或反复出现，伴有轻度浮肿，纳呆口苦，脘腹胀满，腰部酸困，尿少而黄，大便黏着不畅，身困倦怠，舌质淡红或暗红，苔薄白微腻，上罩浮黄苔，或薄黄微腻，脉沉细滑，或弦滑略数等症。此为湿热内蕴，困遏脾气，流连下焦，气化失常，清浊相干，漏泄尿中所致。其中湿热流连为因，清浊相干为果。治疗应当审证求因，根据湿热流连，如油入面，难解难分的病因病机特点，以清利湿热为主，使邪去而清浊分，正复而脾气健，达到消除蛋白尿的目的。

先生治疗本病，在选药组方上，既考虑清利湿热而不损伤脾气，又着眼疗程较长的实际情况，常用甘淡性平的清利湿热之品，组成基本经验方：

白茅根30g，丝瓜络15g，茯苓15g，通草10g，路路通10g，益母草15g。

此为成人常用剂量，小儿酌减。

在此基础上，若伴颜面或四肢浮肿，小便不利者，则合五皮饮，加用茯苓皮25g，桑白皮15g，大腹皮15g，陈皮10g，生姜皮5g。

若夹外感，恶寒发热，周身不适者，加香薷10g，生白术15g。

若伴头晕头痛，血压偏高者，加珍珠母30g，钩藤15g，菊花10g，夏枯草15g。

若有心烦不寐者，加竹茹15g，莲子15g。

若久病不愈，湿阻络瘀，舌质暗红或有瘀点、瘀斑者，加泽兰10g，丹参15g，赤芍10g，丹皮10g。

需要说明的是，湿热流连，内蕴为患，在慢性肾炎的病因病机中，占有一定的比例，尤其是病程较短而偏于实证者。由于湿热流连的致病特点和清利湿热的用药需求，“祛邪务尽”具有特殊的治疗意义。

[**例1**] 王某，女，40岁。1991年12月17日初诊。

患者14年前患急性肾炎，经住院治疗3月好转，后因调养失慎，病情反复；1980年急性发作，用中药治疗好转，但蛋白尿反复出现。1月前又见眼睑轻度浮肿，头晕头昏，干呕或呕吐，胸闷气憋，饮食减少，食后顶胀，心悸寐浅，面色萎黄，舌淡苔薄白，微罩黄苔，脉弦细滑。血压180/120mmHg；心电图示：心率48次/min，心肌缺血；尿常规：蛋白(+++)，红细胞(+++)。西医诊为慢性肾炎，肾性高血压。辨证为湿热内蕴，脾虚不运，清浊相干，升降失常。

处方：白茅根30g，丝瓜络15g，茯苓15g，通草9g，路路通6g，益母草9g，桑白皮12g，大腹皮12g，陈皮9g，竹茹15g，甘草6g。6剂，水煎服。

12月24日二诊：服上方后即停服降压、利尿药，浮肿头晕均减轻，小便畅利，饮食增加，精神转佳，血压160/110mmHg。上方加泽兰9g，钩藤15g，菊花12g，夏枯草15g，益母草加至15g。

1992年1月13日三诊：上方共服8剂，症状续有好转，血压150/90mmHg，尿蛋白无变化。守方续用10剂。

1月27日四诊：自觉症状消失，血压120/80mmHg，尿蛋白（++）～（+++），前后治疗8月，共诊26次，服药150余剂，均以基本方加减化裁，尿蛋白（±）～（+），血压正常，症状消失。停药1年后随访，未见反复。

2. 培补脾肾，益阴扶阳 慢性肾炎蛋白尿，久不消退或反复出现，伴有轻度浮肿，倦怠乏力，精神萎靡，腰膝酸软，饮食减少，小便不利，面色无华，舌淡苔白，脉沉细弱等症。证属脾肾不足，精气亏损，阴阳两虚。

对此，除非慢性肾炎急性发作，或感受外邪，饮食失调，兼夹湿热之邪，治疗暂用清利湿热外，一般治疗则以培补脾肾、益阴扶阳为主，使脾肾渐充，气化复常，清浊分离，精不外泄，达到减少或消除蛋白尿的作用。

针对这一病机特点，先生总结出基础经验方，名为“五子黑豆汤”：

菟丝子10～15g，沙苑子10～15g，枸杞子10～15g，女贞子10～15g，车前子10～15g，童便制黑豆30g（或黑豆皮10～15g代用）。

此方为培补脾肾、平调阴阳之剂，长期服用，不失偏颇。在使用基础经验方时，还可因人而异：

偏于气虚，症见面色萎黄，大便溏薄者，上方加炒山药30g，党参15g，炒鸡内金5g，荷叶10g，名为“五子培化汤”。

偏于阴虚，症见口咽干燥，舌红少苔，脉细数者，上方加熟地25g，知母10g，生龟甲20g，怀牛膝15g，名为“五子益阴汤”。

若偏于阳虚，症见四肢不温，畏寒喜暖，脉沉细迟者，上方加淫羊藿15g，仙茅15g，名为“五子扶阳汤”。

若偏于阴虚阳亢，症见头晕目眩，视物不清，脉弦细者，上方加菊花10g，珍珠母30g，钩藤15g，夏枯草15g，决明子15g，名为“五子清降汤”。

［例2］尹某，男，46岁。1973年5月7日初诊。

患者5个月前出现颜面浮肿，渐及下肢，伴头晕眼黑，口咽干燥，视物昏糊，腰膝酸软无力，大便先干后易，尿色淡黄，纳少乏力，舌质红，苔黄滑微腻，脉弦细数。曾在省某医院诊为慢性肾小球肾炎，经治疗时轻时重，反复发作。诊时除上症外，尿常规：蛋白（++），红细胞（++）。辨证为肝肾阴虚，脾虚气弱。治宜补阴益肾，补气健脾。方用五子培化汤合五子益阴汤。

处方：熟地24g，明知母9g，生龟甲18g，女贞子12g，沙苑子12g，枸杞子12g，车前子12g（纱布包煎），菟丝子12g，怀牛膝12g，炒山药30g，炒鸡内金4.5g，荷叶9g，童便制黑豆30g，5剂，水煎服。

5月14日二诊：服上方后，食欲略增，口干咽燥减轻，舌苔渐退。此虚热已清，改拟五子培化汤加味。

处方：炒山药30g，党参15g，炒鸡内金4.5g，荷叶9g，女贞子12g，沙苑子12g，枸杞子12g，菟丝子12g，车前子9g，淫羊藿9g，怀牛膝9g，甘草6g，童便制黑豆30g。5剂，水煎服。

5月23日三诊：浮肿显著减退，食欲大增，舌苔退净，大便滑润，小便渐转色白，仍时有头晕，视物不清，脉细缓。上方去淫羊藿，20剂，水煎服。

6月23日四诊：浮肿消退，未再反复，精神转佳，饮食、二便正常，头晕眼黑，轻而未已，舌质微红，脉细微数。尿常规：蛋白（−），红细胞（+）。仍用上方化裁。

处方：熟地15g，女贞子9g，山药12g，枸杞子9g，麦冬9g，沙苑子9g，玉竹12g，辽沙参12g，菊花9g，怀牛膝9g，车前子9g，制黑豆30g。5剂，水煎服。

6月29日五诊：头晕眼黑大减，尿常规正常，改用杞菊地黄丸10盒，以资巩固。

（三）慢性肾炎隐血尿（隐证）

作为“隐证”的隐血尿，中医临床一般不作单独的辨证论治考虑。这是因为：

从临床现象上观察：蛋白尿与隐血尿，在急性肾炎阶段会同时出现，如果说有区别，那也是多少或轻重不同而已；二者在慢性肾炎阶段，虽可以同时出现，但以蛋白尿单独存在的现象更多一些。也就是说，慢性肾炎阶段，有蛋白尿时，不一定有隐血；而有隐血尿时，则大多会有蛋白。

从治疗结果上来看：蛋白尿与隐血尿，在急性肾炎阶段，经过中医辨证治疗，二者往往同时减少或消除；或者是先有隐血尿消除，而蛋白尿多长期存在；再经持续治疗，之后蛋白尿逐渐减少或消除。在慢性肾炎的治疗上，二者之间，也是隐血尿容易消除，蛋白尿则相对较难。由此可见，隐血尿与蛋白尿相互关联，其基本病机相同，故在临床治疗上，具有高度的一致性。

从辨证论治上分析：一般来说，在中医眼中，蛋白尿与隐血尿，完全可以融入辨证论治的框架之中，合而治之。临床只要辨证精当，蛋白尿与隐血尿的治疗，会收到相同的疗效。可以说，二者作为不同的疾病“现象”，却有着相同的疾病“本质”。所以，无论是在理论抑或临证上，一定不能把“蛋白尿”与“隐血尿”作为疾病本质不同的两种“现象”来认识。

中医认为，蛋白尿与隐血尿，作为疾病“现象”，是微观认识的结果，宏观的肉眼观察是难以发现的。这里需要说明的是，隐血尿与肉眼血尿不同，肉眼看到的“血尿”，是显性症状，不属于“隐证”。如果临床肉眼血尿明显，同时出现相关症状，其治疗方法应服从于辨证结果，不能将二者混为一谈。所以，隐血尿和血尿，在临床辨证上不尽相同，有些时候还有着本质的区别。因此，中医对“隐血尿”的认识和治疗，应该与“蛋白尿”一样，纳入到中医辨证论治的框架之中，不应该有“白”与“红”的微观歧义。

若将问题引申来看，如果蛋白尿与隐血尿同时出现，经过辨证治疗后，蛋白尿消除，而隐血尿长期存在，并伴发与蛋白尿病机不同的其他临床症状，那就应该另当别论。譬如紫癜性肾炎，即属于这种情况。这就是我们把“隐血尿”独立出来，另行论述的原因。

1. 水热互结，阴伤血瘀　慢性肾炎隐血尿，或见微量蛋白，伴有咽干或口干，腰膝酸软，手足心热，心烦寐浅，甚或身热夜甚、耳鸣，舌暗红或暗红微紫，或舌绛少苔，脉细弱或微涩者，证为水热互结，伤阴夹瘀。治宜清热利水，养阴祛瘀。方用《伤寒论》猪苓汤加味：

猪苓 10g，茯苓 15g，泽泻 10g，滑石 10g，阿胶 10g，白茅根 30g，丝瓜络 15g，小蓟 10g，荆芥炭 5g，地榆炭 15g。

2. 营热内迫，伤络动血　慢性肾炎隐血尿病程较长，反复发作，伴有身热夜甚，心烦不寐，皮肤散在或密集的瘀点或瘀斑，舌红或绛，苔少或无苔，脉细数或涩。证属营热内迫，伤络动血。治宜清营透热，凉血散瘀。方用《温病条辨》清营汤加减：

生地 15g，麦冬 10g，黄连 5g，丹皮 10g，玄参 15g，竹叶 10g，连翘 10g，金银花 15g，小蓟 10g，赤芍 15g，白茅根 25g，泽兰 10g，益母草 15g。

3. 风热在表，内陷膀胱　慢性肾炎，起病于外感，或反复发作有明显的外感因素，导致慢性肾炎隐血尿时轻时重，反复难愈。伴有咽疼，鼻塞流涕，皮肤散在瘀点，或全身不舒，舌红苔微黄，脉浮微数。证属风热在表，肺卫郁滞，内陷膀胱，络脉瘀阻。治宜疏散表热，调畅气机，清泄膀胱。方用《温病条辨》银翘散合升降散加减：

金银花15g，连翘10g，牛蒡子5g，薄荷5g，荆芥5g，淡豆豉10g，桔梗5g，芦根15g，竹叶5g，蝉蜕5g，炒僵蚕10g，大黄5g，片姜黄10g，甘草5g。

（四）慢性肾病中医临证的相关理论问题

中医治疗肾病，是在中医理论指导下进行的辨证论治。尤其在临证时，一定要突出中医理论，运用中医思维，发挥中医优势，注重中医特色。以下就中医治疗肾病的相关理论与临床问题探讨如下。

1. 准确理解“三个病机”

（1）肾气不化：肾气不化，是慢性肾病深层次的基本病机。中医认为，肾脏主水与藏精的两大功能，依赖于肾气的温煦和肾阳的温化，才能得以正常运行。所以，肾气不化，包含着不能化水与不能化精两个方面。若肾气不足，或肾阳虚弱，不能化水，水液失其温化布散，潴留体内，不为人体所用，反而变成有害的“邪水”。而且，肾气不足，不能化精；关门不固，藏精失守，就会肾精渗漏，造成精气亏损，加重了肾气不化的程度。由于气能化精，精能化气，精气之间存在着紧密的互化关系。故若肾气不化，失其主水与藏精的功能，便会出现水液的潴留与肾精的流失，形成慢性肾炎“显证”的水肿，与“隐证”的蛋白尿。可见，慢性肾病出现的显性水肿与隐性蛋白尿，属于疾病本身相互关联的两种表现形式，而“肾气不化”则是其共同的基本病机。因此，若忽视显性水肿与隐性蛋白尿并存的病机关系，简单地认为或强调“肾气不固”，则失之偏颇。因为肾气不固只是肾气不化的表现形式之一，其病机针对的是肾气不足、关门不固所致尿液失摄或精液外泄，出现的遗尿、遗精等症，与隐性蛋白尿中的“蛋白”流失，不尽相同。所以，将“肾气不固”作为慢性肾病的病机解释，不仅难以自圆其说，而且会干扰中医辨证论治的思维。现在临床上经常看到侧重于固肾涩精或补肾敛精的治法和用药套路，实际上是把遗精与慢性肾病蛋白尿的治疗混为一谈。这种现象，都与上述的思维和认识相关。

（2）肾精亏损：毋庸置疑，慢性肾炎蛋白尿的长期存在，甚至大量的“蛋白”流失，是肾精亏损的主要原因。但是，流失在尿中的“蛋白”，还是不是人体的精微物质呢？如果肯定的话，那还有无可能把流失在尿中的精微物质回收体内呢？如果可能，什么方法可以完成这样的效果呢？对此，我们的回答是否定的。

中医所谓的“肾精”，是藏之于肾，既能为人体所用，又可以化生肾气。若一旦失其所藏，特别是渗漏尿中，并与之相混，就成为“尿浊”；因尿中的“蛋白”，不再为人体所用，便成为“死阴”。如果再与水湿相合，加害于人，出现水肿或其他病症，便视之为“邪水”。所以，流失于尿中的“蛋白”，虽是导致肾精亏损的主要原因，但于能为人体所用的“肾精”而言，已是“风马牛不相及”的另一种概念。也就是说，只要“肾精”失藏，渗漏尿中，即为“尿浊”“死阴”“邪水”，不再是人体的精微物质，反而变为继发性的内生病邪。现代医学认为，蛋白尿的形成，是由于肾小球渗透膜和肾小管重吸收功能减弱，这与中医“肾气不化”的病机认识基本相同。因此，准确理解肾精亏损的病机，分析形成原因，辩证地看待渗漏尿中的“蛋白”，即为尿浊、死阴或邪水，就不难得出临床治疗的思路与方法。中医强调治病求本，辨证论治，不再把尿中“蛋白”视为精微物质，也就不会作出弃本求末的治疗选择。

（3）阴阳两虚：中医认为，肾主藏精，精能化气。其中，肾精为阴，肾气为阳，所以，肾中寓有真阴与真阳，两者互相补充，相得益彰。若肾精亏损，必然造成肾气不足；若肾气不化，势必出现肾精亏损。在慢性肾炎病程中，因二者互为因果，最终导致阴阳两虚。因此，临床所见慢性肾炎的“虚证”，绝对是“阴阳两虚”。如果说有区别，仅侧重不同而已。所以，中医临证一定要兼顾两者的辩证关系。诚如张景岳所谓：“善补阳者，必于阴中求阳，则阳得阴助而生化无穷；善补阴者，必于阳中求阴，则阴得阳升而源泉不竭。”（《景岳全书》）由此可见，单纯补阴或补阳，尚且需要阴中求阳或阳中求阴。何况“阴阳两虚”之证，更应做到认识上不可偏废，治疗中不能偏颇。我们在慢性肾病证治中，采用补脾益肾、阴阳兼顾的治疗原则，即源于此。

2. 严格把握“三个治法”

（1）清利湿热，以利湿为主：慢性肾炎早期或中期以湿热为患居多。对于慢性肾炎，以湿热胶着，流连下焦，气化失常，清浊不分，出现隐性蛋白尿者，清利湿热是其辨证施治的主要方法。近代中医学家刘志明先生说过：“没有湿热，就没有慢性肾炎。”说明了湿热病邪在慢性肾炎发病的早期或中期阶段较为常见。清代医家叶天士指出:“或透风于热外,或渗湿于热下,不与热相搏,势必孤矣。”强调了渗湿利水是分消湿热的重要途径。盖因湿热流连,如油入面,难解难分;加之慢性肾炎位于下焦的肾与膀胱,故清利湿热的最佳方法是以利湿为主,使“湿热分离”,则湿去热孤,有利于提高疗效,缩短病程。先生治疗慢性肾炎蛋白尿的基本经验方,即是对清利湿热,以利湿为主治法的最好诠释。

(2)益肾泄浊,应两相兼顾:清浊相干,水精互混,是慢性肾炎蛋白尿的病机特点。中医认为,水谷精微,只有在“脾气散精,上归于肺,通调水道,下输膀胱,水精四布,五经并行”的状态下,才能为人体所用。由于湿热流连,伤及肾气,而使水气不化;加之精微渗漏,与水混合,清浊相干,以致形成“蛋白尿”。可见,此处尿中的“蛋白”,已非人体所用的精微,而成为“肾浊”或“死阴”;且与水邪相混,加害于人,又被视为“邪水”。故临床所见,慢性肾炎水肿愈甚,“蛋白”渗漏愈多,即是此例。因此,益肾(补脾)培本,泄浊(利水)治标,使“清浊分离”,进而达到“水精分离”,才是两相兼顾的上策。

(3)祛邪扶正,应有所侧重:鉴于肾虚水泛、水精互混的临床特征,以及病程较长、反复发作的病情特点,祛邪扶正或扶正祛邪,始终是权衡慢性肾炎治疗的动态方法。需要注意的是,如果慢性肾炎发病短暂,凸显湿热流连的病机时,以清利湿热祛邪为主,其扶正则侧重于健脾益气;由于病程较长,湿热伤肾,病情由实转虚,突出肾虚精亏时,以益肾补虚扶正为主,其祛邪则侧重在利湿泄浊。所以,临床切忌固化不变的治疗用药或套路,避免凿枘不合之嫌。如能准确把控辨证方向,并有所侧重,往往会收到较好的疗效。

3. 慎重选用“三类中药”

(1)慎重选用苦寒与温燥药:慢性肾炎因湿热流连,损伤脾肾而发病者,清热利湿的治疗在所必然。此时,因脾肾已伤,故在清利湿热药的选用上,要避免使用过于苦寒的清热药,如黄芩、黄连、黄柏之类,尤其是清热兼有泻下作用的大黄。同时在祛湿药的选用时,也要慎用过于温燥的祛湿药,如苍术、厚朴、半夏等。这种用药考虑,在于避免苦寒清热药伤脾败胃,损害肾气;或温燥祛湿药,辛烈助热,损阴耗精。此外,因二者久服之后,易生变局,会使病情复杂,从而影响慢性肾炎的长期治疗。先生选用甘淡性平的清热利湿药组方，即是此意。

（2）慎重选用温补与滋腻药：慢性肾炎病程日久，或由实转虚，最终多见肾精亏损，阴阳两虚。对此，补阳养阴即为临床治疗及善后调理的基本方法。鉴于病情至此，治疗非一日之功；且阴阳两虚，用药应不失偏颇。所以，对补阳扶阳用药的选择，应慎用辛热峻烈的附子、肉桂等，以免"壮火食气"；在滋阴养阴药的选择上，应慎用滋腻厚味的熟地、山茱萸、龟甲、鳖甲等，以免"遏阳留邪"。

需要说明的是，对于脾肾阳虚，水气不化，或水邪泛溢，以水肿病证为主者，使用辛热通阳，温化水气的附子、桂枝等药，不在此列。但是，也应该在方剂组成上注意相反相成的配伍方法。《伤寒论》真武汤是温阳利水的经典方剂，其中配伍白芍，即寓此深意。

（3）慎重选用收涩药：收涩药，是指性味酸涩，具有敛汗、固精、缩尿等作用的一类药物，如桑螵蛸、金樱子、覆盆子、五味子、诃子、山萸肉等。临床上一般用于久病体虚，或肾气不固的自汗或盗汗、遗尿或遗精等症。现在临床上，有观点认为，慢性肾炎长期反复出现的"蛋白尿"，为人体的精微物质，使用收涩药物，可以减少或消除"蛋白尿"。譬如桶漏水流，收涩即是补漏。这种认识，目前较为普遍。

我们认为，慎重使用收涩药，主要体现在三个方面：

一是病情不同。对于慢性肾炎出现水肿，或水肿较为明显者，因其基本病机为脾肾两虚、水气不化，健脾补肾、温阳化水即可标本兼顾，达到消除水肿和减少"蛋白"的双重作用。若不当或过量使用收涩药，影响肾与膀胱的气化作用，不仅"蛋白"难以减少，还会加重水肿，难免犯"关门留寇"的禁忌。

二是阶段不同。对于慢性肾脏病诊断为Ⅲ期、Ⅳ期、Ⅴ期的患者，病情进入肾功能不全或肾衰竭阶段，中医认为病机属于"清浊互混""水精互混"，或"水毒蕴结"。在这个病机阶段，如果使用收涩药，不仅有"青红皂白"不分之嫌，而且会留湿敛邪，蓄浊害清，潴水蕴毒，引发尿毒症。

三是病因不同。对于慢性肾炎因湿热为患，流连下焦，导致脾肾损伤，水气不化，出现蛋白尿者，清热利湿唯恐治疗不及。若加用收涩药，更加使湿热难解难分，而事与愿违。

鉴于慢性肾炎蛋白尿，无论是偏实的湿热流连，抑或偏虚的脾肾虚弱，最终形成“清浊相干，水精互混”的基本病机。其中治疗上的“湿热分离”“清浊分离”“水精分离”，是提高疗效、缩短病程的关键所在。因此，临床上对于单纯性或无症状的蛋白尿，应当慎用收涩药，如金樱子、桑螵蛸、覆盆子、诃子、芡实、五味子、龙骨、牡蛎等，以免留湿敛邪，影响治疗或加重病情。对于慢性肾炎水肿较为明显的“水气病”，无论是“风水”“皮水”“正水”或“石水”，抑或蛋白尿检测指标的高低，均应忌用收涩药的使用。当然，对于慢性肾炎病情平稳，或处于恢复期，临床无明显症状，尿蛋白检测指标较低或微量，且以脾肾两虚、水气不化基本病机为主时，可以适当使用具有补益肾气与收敛涩精双重作用的药物，如山茱萸、益智仁等。

第三节　糖尿病肾病

糖尿病肾病（以下简称“糖肾”），是糖尿病导致的肾脏病变，属于糖尿病比较严重的并发症。因糖尿病是“糖肾”的原发性疾病，而“糖肾”多发生于糖尿病后期；或糖尿病长期控制不达标，尤其是在糖尿病治疗出现“反跳”现象的过程中。因此，临床有效治疗并控制糖尿病，具有治病求本，防患于未然的重要意义。有鉴于此，我们在讨论“糖肾”之前，先从糖尿病及其“反跳”的治疗入手。

一、糖尿病及其“反跳”的治疗经验

（一）中医对糖尿病的认识

糖尿病属于中医“消渴”病的范畴。其病程较长，有不同的疾病发展阶段，也会导致许多并发症的出现。

一般来说，“三多一少”是消渴病初起阶段典型的临床表现。随着治疗过程与病情发展，消渴的典型症状不再明显，或以单一的症状出现在不同的疾病阶段。

需要说明，消渴在《内经》里是一个宽泛的病症概念，包括了现代医学的糖尿病，但又不与之等同。而且，《内经》没有根据症状分为“三消说”或“阶段说”，对此，《金匮要略》和《诸病源候论》可以佐证。所以，中医治疗本病，突出辨病与辨证相结合的临床特色。这里所说的中医辨病，针对的是“消渴”病的疾病规律；辨证则是辨别“消渴”病的病因病机。

（二）治疗糖尿病经验

糖尿病属于中医的消渴病，就共性认识来看，其基本病机为：阴虚热结，化燥灼津。其中，阴虚有肺胃阴虚与肺肾阴虚的不同；热结有无形热炽与有形热结的区别。具体而言，即有肺胃阴虚、肝肾阴虚，胃热炽盛、胃肠热结的区别与侧重。

1. 基本治法 根据以上基本病机，辨证施治如下：

肺胃阴虚：方用《金匮要略》麦门冬汤（麦冬、半夏、人参、甘草、粳米、大枣），《太平惠民和剂局方》甘露饮（熟地黄、生地黄、天冬、麦冬、枇杷叶、黄芩、石斛、枳壳、茵陈、甘草）。

肝肾阴虚：方用《小儿药证直诀》六味地黄丸（熟地黄、酒萸肉、牡丹皮、山药、茯苓、泽泻）合《杂病源流犀烛》生地黄饮子（人参、黄芪、生地、熟地、金石斛、天冬、麦冬、枳壳、枇杷叶、泽泻、甘草）。

胃肠燥热：《伤寒论》白虎加人参汤（知母、石膏、人参、粳米、炙甘草），或《伤寒论》竹叶石膏汤（竹叶、石膏、人参、麦冬、半夏、甘草、粳米）。

胃肠热结：方用《温病条辨》增液承气汤（玄参、麦冬、细生地、大黄、芒硝）。

2. 权变心法 任何疾病都有其特殊性，消渴病亦不例外。所谓的“权变”，就是在辨证论治的基础上，作出一些针对性的用药考虑，或特殊的临床兼顾，增强疾病治疗的有效性。

上述的基本治法，以及选用的常用方剂，针对的是消渴病的基本病机，突出了“相辅相成”的配伍用药；而权变心法则是在以上治疗中，侧重于“相反相成”的配伍用药，或增加一些作用明显的特殊“药对”。因为糖尿病的病机是阴虚燥热，病程较长，用药多以养阴清热为主，其中甘寒或苦寒之品，质地滋腻，柔润重浊，多属凝滞之“静药”，最易困遏脾胃，阻滞运化；且使用日久，又易损伤脾肾阳气，不仅影响化生阴津的治疗效果，还会加重病情，使原本的病机更为复杂，或引发其他并发病症。所以，中医在养阴清热方中，往往配伍与其病机相反的辛燥温热的“动药”，形成“动静结合，润燥制宜”的配伍用药，达到“相反相成”的作用，以提高临床疗效。

在基本治法用药的同时，根据相关方剂，酌情加用以下10组“对药”：

（1）麦冬与半夏：麦冬甘寒，具有养阴润肺、生津益胃、清心除烦、滋液润肠作用，常用于消渴病肺胃阴虚的相关病症。半夏辛温而燥，佐以麦冬相反相成，而有开胃行津、防腻滞中之功，是消渴病“静动结合”最常使用的一组“对药”。

（2）玄参与苍术：玄参，又称元参，甘苦咸寒，具有凉血滋阴、泻火解毒作用，常用于热病伤阴或温毒发斑等症。苍术辛苦性温，具有燥湿健脾、祛风散寒之功。近代中医大家施今墨先生，总结出玄参与苍术配伍降低血糖，用于治疗糖尿病的经验。并认为“苍术突出一个燥字，玄参侧重一个润字，二药配伍，以玄参之润制苍术之燥，又以苍术之温燥制玄参之滞腻……降低血糖甚妙”（《施今墨对药临床经验集》）。二者是消渴病“润燥结合”最常使用的一组“对药”。

（3）熟地与细辛：熟地甘微温，补血滋阴，填精益髓，可用于消渴病以肝肾阴虚为主的阶段治疗。但因药性重浊黏腻，易腻膈碍胃，且其补血滋阴，缺乏灵动。故配用少量细辛，借其辛散之性，既可制熟地重浊黏腻之性，又可将熟地所滋阴血布散全身，以为人体所用。二者是消渴病“润散结合”常用的一组“对药”。

（4）石膏与桂枝：在消渴病胃肠燥热为主的病机阶段，常常使用白虎汤或白虎加人参汤等，其中生石膏辛甘大寒，清热泻火，除烦止渴，若用量偏大或用时较长，恐寒凉伤阳，故配用少量桂枝，可以预防此弊。二者是消渴病“寒热结合”常用的一组“对药”。

（5）生地与砂仁：生地甘苦而寒，具有清热养阴、生津润燥的作用，是消渴病基本治疗常用中药，但易伤脾败胃，影响脾胃的运化功能。在使用过程中，酌情加入少量砂仁，可以起到辛散醒脾，防止凉遏中焦、损伤脾胃的作用。二者是消渴病“润散结合”常用的一组“对药”。

（6）黄芩与葛根：在消渴病肺胃阴虚内热的病情中，黄芩作为首选的常用清热药，亦有苦寒伤正之弊。对此，从方剂的配伍方法考虑，葛根辛散，具有升津布液的特殊作用，还可以防止黄芩苦寒伤及肺胃。我在临床使用甘露饮时，常常加入葛根，即是此意。二者是消渴病“清散结合”常用的一组“对药”。

（7）大黄与附子：消渴病以胃肠热结为主时，常常使用增液承气汤等；或对寒热错杂，形成胃肠热结或寒凝的腑气不通者，大黄都是常用之药。由于消渴病胃肠热结与外感热病过程中阳明腑实有所不同，故消渴病在胃肠热结或寒实内积治疗时，配伍少量附子，既可以减轻大黄的过度泻下，也可以形成温下的特殊作用。二者是消渴病“温下结合”常用的一组“对药”。

（8）天冬与枳壳：天冬甘寒，养阴润肺，益胃生津，在消渴病肺胃阴虚病程中，经常使用。而天冬的养阴生津，需要敷布宣散，方能为人体所用，故配伍枳壳理气宣散，敷布阴津，起到相使的作用。二者是消渴病“润行结合”常用的一组“对药”。

（9）栀子（枇杷叶）与茵陈：栀子或枇杷叶，均能清泄肺胃燥热，是消渴病肺胃阴虚燥热或郁热的常用中药。而绵茵陈为宣湿开郁之品，若能在栀子或枇杷叶清泄肺胃燥热的同时，适当加入绵茵陈宣湿开郁，则会收到事半功倍的效果。甘露饮中用枇杷叶与茵陈配伍，即是此意。二者是消渴病“清宣结合”常用的一组“对药”。

（10）黄芪与陈皮：消渴病偏于脾胃气虚，津液亏损或不布者，黄芪是配方较好的首选君药。由于黄芪甘温，用量稍大即易壅滞气机，故在使用黄芪补气健脾的同时，配伍少量陈皮，不仅可以使黄芪补而不滞，而且能增强其补气之功。二者是消渴病“补行结合”常用的一组“对药”。

以上“静动结合，润燥制宜”的配伍用药，是以“静”“润”为主，其中配伍比例大多为3∶1、5∶1或10∶1。至于临床适用于哪种配比，既可因人而异，也能随时调整。

（三）治疗糖尿病“反跳”的临床经验

糖尿病在以“降糖”为主，或解决胰岛素抵抗的治疗过程中，经常出现程度不同的治疗“反跳”现象。这种现象表现为：初始使用一种方法或一种药物，血糖控制明显或临床达标。而经长期使用后，部分患者会出现疗效减弱或无效，随着增加用量或增加用药，疗效又很明显；有时虽然反复调整治疗方案，也会出现暂时效果明显，随之使用则疗效渐差或完全无效，或直接由口服改为胰岛素肌内注射，或口服与胰岛素同时使用。这种“降糖”作用效果降低或反复波动的不稳定现象，称为糖尿病的治疗“反跳”。

糖尿病的有效治疗，对于减少或延缓并发症的发生，有着积极的作用。尤其是对糖尿病“反跳”现象的治疗扭转，不仅能减少用药与用量，而且可以提高疗效。面对糖尿病的高发病率和高并发症，以及高致残率的临床现状，中西医在治疗中可以做到相互配合与优势互补。特别是中医着眼糖尿病的“隐病隐证”和“反跳”现象的辨证治疗，临床意义更为重要。

1. 糖尿病“反跳”现象的原因 糖尿病出现治疗过程中的“反跳”现象，原因是多方面的。概括起来，约有以下三方面。

一是病程阶段不同。糖尿病的发病，有着不同的病程阶段。除少数患者早期出现饮水多、饮食多、小便多、消瘦明显的“三多一少”典型症状外，多数患者经体检发现，症状并不明显，或追忆有部分症状。即使早期症状明显，经过“降糖”治疗后，典型症状也随之消失。因此，如果忽视其阶段性的疾病特点，忽略病程变化后的临床特征，长期使用单一的治疗方案，就会出现疗效不明显或反复波动的“反跳”现象。中医重视本病的辨病与辨证结合，针对疾病本质，兼顾病程阶段特点，通过辨证论治，可以部分解决降糖药物治疗中出现的“反跳”现象，并能减少或延缓糖尿病并发症的发生。

二是病因病机不同。中医认为，糖尿病的成因，由于患者的体质禀赋、年龄长幼、脏腑强弱、致病因素、病机特点、病程长短、治疗差异、兼夹病症的不同，而有错综复杂的各种证型。任何一种特异性疗法，都很难兼顾个体差异带来的所有临床问题。这就是“降糖”药物使用过程中，由于差异性原因出现糖尿病的治疗“反跳”。西医将这些因素，或归咎于“胰岛素敏感与否”，或药物“耐药性”问题等，进行适当的用药调整，或增加药物剂量，或增添药物数量，以满足临床治疗的需要。在中医看来，“消渴”作为一种疾病，虽有共同的“病候”特征，但也有不同的个体差异。所以，中医治疗消渴病，更加注重个体化的差异，从病因病机角度，分析本病出现“反跳”的原因，进行辨证论治，可以消除其“反跳”现象，恢复原用药物和剂量的有效使用。

三是疾病转归的不同。任何疾病，都有其发展与转归的内在规律，糖尿病也不例外。从中医视角来看，“消渴”既有“三多一少”的典型症状，又有不同的发展阶段，加上个体差异或治疗方法的不同，其动态变化的因素，与发展转归的趋势更加多样。因此，若在治疗过程中，一成不变地按图索骥，势必会导致部分患者出现疗效减低或治疗的“反跳”现象。中医根据具体病情，辨证论治，调整其身体状态，消除影响疾病变化的相关因素，使原用的“降糖”药物恢复既有的满意疗效。同时，还发挥中西医相得益彰的治疗作用。

2. 糖尿病“反跳”现象的辨证论治

（1）脾胃虚弱，运化无力：身体消瘦，是消渴病“三多一少”的典型症状之一。其症状本身即与脾胃虚弱相关。加之久服“降糖”药物，导致部分患者脾胃损伤，运化失常，症见胃脘不舒，食欲减退，乏力倦怠，肌肉松弛或萎软、大便不实等。同时，也会出现降糖作用减弱，或治疗“反跳”的现象。中医认为，脾主肌肉，充实四肢，如果脾胃虚弱，水谷运化无力，即成为糖尿病治疗“反跳”的病机之一。对此，临床应以健脾益气、培土助运为法，方用四君子汤为主，加入生黄芪、生山药、荷叶、陈皮、白扁豆、苍术、葛根等。

（2）肾气不足，固摄失常：消渴病因禀赋不足，或年高体弱；且病程日久，长期服用“降糖”药物，症见明显的腰膝酸软、头昏眼花、小便频数或排便无力，夜尿增多或有泡沫，同时伴有血糖控制不达标，或见血糖波动的“反跳”现象。显而易见，其病机为肾气不足，固摄失常，精气亏损，阴阳两虚。临床若单一调整“降糖”药物，或增加用量，疗效也不会明显。中医认为，肾为先天之本，生命之源。不仅人体的生长、发育及生命活动根本于肾，就是患病之后的药物治疗，也需要依靠肾气的温煦和肾阳的温化，才能起到有效的作用。如果长期使用“降糖”药物，损伤肾气，累及无辜，其治疗作用就会减弱，甚至出现降糖作用的“反跳”现象。对此，临床应以补益肾气、固本培元为法，治疗常用肾气丸加车前子、怀牛膝、菟丝子、沙苑子等。

（3）肝气郁结，情志不畅：部分消渴病患者，存在着“肝郁”体质。因肝郁化火，易灼伤津液，故在其早期“阴虚热结”的病机形成时，会推波助澜，是引发消渴病的因素之一。这种体质，在消渴病的治疗过程中，也会因情志不畅或波动，进而影响“降糖”药物的作用发挥，而见降糖效果减弱，或血糖控制不达标。特别是有些患者，由于过度的情志变化，暴怒伤肝，气血逆乱，使血糖水平升高或极不稳定，出现治疗上的明显“反跳”。对此，临床应以疏肝理气、解郁散结为法，常用加味逍遥散为主，加绿萼梅、八月札、川楝子、夏枯草、玄参、生地、麦冬等。

（4）心脉痹阻，气血瘀滞：消渴病日久入络，气血瘀滞，往往并发心脉痹阻，或全身血脉瘀阻。而且，瘀血与消渴之间，相互因果。消渴病甚，瘀血难祛；瘀血阻滞，消渴难以控制，导致病情更加复杂或加重，甚至出现血糖水平不稳定或者“反跳”。对此，临床主张消渴病与瘀血证兼顾治疗，常用血府逐瘀汤为主，加天花粉、丹参、葛根、栝蒌等。或在辨证治疗中，酌情加入活血祛瘀之品。

二、糖尿病肾病的治疗经验

糖尿病肾病（以下简称“糖肾”），属于原发病与继发病并存的难治性疾病。现代医学将“糖肾”分为五期：Ⅰ、Ⅱ期为临床前期，无明显的临床症状，且尿蛋白、血肌酐检测正常，或运动后出现微量白蛋白尿；Ⅲ、Ⅳ、Ⅴ期为临床诊断，有蛋白尿、水肿、高血压等症状。据此，中医认为，“糖肾”临床前期，属于“消渴病”的证治范畴。“糖肾”临床诊断，属于显证“水肿”与隐证“尿浊”或“水毒”的证治范畴。鉴于二者之间的因果和并发疾病的关系，我们在临床中，强调辨病与辨证并重，突出辨证论治特点，形成独到的治疗方法和临床经验。现整理介绍如下。

（一）“糖肾”临床前期的治疗

“糖肾”临床前期，处于肾脏早期损伤，并无明显的“肾病”表现。若从原发“消渴病”来看，由于病程较长，调摄不当，血糖控制不达标，或血糖波动出现异常的“反跳”现象，进入脾肾两虚的消渴病后期，或消渴病的“下消”阶段。所以，针对消渴病的治疗，不仅与“糖肾”临床前期高度一致，并能延缓或阻止“糖肾”病情的发展。对此，常常采用以下辨证论治的方法。

1. 健脾益气，培土助运　消渴病因素体脾虚，或病程日久，长期服用“降糖”药物，症见胃脘不适，食欲减退，乏力倦怠，身体消瘦，肌肉松弛或萎软，大便不实等，同时伴有血糖波动，难以达标。此为脾胃虚弱，运化失常。治宜健脾益气，培土助运。常用四君子汤为基础方，加生黄芪、生山药、荷叶、陈皮、白扁豆、苍术、葛根等。长期服用，久久为功。

2. 补肾益气，固本培元　消渴病因禀赋不足，或年高体弱，血糖控制不佳，或出现异常“反跳”现象，症见腰膝酸软，头昏眼花，疲乏无力，小便频数，排尿无力，夜尿增多，且有泡沫等。此为肾气虚弱，固摄失常。治宜补肾益气，固本培元。常用肾气丸为基础方，加车前子、怀牛膝、菟丝子、沙苑子等。治病求本，巩固疗效。

“糖肾”是糖尿病较为常见的并发症。在并发症的初期，肾脏的损伤比较轻微，如果能在此阶段有效控制病情，还有恢复或逆转肾脏功能的可能。在中医眼中，糖尿病后期与“糖肾”临床前期，很难截然分开，但“脾肾两虚”的病机和病症，则是完全相同的。所以，运用上述健脾补肾的辨证治疗，既有治疗糖尿病“未病”的考虑，也是逆转“糖肾”临床前期的重要治法，充分体现了中医防治结合的特色和优势。

（二）“糖肾”临床诊断的治疗

1.“糖肾”临床诊断Ⅲ期　为早期糖尿病肾病期，可出现持续微量白蛋白尿。此期患者多有面色萎黄，肢体倦怠，纳少腹胀，少气懒言，大便溏薄，舌淡苔白，或有齿痕，脉细弱等。中医认为，此期的病机，属于脾肾两虚，精气不足；湿浊不运，留中害清。但重点突出了“脾湿”为主的病机特点。治宜健脾化湿，分离清浊。常用参苓白术散为主，加减化裁。

2.“糖肾”临床诊断Ⅳ期　表现为临床蛋白尿，或蛋白尿较为严重。此期患者多有腰膝酸软，面色㿠白，或颜面虚浮，下肢水肿，精神不振，小便不利，泡沫较多，或夜尿增多，舌淡胖，有齿痕，苔白滑，脉沉弱等。中医认为，此期的病机，属于肾气不足，精失所藏，水气不化，水精互混。但重点突出了“肾浊”为主的病机特点。治宜补肾益气，分离水精。常用肾气丸和五皮饮为主，加减化裁。

3.“糖肾”临床诊断Ⅴ期　为尿毒症期。可有持续性蛋白尿，水肿，高血压。此期患者多有面色黧黑，颜面或全身浮肿，精神萎靡，头目眩晕，畏寒肢冷，小便不利，或尿少腹胀，舌淡而胖大，齿痕明显，苔白腻而滑，或灰腻有黑浮苔，脉沉或迟。中医认为，此期属于肾阳虚衰，水液内停，日久蕴毒，水毒潴留。重点突出了“水毒”为主的病机特点。治宜温肾助阳，分离水毒。常用真武汤合五苓散为主，加减化裁。

尿毒症晚期，出现严重水肿，小便不通，或尿量极少，并呕吐不止者，名为“关格”。《伤寒论》指出“关则不得小便，格则吐逆”。《证治汇补》亦谓“既关且格，必小便不通，旦夕之间，徒增呕恶……阴阳闭绝，一日即死，最为危候”。中医辨证认为，关格为本虚标实的极危重病，本虚是脾肾阳衰深重，标实是水毒壅滞膀胱及三焦。临床治疗分为两种情况。

根据本虚标实，急治其标的原则，可以选用《傅青主男科》决流汤，方由甘遂、黑丑、肉桂、车前子组成，决流逐水，温阳化气。此方力专效宏，攻荡水湿，只宜暂用，待病衰大半之后，改用温阳利水之法。

对于关格水肿属于阳虚表闭之风水重证，可以选用《金匮要略》麻黄附子汤，方由麻黄、附子、甘草组成，发汗解表，温经助阳。此方少而精专，标本兼治，用量宜大，方可收效。

鉴于"糖肾"在临床发展到蛋白尿期，肾小球功能就会下降，尤其是过滤功能下降速度较快。"糖肾"一旦在临床中出现蛋白尿，会在6～7年发展为尿毒症，是引发终末期肾功能衰竭的重要危险因素。因此，以上三期的中医辨证治疗，仍然以前期治疗为主，特别是"糖肾"临床诊断Ⅲ期与Ⅳ期的积极治疗，有着重要的临床意义。

三、中医认识"糖肾"的几个理论与临床问题

（一）"糖肾"分期与中医病证的对应关系

"糖肾"临床前期（Ⅰ、Ⅱ期），处于肾早损阶段，无明显的临床表现，属于中医"消渴病"的后期或"下消"阶段。中医认为此期的主要病机为脾肾两虚，精气不足。相对而言，脾肾虚弱的程度较轻，尚未出现明显的肾精渗漏。所以，二者的中医临床治疗基本相同，没有明显的差异。

"糖肾"临床诊断Ⅲ期，为微量白蛋白尿期。中医认为，此期的主要病机虽然仍是脾肾两虚，但是虚弱的程度相对较重，且以脾肾气虚为主。其"蛋白尿"的原因，是脾虚不运，湿浊害清；肾气虚弱，固摄失常。对此，中医治疗是健脾补肾，益气固精，以治本为主。

"糖肾"临床诊断Ⅳ期，为糖尿病肾病期，出现"隐证"的蛋白尿与程度不同的"显证"水肿。中医认为，此期为肾阳虚衰，水气不化；肾精失摄，水精互混。所以，治疗重在温阳化水与补益肾气结合，以标本兼顾为主。

"糖肾"临床诊断Ⅴ期，为尿毒症期，除有明显的水肿和大量的蛋白尿外，出现血肌酐、尿素氮等指标的升高。中医认为此期为肾阳衰竭，水气不化，肾精失摄，水毒蕴结。临床治疗根据其程度不同，分别采用温肾利水、分离水精，或温肾逐水、泄浊排毒的不同方法，或以治本为主，标本兼治；或以治标为主，标本兼治；或针对二者的主次、轻重、缓急，有所侧重，体现中医治疗原则性与灵活性相结合的治疗特点。

（二）"糖肾"蛋白尿的中医认知

"糖肾"临床诊断的不同分期，都以蛋白尿为主要临床表现，其中对于蛋白尿中的"蛋白"理解，中医具有独特的认知。

一是蛋白尿形成的原因。中医认为，“糖肾”出现的蛋白尿，是肾气损伤，不能固摄，藏精失守，泄漏尿中所致。由于肾主藏精，若消渴病日久，损伤肾气，使肾气不固，不能摄藏肾精，导致肾精外泄，漏于尿中，出现程度不同的蛋白尿。同时，因精能化气，若肾精泄漏，肾气化生乏源，不仅肾精亏损，而且会加重肾气虚损，形成肾气不足与肾精亏损互为影响的复杂病机。

二是尿中的“蛋白”属性。中医认为，肾精是固藏于肾，能为人体所用的重要阴精。若肾气虚损，关门不固，藏精失守，渗漏尿中，就会出现临床所见的蛋白尿。而尿中的“蛋白”，虽为肾气不固，渗漏尿中的阴精，但因其不再为人体所用，故称之为“死阴”。同时，由于肾精渗漏，与水相混，出现小便不清或有泡沫，则为水精互混的“肾浊”。由此可见，“糖肾”尿中的“蛋白”，已非肾藏之精，更不是人体所需的精微物质，而是需要排出体外的“死阴”与“肾浊”。否则，这些潴留体内的“死阴”或“肾浊”，不仅会影响肾的气化，而且很可能成为加重病情或加害人体的新的致病因素。

（三）“糖肾”水肿的中医认知

“糖肾”的水肿，与持续出现蛋白尿密切相关，是临床诊断阶段伴发的常见症状。一般来说，“糖肾”临床诊断Ⅲ期，为微量白蛋白尿期，很少出现水肿。而“糖肾”临床诊断Ⅳ期，由于持续蛋白尿的增加，可间断出现程度不同的水肿。当“糖肾”临床诊断Ⅴ期，进入尿毒症阶段，就会出现明显的水肿，甚至高度水肿。

中医认为，“糖肾”出现水肿（显证）与大量白蛋白尿（隐证），二者之间既有互为因果，叠加为害的病机联系；又有相互关联，“一病两象”的病症关系。这是因为，肾主水而藏精。肾主水液，依靠的是肾精的气化与肾阳的蒸腾；而肾主藏精，凭借的是肾气的固摄和肾阳闭藏。由于肾能藏精，精能化气，保持肾中阴阳的动态平衡。所以，当肾气受损，肾阳虚衰，不能摄藏肾精，导致精气外泄，渗漏尿中；同时肾精外泄，气化不足，又使肾气虚弱，或肾阳虚衰加重，引起水液内停，发为水肿。这就是“糖肾”出现蛋白尿在先，继而出现水肿的原因。临床根据反复出现的明显水肿，可以判断病情进入“糖肾”临床诊断Ⅳ期。

（四）“糖肾”蛋白尿与水肿的辩证关系

“糖肾”临床诊断各期，均以微量白蛋白尿或蛋白尿为主；水肿一般发生于“糖肾”Ⅳ期或Ⅴ期，随着尿毒症出现而更为明显，甚或严重。也就是说，只有在“糖肾”临床诊断Ⅳ期或Ⅴ期，才会出现蛋白尿和水肿同时并见。由于肾精失藏，大量的“蛋白”流失，不仅肾精亏损，而且加重肾气虚弱，或肾阳虚衰，出现水气不化、水液内停的严重水肿，形成水精互混，蛋白尿与水肿同时并见的“一病两象”。

若进一步分析，水气不化，即为“水邪”；肾精渗漏，即为“肾浊”。如此水精互混，相加为害，潴留日久，蕴结成毒。因此，临床表现为“蛋白”流失越多，水肿越明显；水肿越严重，“蛋白”流失越多，二者的互混为患，蕴结成毒，最终导致尿毒症。所以，明确其中互为因果的辩证关系，是指导临床治疗的关键所在。

（五）“糖肾”治疗的中医认知

“糖肾”临床前期，肾脏早期受损。其主要病机为脾肾两虚，精气不足。治疗以健脾补肾为主。因此期没有明显的临床症状，适当配伍补益肾气兼有收涩作用的中药，如山茱萸、益智仁等；或选用祛湿兼有收涩作用的中药，如莲子、芡实等，可以佐助为功，提高疗效。

“糖肾”临床诊断Ⅲ期，属于微量白蛋白尿期。其病机与“糖肾”临床前期基本相同，只是脾肾两虚、精气不足的程度有所加重。由于此期没有水肿的症状，采用或参照“糖肾”临床前期的中医治疗，适当配伍补肾或祛湿兼有收涩作用的药物，虽有不妥，但无大碍。

“糖肾”临床诊断Ⅳ期，由于持续蛋白尿的原因，使肾精流失，间断出现程度不同的水肿。此期的主要病机已由早期的肾气不足发展为肾阳虚损，清浊相干，水精互混，形成本虚标实的复杂病情。故在治疗上，除补益肾气外，更要温阳利水，泌别清浊，分离水精。尤其在出现明显水肿的情况下，积极地利水渗湿，既能消除水肿，分离水精，又可避免“水邪”对肾阳的加害。所以，此期应当慎用或忌用收敛固涩药，也包括补肾兼有收涩作用的药物在内。否则，会留湿敛邪，蓄浊害清，潴水蕴毒，引发尿毒症。

“糖肾”临床诊断Ⅴ期，出现持续的高度水肿与大量的蛋白尿，病情进入较为严重的尿毒症期。此期肾阳衰微，水邪泛滥；肾精渗漏，水精互混；日久蕴结，发为水毒。“水毒”阶段的疾病特征，一是小便不利或减少，水邪潴留加重，出现明显或高度水肿；二是蕴毒长期内蓄，血肌酐与尿素氮持续升高；三是出现严重水肿，小便不通，呕吐不止的“关格”重症。对此，临床根据病情严重的程度，除温阳利水、决流逐水外，还要考虑清泄水毒，在急者治其标的情况下，可短暂而适当配伍大黄、半边莲、半枝莲、白花蛇舌草等。所以，当“糖肾”Ⅴ期，出现“水毒”或“关格”之后，所有的收涩药物应禁止使用。否则，不仅毫无治疗效果，而且会加重病情。

四、关于“糖毒”与“水毒”的病邪理论

（一）“糖毒”

糖尿病对人体的严重危害，是没有引起足够的重视，以及选择正确的治疗方法，而引起的各种并发症。对此，若从中医角度分析，其致病因素均具有明显的“邪毒”特征。如糖尿病易并发感染，出现皮肤“疖肿”或“痈疮”等化脓菌感染，或发生膀胱炎、肾盂肾炎、毛霉菌病等，属于中医“膏粱之变，足生大疔”的热毒病症。又如，糖尿病急性并发症的“糖尿病酮症酸中毒”，出现口干、口渴、多饮、多尿、乏力、消瘦，或恶心、呕吐、呼出烂苹果气味，甚至嗜睡或昏迷等，也具有热毒炽盛、邪毒内陷的重症特点。再如，糖尿病慢性并发症，包括大血管并发症的冠心病、脑血管疾病，以及下肢动脉闭塞疾病；微血管并发症的糖尿病肾病、糖尿病视网膜病变、糖尿病神经病变等，都能反映“血糖升高”的毒性致病因素。

糖尿病并发症，因个体差异，可单一出现，也会多种合并发生。说明糖尿病是其并发症的重要原因。基于中医邪气致病的病因理论，糖尿病因血糖代谢异常出现的血糖升高，就是所有并发症的共同病邪。即使糖尿病出现慢性并发症，虽有一个持续损伤和累积加害的过程，但血糖升高仍具有导致并发症的单一性和独特性。所以，我们把这种“过则为邪，甚者为毒”的致病因素，称为“糖毒”。提出“糖毒”为病邪的理论，既可凸显糖尿病并发症的继发病因，又能指导糖尿病并发症的预防和治疗。

根据中医“甚者为毒”的病邪理论，“糖毒”的阴阳属性，仍由“审证求因”而定。糖尿病早期，由于胃热炽盛，或肠燥热结，伤灼津液，损耗阴血，出现典型的“三多一少”症状，属于消渴病的“上消”或“中消”阶段，其“糖毒”的定性为阳毒或热毒。若体质阳弱，脾胃虚寒，或体型肥胖，痰湿内盛，典型的消渴症状不明显；或者糖尿病日久，脾肾两虚，病程进展

到消渴病的“下消”阶段，其“糖毒”的定性则为阴毒或寒毒。这就为“糖毒”的治疗提供了辨证论治的依据。

中医治疗“糖毒”，没有特定的专方专药。临床从辨证论治入手，审证求因，是治疗“糖毒”的重要原则。从目前文献所见，许多中医临床大家总结出来的有效方剂，或降血糖的“药对”，也能体现方剂的组成原则，配伍的用药法度，长期的临床验证，具有明显的中医治疗特色。我们在学习和继承的基础上，把这些临床经验和治疗特色，融入辨证论治的框架之中，可以进一步拓宽视野，丰富经验，提高临床治疗效果。

（二）“水毒”

“糖肾”进入临床诊断分期后，由初始脾肾两虚、精气不足的“隐证”蛋白尿，渐至肾阳虚衰、水气内停的“显证”水肿，在原有病因病机的基础上，又增加了“水邪”为患新的致病因素，出现清浊相干，水精互混，蛋白尿与水肿同时并见的病症。因肾为水脏，温化水液；水为阴邪，损伤阳气。所以，肾阳虚衰，水液内停，伴随水肿的加重，肾精的流失益甚；而水液内停，潴留为邪，加害肾脏，最终导致肾阳衰竭，形成尿毒症。因此，我们把“糖肾”病程中，出现水邪为患的致病因素，称为“水毒”。

“糖肾”，从肾早损初起，到肾衰竭出现，形成尿毒症，取决于“糖毒”病邪的持续加害，与“水毒”病邪的继发损伤两个方面。也可以说，“糖肾”发展到尿毒症的重症，是“糖毒”与“水毒”双重因素叠加造成的。其中，“水毒”在尿毒症的形成过程中，是主要的致病因素和关键病机。

“水毒”导致的病症，有两个临床特征。一是水邪潴留较重，有明显的浮肿或高度的水肿；一是“水毒”长期内蓄，出现血肌酐与尿素氮等持续升高。因此，中医临床把尿毒症称为“水毒证”或“水毒病”，似更妥帖。

“水毒”理论的提出，对于临床辨证论治，有重要的指导意义。

首先，邪甚为毒。“水毒”病邪，要害在水。尤其在水肿明显或严重的情况下，利水消肿就可排出毒素，祛除致病邪气；利水消肿就能分离水毒，减少肾精流失。临床根据水肿轻重的不同，把利水消肿作为“水毒症”的治疗方法，非常重要。此外，对于肿势严重者，短暂的逐水决流，也是急则治其标的有效措施。

其次，“水毒”为阴邪。有些认为“凡毒皆热”的观念，是十分片面的。所以，临床运用利水消肿治法，应以温阳利水为主。凡违背温阳利水之法，忽视“水毒”为患之邪的组方用药，尤其是收涩固精药物的使用，均应慎用或忌用。

再者，对于“水毒症”出现肿势严重，标实病重，腑气不通的“关格”病情，在温阳利水的基础上，适当配伍苦寒泻下的大黄等药，也是标本兼治的方法之一。但要注意几点，一是针对病情，短暂为宜，不可久用，“衰其大半而止”。二是处于方剂配伍的佐助或佐制的从属位置，不能喧宾夺主。否则，可能出现一时病势衰减，旋即加重病情。三是临床使用苦寒泻下、通腑排毒为主的灌肠方法，也是拓宽治疗，行之有效的创新之举。此法较之口服用药，虽损伤阳气较弱，但也要注意暂用或间断使用的原则。

综上所述，“糖毒”是糖尿病继发糖尿病肾病的主要原因；“水毒”是糖尿病肾病发展为尿毒症的重要因素。二者作为致病的“邪气”，其寒热阴阳的属性，前者可以为“热毒”属阳，也可以为“寒毒”属阴；但后者则为“寒毒”属阴。如果说尿毒症有大便不畅或秘结等症，那也是化热的标象，而非病邪的本质属性。

第四节　尿路感染性疾病

一、肾盂肾炎

肾盂肾炎，包括急性与慢性两种。急性肾盂肾炎是因细菌侵犯肾盂、肾盏及肾实质所致的急性化脓性疾病，其临床特点包括泌尿系统表现和全身感染症状。

慢性肾盂肾炎是指致病微生物感染引起的慢性炎症，主要侵犯肾间质和肾盂、肾盏组织。由于炎症的持续或反复发生，可以导致肾间质、肾盂、肾盏的损害，形成瘢痕，以致发生肾萎缩或慢性肾衰竭。慢性肾盂肾炎临床表现可能仅有腰酸或低热，无明显的尿频、尿急或尿痛症状，其主要表现是夜尿增多，尿中有少量白细胞和蛋白等。患者常有长期或反复发作的尿路感染病史，晚期可出现肾衰竭甚至尿毒症。

柴浩然先生认为，急性肾盂肾炎与慢性肾盂肾炎急性发作，临床上常有发热、尿频或尿急的共性症状，很难截然分开；而且急性肾盂肾炎反复发作，忽视治疗或治疗不及时，也可能形成慢性肾盂肾炎。所以，中医将二者纳入辨证论治的整体框架之中，不作过细的区分，更加符合临床治疗的实际。

先生治疗肾盂肾炎，注意病证结合，强调病因治疗，以清利湿热贯穿始终，突出阶段性辨证论治特色，颇有独到之处。现将其治疗经验介绍如下。

（一）急性发作阶段

急性发作阶段，多为急性肾盂肾炎初期和慢性肾盂肾炎急性发作，以突然发作的尿频、尿急、尿痛、腰痛、脓尿或血尿，并伴恶寒发热，甚或寒战高热，周身不适，倦怠乏力，头痛头晕等为临床特征。先生认为，此阶段病机虽以下焦湿热，毒邪内蕴肾与膀胱为主，但其发病又与受寒劳累，感受外邪密切相关。所以，急性发作阶段的治疗，在突出清利湿热的前提下，及早地解除表证，祛散外邪，是提高疗效，防止迁延或转成慢性肾盂肾炎的关键。

《伤寒论》曾谓："淋家，不可发汗，发汗必便血。"明确提出淋家禁用汗法。本病急性发作阶段能否解表祛邪？先生认为应从三方面加以认识。一是"淋家"指素患小便淋涩疼痛之人，因反复发作，肾阴受损，膀胱蕴热，误汗更能伤阴助热，迫血妄行，发生血尿。如慢性肾盂肾炎，经久不愈，虽有表证，阴伤热蕴，亦应慎用汗法，而急性肾盂肾炎初期便可灵活掌握，不能一刀切。二是"不可发汗"，据仲景汗法用药分析，多为辛温发汗之法，而后世辛凉宣泄、解表透邪之法与之不同，则不受此限。三是在清利湿热的前提下，复用辛凉宣泄、解表透邪之品，非但无害，反有相得益彰之功。

本病急性发作阶段，如何清利湿热，解表祛邪，以标本兼顾呢？先生的治疗经验是，急性发作阶段症见尿频、尿急、尿痛、腰痛、脓尿等，证属"热淋"者，以八正散为清热利湿的基本方；上症又见肉眼血尿，证属"血淋"者，以小蓟饮子为清热凉血、通淋止血的基本方。然后根据兼夹表证的轻重与不同证型，分别选用相应的解表方药，与之相合，增强其解表祛邪的针对性。一般来说，表证见恶寒发热，周身不舒，头痛乏力，苔薄黄，脉浮数者，多选用银翘散合八正散或小蓟饮子加减；有时为避辛温解表之品，银翘散中可去荆芥穗；若为血淋，亦可将荆芥穗改用荆芥炭，金银花改用银花炭，意取解表与止血双功。表证见寒战高热，无汗身疼，舌苔白腻，脉浮而数，常选用新加香薷饮合八正散或小蓟饮子。表证见寒热往来，头晕乏力，口苦咽干，不思饮食，苔薄黄微腻，脉弦滑而数，则用小柴胡汤合八正散或小蓟饮子。

此外，对于下焦湿热较轻，寒热表证不甚明显，但有受凉遇冷等诱因，亦应考虑解表祛邪，先生则用自拟经验方：香薷 6g，白茅根 30g，白术 9g，丝瓜络 30g，竹茹 15g，金银花或银花炭 15g，荷叶 15g，生甘草 6g。此方较平，清透与渗利兼顾，以免上法药过病所。

（二）非急性发作阶段

非急性发作阶段，多为急性肾盂肾炎尿路刺激症状缓解，寒热表证消失，或慢性肾盂肾炎反复发作，经久不愈，临床表现有小便淋漓涩痛不适，腰酸困痛，精神倦怠，时轻时重，尿菌尚未转阴，或时见隐性血尿等症。此阶段由于下焦湿热蕴结，未能廓清，或因下焦湿热久羁，肾阴受损，形成下焦湿热羁留、肾阴日见损伤的虚实夹杂证候。对此，先生认为，根据下焦湿热与肾阴受损的因果关系，权衡二者的主次轻重，是本阶段辨证论治的核心。

急性肾盂肾炎经治至非急性发作阶段，因下焦湿热蕴结，难以廓清，而损及肾阴不甚者，应以清利湿热为主，暂不益肾养阴，意在邪去阴自复。此时用药宜甘寒清热，淡渗利湿，既避苦寒清热之品，又不用过度分利渗泄之药。先生常用自拟经验方：丝瓜络 60g，晚蚕沙 30g，明知母 9g，川黄柏 9g，冬瓜皮 45g，五爪龙（系高粱之根茎，甘淡性平，有利水渗湿之功）30g，白茯苓 30g，白通草 9g，白茅根 45g，赤小豆 30g，甘草 6g。

慢性肾盂肾炎反复发作属急性发作阶段，因下焦湿热久羁，肾阴受损，此时若单纯清利湿热，唯恐苦寒渗利更伤肾阴；如单纯益肾养阴，又虑阴凝腻滞流连湿热之邪，故宜在甘寒清热、淡渗利湿的同时，兼顾益肾养阴。先生常用自拟经验方：鲜白茅根 120g，嫩丝瓜 30g，生薏苡仁 30g，西瓜翠衣 30g，滑石粉 6g，川黄柏 6g，晚蚕沙 9g，白通草 9g，怀牛膝 15g，路路通 9g，银花炭 30g，生甘草 9g，炒黑豆 30g。

慢性肾盂肾炎经久不愈，湿热羁留难去，肾阴日益受损，以致正虚邪恋，阴伤及血。此宜清利湿热与滋阴凉血并重，在选药组方时，注意滋阴而不腻涩，坚阴又不碍中，清络固血，甘淡渗利，以作清本探源之治。先生常用自拟经验方：鱼腥草 30g，旱莲草 9g，马尾连 9g，女贞子 9g，丝瓜络 24g，明知母 9g，川黄柏 6g，穿心莲 9g，鲜白茅根 60g，白通草 9g，粉丹皮9g，藕节15g，生甘草6g。

一般来说，非急性发作阶段的病程较长，湿热之邪很难速去，肾阴受损不能立复。以上三方针对此特点，均用白茅根、丝瓜络（二者鲜用更佳），既清利湿热，又柔养肾阴，且兼清络止血，为一举多得之佳品。余如冬瓜皮、茯苓、通草、蚕沙、滑石、生薏苡仁等清利湿热药，皆为甘寒渗利，药性平和之品；旱莲草、女贞子、怀牛膝等养阴滋阴药，亦非质地厚腻，阴凝敛邪之品，故长期守方服用，略事化裁，可收祛邪务尽之功。

（三）恢复阶段

急、慢性肾盂肾炎，经治尿菌转阴，脓尿消失，自觉症状或轻或无，即属于恢复阶段。由于本病治疗时间较长，以至进入恢复期后，患者产生厌药情绪，放松饮食起居调慎，忽视善后治疗，致使部分患者病情复发。先生认为，恢复阶段尽管尿菌转阴，脓尿消失，并不完全等于彻底治愈。此时还应加强善后治疗与生活调理，以巩固疗效，防止死灰复燃。先生根据本病的病因与体质情况，主张恢复阶段以益肾养阴为主，兼顾清利湿热，以固本善后，常用知柏地黄丸，或在此方基础上加味：熟地120g，净萸肉60g（有时改用女贞子），怀山药60g，茯苓60g，丹皮60g，明知母60g，川黄柏60g，泽泻60g，怀牛膝60g，车前子60g，生白术30g。共为细末，炼蜜为丸，每服9g，1日3次，空腹开水送服。

［例1］胡某，女，37岁，干部，1992年9月18日初诊。

3天前淋雨受凉后突然畏寒发热，周身不舒，头痛腰痛，同时出现尿频、尿急、尿痛。查体：体温38.4℃，肾区叩痛。小便色黄，舌质红，苔薄黄，脉浮滑而数。尿常规：蛋白（+），白细胞（+++），红细胞少许。诊为急性肾盂肾炎，证属热淋，辨证为下焦湿热，毒邪内蕴，兼夹风热表证。方用银翘散合八正散加减：

金银花24g，连翘15g，薄荷9g，竹叶9g，牛蒡子6g，荆芥穗6g，芦根15g，木通9g，车前子9g，萹蓄9g，瞿麦9g，滑石9g，大黄6g，栀子9g，甘草6g。2剂，水煎服。

9月21日二诊：上方服后，恶寒发热消失，头痛腰痛减轻，尿路刺激症状明显减轻，舌无变化，脉变滑数，治宜甘寒清热，淡渗利湿。处方：

鲜白茅根120g，丝瓜络30g，晚蚕沙15g，明知母9g，川黄柏6g，冬瓜皮45g，白通草9g，赤小豆30g，白茯苓24g，滑石9g，路路通9g，甘草6g。

12剂，每日1剂，水煎空腹服。

10月5日三诊：自觉症状基本消失，尿常规：蛋白(-)，白细胞(-)。改拟益肾养阴，清利湿热。处方：

生地黄15g，女贞子12g，山药12g，白茯苓12g，粉丹皮9g，建泽泻6g，知母9g，黄柏6g，麦冬12g，丝瓜络30g，白茅根30g，赤小豆30g。10剂，隔日1剂，水煎服。

半年后随访，痊愈，未再发。

[例2] 刘某，女，33岁，干部，1987年7月13日初诊。

患者3年前曾突发寒战高热，伴尿频、尿急、尿痛等症状，经某医院诊为急性肾盂肾炎，用抗生素后减轻，后因治疗不彻底，反复发作，又经多方治疗未收显效。诊时症见小便频而量少，尿后有未尽之感，尿色混浊，时有涩痛，或带有血珠，腰部酸痛，午后头晕，舌质红，苔薄微黄，脉濡细而数。诊为慢性肾盂肾炎，证属下焦蓄积湿热，时久肾阴复损，治宜益肾滋阴，清利湿热，兼以清络止血。处方：

鲜白茅根120g，嫩丝瓜30g，生薏苡仁30g，西瓜翠衣30g，滑石粉6g，川黄柏6g，晚蚕沙9g，白通草9g，怀牛膝15g，路路通9g，银花炭30g，生甘草9g，炒黑豆30g。10剂，水煎服，并嘱效不更方，继服10剂。

8月16日复诊：上方服至10剂时，小便畅利，尿频、尿痛、尿血消失，尿色淡黄而清，精神转佳，余症均有减轻。为巩固疗效，改用知柏地黄丸加味：

熟地120g，净萸肉60g，怀山药60g，茯苓60g，丹皮60g，明知母60g，川黄柏60g，泽泻60g，怀牛膝60g，车前子60g，生白术30g。共为细末，炼蜜为丸，每服9g，1日3次，饭前白开水送下。

1年后因他病来诊，谓病愈未再发。

二、尿道综合征

尿道综合征，是指具有尿道刺激症状，包括尿频、尿急、排尿困难等，而无膀胱尿道器质性病变及明显菌尿的一组非特异性症候群，又称无菌性尿频-排尿困难综合征。其病因目前尚未明了，亦缺少特效的治疗方法。柴浩然先生从“劳淋”或“虚淋”辨证着眼，运用经方治疗本病，常获满意的疗效。现介绍其验案3则，以窥一斑。

（一）肾阴不足，水热互结，猪苓汤滋阴清热利水

段某，女，54岁，干部。1993年8月13日初诊。患者75天前无明显诱因出现尿频不畅，尿后余沥不适，伴小腹拘急下坠。某地区医院膀胱镜检示：膀胱壁有小梁、小房，三角区充血，尿道外口狭小。诊为尿道综合征。经肌内注射庆大霉素，口服诺氟沙星3周，并行尿道扩张术，均无治疗效果。刻诊除上症外，尚有口渴欲饮，心烦急躁，失眠多梦。舌质暗红，苔白而干，脉弦细涩略数。辨证为肾阴不足，水热互结。治宜滋阴清热，利水通淋。方用《伤寒论》猪苓汤加味：

猪苓9g，茯苓15g，泽泻9g，阿胶9g（烊化），滑石9g，瞿麦9g，萹蓄9g，竹叶9g，甘草6g。4剂，水煎空腹服。

8月19日二诊：上方服后，尿频、小腹拘急及下坠感明显减轻。效不更方，仍用上方加生白芍15g，4剂，水煎服。

8月24日三诊：除每日午后小腹有轻度拘急下坠感外，余症均消失。守方续服，上方去瞿麦、萹蓄，4剂，水煎服，并嘱多饮水。

半年后随访，患者述上方服完，病即告愈，未再发。

按语：患者素体阴虚内热，复因膀胱气化不行，以致水热互结，尿频不畅，余沥不尽。对此，若单纯滋阴清热，恐涩敛水湿之邪；如仅用利水渗湿，又有伤阴助热之虞。所以方用猪苓汤，渗利水湿与清热养阴并举，利水而不伤阴，滋阴而不敛邪。酌加瞿麦、萹蓄、竹叶利水通淋；白芍、甘草缓解小腹拘急与尿路刺激症状，使阴复热清，水去淋通，其病渐愈。

（二）肾阳虚衰，水气不化，肾气丸温阳化气利水

苏某，女，28岁，护士。1992年11月20日初诊。患者1年前始见小便余沥不尽，尿意频仍，临厕时间较长，骶部酸困不适，间断选用抗生素等无效。1992年10月20日经某医学院第一附院泌尿科膀胱镜检（编号9200149）：膀胱黏膜正常，三角区可见三处白色丘疹样改变，于三角区黏膜下注射泼尼松25mg+2%利多卡因5ml，缓行TOR术，并妥善止血，印象：膀胱三角区炎性增生。术后症状未见减轻，复查后又考虑尿道综合征。刻诊症见：尿频，余沥不尽，小腹拘急，骶部酸楚，时有头晕恶心，下半身常有冷感。舌质淡红微青，苔白润，脉沉细无力。辨证为肾阳虚衰，水气不化。治宜温阳化气，利水通淋。方用《金匮》肾气丸加味：

熟地24g，山萸肉12g，炒山药12g，茯苓12g，泽泻6g，丹皮9g，桂枝

3g，熟附子3g，丝瓜络15g。3剂，水煎服。

11月23日二诊：上方服后，症状显著减轻，饮食增加，精神好转。上方去丝瓜络，加车前子9g，怀牛膝15g。5剂，水煎服。

11月28日三诊：上症续减，下肢转温，改用肾气丸原方：

熟地15g，山萸肉9g，山药12g，茯苓9g，泽泻6g，丹皮6g，肉桂3g，熟附子3g。8剂，水煎服。

12月5日四诊：除大小便后骶部轻度酸困感外，余症皆失。为巩固疗效，仍用上方8剂，隔日1剂，水煎服。

1年后询访，病愈未作。

按语：患者肾阳素虚，下元失于温煦，以致水气不化，尿意频仍，余沥不尽，又经膀胱镜检及TOR术后，肾气复有损伤。本案受《金匮》转胞治疗的启迪，紧紧围绕肾阳虚衰、水气不化的病机，始终以《金匮》肾气丸温补肾阳，化气利水，首诊加丝瓜络清利水道，二诊去丝瓜络滑利之品，加车前子、怀牛膝利水通淋。待兼夹邪气清利之后，继用肾气丸原方善后，以至痊愈。

（三）脾虚肝郁，水运失常，当归芍药散健脾解郁

姚某，女，58岁，农民。1992年5月9日初诊。患者2年前出现尿频，余沥未尽，伴小腹拘急较甚，疲惫乏力，胃脘痞满不适，时轻时重，每因情志不畅加剧。始用诺氟沙星治疗，症状有所缓解，继用无效。经某地区医院诊为：尿道综合征。刻诊除上述症状外，尚有时欲太息，饮食减少。舌质淡红，苔白润，脉沉弦而弱。辨证为脾虚肝郁，水运失常。治宜健脾解郁，利水通淋。方用《金匮》当归芍药散加味：

当归15g，炒白芍15g，川芎9g，炒白术24g，泽泻9g，茯苓24g，佛手6g，合欢花6g，荷叶9g，白茅根30g。4剂，水煎服。

5月14日二诊：上方服后，尿频、小腹拘急减轻，胃痞略轻，余症无明显变化。上方去白茅根，加炒鸡内金9g，海金沙9g。4剂，水煎服。

5月19日三诊：上症减轻，饮食增加，精神好转，仍用上方稍事化裁，调整用量：

当归15g，炒白芍12g，川芎6g，炒白术18g，泽泻9g，茯苓18g，炒鸡内金9g，海金沙9g，路路通9g，荷叶9g，炙甘草6g。8剂，水煎服，隔日1剂。

6月8日四诊：上症基本消失，唯情志时有波动，因夏收农忙，嘱服逍遥丸5盒，以巩固善后。后据其邻里来诊，告知病愈。

按语：患者素体脾虚肝郁，情志不畅，其病除尿频、余沥未尽外，又见小腹拘急较甚。本案着意于抓主症，借用《金匮》治疗“妇人腹中诸疾痛”的当归芍药散，健脾解郁，利水祛湿。酌加佛手、合欢花、荷叶疏肝解郁，白茅根、炒鸡内金、海金沙、路路通利水通淋，以收标本兼顾之效。善后治疗考虑本案发病与情志密切相关，故嘱用逍遥丸，长期服用，以资巩固。

三、肾盂积水

肾盂积水，主要由尿路梗阻引起。柴浩然先生从辨证论治入手，善于使用经方治疗，积累了较多的临床经验。介绍如下：

（一）寒凝积聚，大黄附子汤温阳散寒，通便利水而愈

蒲某，女，24岁，医生，1990年6月2日初诊。

患者平素恣食生冷，4天前出现右下腹阵发性疼痛，伴排尿困难，痛甚时四肢发凉，身出冷汗，小腹拘急难忍，服诺氟沙星等未能缓解。5月31日B超双肾俯卧位探查示：右肾9.6cm×5.0cm，肾盂内有2个直径1.8cm左右液暗区，未见明显光团反射；左肾9.7cm×4.8cm，肾盂内亦有直径1.5cm左右液暗区。右输尿管扩张，内径1.2cm，全长均可探及，但未见明显光团反射。膀胱壁光，内呈无回声反射。诊断：右输尿管扩张，肾盂积液（结石可能，建议肾盂造影确诊）。X线检查摄腹部平片未见异常。曾服中药（金钱草、海金沙等）2剂排石，症状未缓解，反见增重。就诊症见右下腹阵发性疼痛，时轻时重，甚时小腹拘急，四肢发凉，身出冷汗，小便较频，但排尿不畅，或点滴即无，时感抽掣涩痛，2日未大便。面色青晦，舌淡红、苔白润，脉沉弦微紧。辨证为寒凝积聚，膀胱气化失司。治宜温阳祛寒，行滞化水，先拟大黄附子汤：

熟附子12g（先煎煮20分钟），细辛6g，川大黄6g。2剂，每日1剂，水煎空腹服。

6月4日二诊：服1剂后，大便畅利，腹痛消失，每日2次软便；服2剂后，四肢转温，冷汗亦止。仍觉小腹轻微拘急，小便虽畅而尿量不多。此寒散积消，改法通阳化水，方用五苓散：

茯苓24g，猪苓9g，泽泻9g，桂枝9g，白术15g。2剂，水煎服。

6月7日三诊：小便畅利，小腹拘急消失。自觉四肢欠温，身微畏寒，似感冒之状。此乃阳气未复，兼夹表寒。拟用麻黄附子细辛汤：

麻黄6g，熟附子9g，细辛4.5g。2剂，水煎服。

6月9日B超复查：两肾、膀胱、输尿管均未见异常，痊愈停药。

按语：本例因平素恣食生冷，脾肾阳气渐虚，以致脏腑积冷，寒凝积聚，阻滞气机，使大肠腑气不通，膀胱气化失司，而暴发本病。先生从整体辨证着眼，治病求本，首用大黄附子汤温阳散寒，通便止痛，不仅寒散积消，阳复痛止，且大、小便亦得通利，使本病出现转机。二诊时侧重于通阳化水，恢复膀胱气化功能，方用五苓散，促使本病痊愈，三诊所用麻黄附子细辛汤，既可温阳散寒，改善阳虚之体，又能发汗解表，宣肺利水，兼祛表寒之邪，巩固已获之效。

（二）阳虚水停，真武汤温阳利水收功

胡某，女，36岁，干部，1992年9月18日初诊。

患者素体较虚，1个月前出现周身疼痛，疲惫乏力，恶寒微热，尿急尿痛，某医诊为急性肾盂肾炎，经注射西药阿米卡星，并服中药后好转。近1周来腰困甚，伴头昏时晕，乏力食少，精神萎靡，时觉畏寒，舌质暗淡微紫、苔薄白，脉沉迟而弱。9月17日B超双肾俯卧位检查示：右肾9.3cm×5.0cm，左肾9.5cm×5.4cm，形态饱满，外缘光滑，皮质反射均匀，双侧肾盂内均有2.5cm×1.8cm液性无回声区，右侧有两个分隔暗区。诊断：双侧肾盂轻度积水。辨证为脾肾阳虚，水气内停。治宜温阳化水，方用真武汤：

炒白术30g，茯苓30g，干姜9g，熟附子4.5g，炙甘草6g。4剂，水煎服。

9月22日二诊：服药后精神明显好转，饮食亦佳，仍有轻度腰困、头晕、乏力，上方加炒白芍9g。4剂，水煎服。

9月26日三诊：除轻度头晕外，余症悉除，效不更方，以资巩固，仍用上方5剂。

10月9日四诊：上方服完后诸症悉除，停药1周，昨日又觉轻度腰困、头晕，全身畏寒，上方熟附子加至9g。4剂，水煎服。

1993年2月23日，患者因感冒就诊时告曰：去秋服完药后，B超复查肾盂积水消失，痊愈停药。

按语：本例以腰困甚，伴头昏时晕，乏力食少，精神萎靡，时觉畏寒，

舌淡紫、苔薄白，脉沉迟而弱为主要表现，一派脾肾阳虚之候。虽未见小便不利，肢体浮肿等症，但肾盂积水，亦属水气内停之范畴。所以，本案始终以真武汤温阳利水为治，效不更方，直至病愈，体现了宏观与微观相结合的辨证治疗特点。

（三）寒湿肾着，甘姜苓术汤温中祛湿，燠土胜水病除

李某，男，30岁，工人，1992年9月25日初诊。患者20天前左侧腰部酸困沉重较甚，伴左下腹隐痛，大便溏薄，每日2～3次，且有下坠感，某医诊为慢性肠炎，服西药吡哌酸等，大便正常，余症未减。腹部B超检查示：左侧肾盂积水。诊时症见：左侧腰部困重疼痛，左下腹隐痛有下坠感，下肢不温，疲惫乏力，饥食不馨，舌质淡青、体胖、苔白滑，脉弦沉而滑。辨证为寒湿内侵，着于肾府。治宜温中祛湿，燠土胜水，方用甘姜苓术汤加味：

炒白术30g，干姜9g，茯苓24g，路路通9g，丝瓜络24g，炙甘草6g。5剂，水煎空腹服。

10月6日二诊：上方服完，除轻度腰困外，余症皆消，自行再用3剂，腰困续减。效不更方，仍用上方加杜仲12g，续断12g，狗脊15g，怀牛膝15g。4剂，水煎服。药后，诸症皆失，B超复查左侧肾盂正常。嘱服金匮肾气丸以资巩固。

按语：本例以左腰酸困沉重疼痛为主症，证属寒湿内侵，着于肾府。先生方用甘姜苓术汤温中祛湿，燠土胜水，一诊酌加丝瓜络、路路通祛湿通络，以加强温中祛湿之力；复诊再添杜仲、续断、狗脊、怀牛膝壮腰健肾以培其本。先治其标，后培其本，标本兼治，两诊竟获全功。

（四）膀胱蓄水，五苓散通阳化气、利水渗湿取效

阎某，女，30岁，干部，1992年5月28日初诊。患者右侧腰部持续性坠胀疼痛1月，渐次加重，伴小腹拘急不适，白带量多，质地稠厚，始以慢性盆腔炎服用抗生素，白带减少，余症未除。1周前腹部B超检查示：右侧肾盂积水。刻诊：右侧腰部坠胀疼痛，小腹拘急，右侧卧位减轻，伴神疲乏力，小便不畅，余沥不尽，口渴但不欲饮，舌质淡红、苔薄白，脉沉细滑。辨证为下焦蓄水，膀胱气化不利，治宜通阳利水，方用五苓散加味：

茯苓24g，猪苓9g，泽泻9g，白术18g，桂枝9g，丝瓜络15g，路路通9g。3剂，水煎空腹服。

6月1日二诊：服药后小便渐畅，右侧腰部坠胀疼痛减轻，余症亦有好转。仍用上方3剂。

6月5日三诊：症状基本消退，上方桂枝减为4.5g，3剂。药尽，B超复查右侧肾盂积水消失。

按语：本例属下焦蓄水，膀胱气化失常，致肾盂积水，先生治疗本病，若无其他兼证，最多使用五苓散通阳化气，利水渗湿。本案即以五苓散善始善终，而获佳效。其中桂枝的用量，则根据膀胱气化失常的程度加以权衡。此外，路路通、丝瓜络为祛风通络、利水除湿之佳品，临证酌情加入，有相得益彰之功。

（五）太阳经腑同病，桂枝加茯苓白术汤发汗解肌，健脾利水获瘳

马某，女，34岁，工人，1991年5月15日初诊。患者素体虚弱，经常感冒，缠绵难愈。半月前受凉感冒后头痛，颈背拘急困重，恶风自汗，疲惫乏力，近1周来又增腰部酸困疼痛，小腹拘急，小便不利，舌质淡红、苔薄白，脉浮细弱。腹部B超检查示：双侧肾盂轻度积水。辨证为太阳经腑同病（太阳中风，膀胱蓄水）。治宜解肌发汗，通阳利水，方用桂枝加茯苓白术汤：

桂枝9g，炒白芍9g，炙甘草6g，白茯苓24g，白术18g，鲜生姜9g，大枣8枚。3剂，水煎服。

5月18日二诊：上方服后头痛、颈背拘急困重、恶风自汗均减轻，小便渐畅，腰困疼痛，小腹拘急亦轻，仍觉乏力。上方加党参15g，3剂，水煎服。

5月22日三诊：外感基本痊愈，仅有轻微腰困，小腹拘急，小便畅利但尿不甚多。此太阳经证已解，膀胱气化尚未完全通利，改用五苓散通阳化水：

茯苓24g，猪苓9g，泽泻9g，白术18g，桂枝6g。3剂，水煎服。上方服完，余症皆失，B超复查：双侧肾盂积水消失。

按语：患者素体虚弱，卫阳不固，复因外感风寒，肺气被束，不能通调水道，以致太阳中风未解，膀胱蓄水已成，出现太阳经腑同病。先生方用桂枝汤发汗解肌，调和营卫，再加茯苓、白术健脾利水，使营卫调和，风寒外解，膀胱气化复常，水道通调，病情迅即好转。继以五苓散通阳化气，巩固疗效而收功。

第二章

肾病诊治中的常见问题

第一节　关于无症可辨

慢性肾病治疗过程中，常常出现无症状蛋白尿或隐血尿的临床现象。无症状蛋白尿或隐血尿，是指没有明显的临床症状，肾功能基本正常，但尿液检测结果显示有蛋白尿或隐血尿。由于中医治病的优势是以辨证论治为特点，因而面对临床出现无症状蛋白尿或隐血尿，中医经常受到“无症可辨”或如何辨证的提问与质疑。

我们在治疗慢性肾病的实践中，不仅提升了中医辨病与辨证的能力，还针对“无症可辨”的临床实际问题，提出并总结了较为完整的中医临床思维，有着重要的指导意义和临床价值。现整理介绍如下。

一、问题的提出

中医的临床特点是辨证论治。对于无症状的蛋白尿或隐血尿而言，基于无“症”，所以无“证”，故而无法“论治”，这是中医经常受到提问和质疑的由来。其实，在中医看来，临床即使“有症”，也存在着辨证能力和水平的问题，更何况“无症”的辨证，更无从谈起。因此，中医面临的不仅是提升“有症”的辨证能力和水平，还要解决临床“无症”辨别的理论和实践问题。

二、临床没有绝对的“无症”

症状是疾病的外在表现。《灵枢·外揣》指出“远者司外揣内，近者司内揣外”的辨证思维，就是通过内外紧密联系的整体观念，表达了中医辨证论治的认识论和方法论。《丹溪心法》进一步提出“有诸内者，必形诸外”，更是强调人体内在的疾病，必然会有外在相应的“症状”表现。中医临床，就是通过望闻问切，“四诊”合参，进行辨证论治。因此，从理论上讲，疾病过程中绝对的“无症”是不存在的。但是，我们在临床中确实会遇到某些疾病，出现“症状”不明显或“无症”的现象。对此，我们要具体分析。

三、临床出现“无症”的原因

（一）缺少未病特点的纳入

治未病，是中医临床的显著特色。所谓的“未病”，是针对“已病”而言，涵盖了欲病而未病，或有病而未传变两方面。前者为未病，临床不会有明显的症状；后者为有病而未传变，当然只会有“既病”的症状表现。临床实践中，未病没有临床症状，但不等于没有亚健康状态，如饮食欠佳，容易乏力，情绪低落，长期失眠，经常感冒等。有病虽未传变，但“既病”不愈，不仅传变的隐患未除，而且“既病”的症状，始终与未来可能传变的病症有着千丝万缕的联系。如此看来，“未病”似“有病”，“无症”即有症。例如消渴肾病（糖尿病肾病）早期出现肾微损，或消渴肾病Ⅰ、Ⅱ期，仅有少量蛋白尿或微量白蛋白尿，而此时肾病的“症状”并不明显。如果我们了解消渴病的病程演变，以及消渴病易发肾病的规律，就能认识消渴病的“下消”阶段，很容易引起肾脏的损害。那么，消渴病“下消”的症状，其实就是消渴肾病的“症状”。所以，只有将“治未病”的特点，纳入辨证论治的体系，形成中医的临床优势，一些类似“无症可辨”的问题，可以得到部分解决。

（二）缺失恢复阶段的考虑

疾病经过治疗基本痊愈，或大病初愈，进入恢复阶段后，原有的症状已不明显或者消失，会出现暂时的“无症”状态。如急慢性肾炎，在恢复期除微量蛋白尿外，可以没有明显的“症状”。根据疾病的发生、转变、预后的规律，恢复期是疾病后期将息调养治疗的延续，前期的辨证论治对恢复期的治疗仍有一定的参考意义。临床对于急慢性肾炎恢复期的治疗，往往是参照疾病后期的辨证情况，有所调整而已。所以，疾病恢复期的治疗，应本着“有症”辨证，“无症”结合前期的辨证情况，作“有症”参照。当然，对于疾病治愈后的巩固治疗，与此同理。

（三）缺乏疾病深度的认识

临床医学认知的局限或有限，是客观存在的现实，中医也不例外。如慢性肾炎临床中出现“显证”的水肿，与“隐证”的蛋白尿、隐血尿，其病证和病机的关联，现象和本质的认识，治疗和效果的分析，教训和经验的总结，都有一个由浅入深、由少及多、由标及本、由粗到细的临床过程。即使同为“隐证”的蛋白尿与隐血尿，二者的病机关系也需要反复地临床验证，在实践中认知。例如慢性肾炎的水肿与蛋白尿、隐血尿，都是病机相同的不同表现形式。其尿中出现的“蛋白”和“隐血”，已非人体有用的“精微”，反而是不为人体所用的“死阴”，或存留人体的“湿浊”，更可能成为进一步引发疾病的“邪水”。由此可见，通过疾病现象的深度探讨，将会改变我们对“无症”的重新认识。

（四）缺如微观检测的融合

中医是通过“脏象”和“病象”，认识人体的脏腑功能和疾病现象，并在长期的临床实践中，不断地补充和完善，丰富和发展，形成了宏观层面的“显证”认知。但是，中医在上千年的发展过程中，从来都是开放融合的。随着现代科技和医学的迅速发展，特别是各种检测方法的不断提高，取得了微观层面认知疾病的显著成果。如何把这些内容纳入融合到中医的辨证体系之中，为我所用，解决临床面对的许多难题，是我们新时代中医面临的重要课题。

在中医眼中，现代医学微观检测的各种“指标”也属于中医“病象”范畴，与“症状”处于同一层面，并且有着同样的临床意义。慢性肾炎，特别是隐匿性肾炎，我们临床上完全可以把相关的检测“指标”，作为疾病诊断、辨证论治、治疗评价、康复治疗、将息调养的客观依据。例如蛋白尿或隐血尿，或24小时尿微量白蛋白等，如果纳入中医辨证论治的框架之中，融合到中医病因病机的认知层面，无非就是湿热流连，或清浊相干，或水精互混的疾病反应；或者由于脾肾两虚，水气不化，肾精渗漏，与尿相混，清浊不分的表现形式。这种融合，赋予了相关检测结果以新的内涵，使“无症”变为“有症”，不仅丰富了中医的诊断内容，而且扩大了辨证论治的范围。

（五）缺口诊断内容的补充

症状，是疾病现象的信息传递。中医认识和治疗疾病，由“辨症”到

"辨证"，再上升到"辨病"，逐渐形成较为完整的"四诊"内容，具有重要的诊断和辨证意义。中医诊断的思维、内容和方法源于临床，并在临床中不断地总结，加以提高。现在的"四诊"内容，仍然有着深入认识和补充的空间，继续丰富和完善的需求，甚至有重新解读和部分修正的必要。

毋庸置疑，我们认识疾病还很有限。如果停留于以往信息的"固化"和"编程"上，就无法"捕捉"许多有价值的信息，使"症状"流失，出现对某些"症状"的视而不见。同时，也可能因为缺乏某些信息的识别，把"有症"忽略为"无症"，便以为"无症可辨"。

症状的指向是病态。慢性肾炎蛋白尿，在某个阶段，可以没有明显的自觉症状。除外相关因素，单就蛋白尿来说，就有"症状"表现。由于尿中有蛋白，清浊相干，小便就会出现程度不同的不清，或者混浊；因为尿中有蛋白，水精互混，便会出现大小不均、持续时间较长的泡沫尿。如此看来，这些原本以为的"无症"，便会呈现为新的"有症"。

另外，中医的"体质辨证"，临床还缺乏足够的认识，运用不够广泛，或者流于形式。例如慢性肾炎蛋白尿恢复期，蛋白尿微量或间断消失，症状的确不明显。然而，疾病非一日之寒，治疗亦非一日之功。从慢性肾炎的病程来看，体质上的脾肾两虚，精气亏损，将难以改变或伴随终身。所以，体质辨证本身就不存在"有症"与"无症"之说。

（六）缺位原发疾病的症状

疾病有原发与继发、合病与并病的存在，这些复杂的病情，相互交织，又相互影响，有时很难把彼此的症状截然分开。譬如糖尿病肾病，是糖尿病的继发疾病。临床就其肾炎而言，特别是肾早损，或肾病的Ⅰ、Ⅱ期，间断有少量蛋白或微量白蛋白，肾病的症状并不明显。此时，糖尿病原发的症状表现，尤其是糖尿病（消渴病）至"下消"阶段，已与肾病接近或基本相同，很难截然分开。因此，对糖尿病肾病辨证治疗时，要充分注意这种现象。鉴于原发性病与继发性病的关联，原发病不除，继发病难愈。只有原发性疾病有效控制，继发性疾病才可能改善。因此，临床对紧密相关的多种疾病，若继发病症状不明显时，原发病的症状，也可作为继发病辨证时的参考"症状"。

合病或并病也是如此。人是有机的整体，大凡出现"合病"或"并病"，都会有程度不同的关联。这类疾病同时出现，"症状"表现可能不同，但病机本质有一致之处。所以，中医辨证论治时，如果某些疾病方面的“症状”不明显，其他疾病的辨证也会有一定的借鉴意义。紫癜性肾炎、糖尿病肾病等，即是其例。

四、面对“无症”可辨的方法

（一）变“无症”为“有症”

“无症”是相对的。变“无症”为“有症”，大致分为三方面。首先，“变无为有”。慢性肾炎除主症之外，一些非特异性的症状，常常被忽视为“无症”，如饮食欠佳，轻微乏力，劳则腰酸，容易感冒，或亚健康状态的长期失眠，焦虑情绪等。将这些症状纳入辨证论治之中，就可以变“无”为“有”。其次，“视无为有”。慢性肾炎恢复期，临床可无明显症状表现，但在持续或间断治疗时，可把前期病程出现的症状及辨证治疗的情况，作为恢复期辨证论治的参考，此即所谓的视“无”为“有”。再者，“无中生有”。对患者的体质因素给予充分考虑，特别是慢性肾炎恢复期，在没有明显的临床症状情况下，体质辨证就上升为主要的辨证方法。这种以次为主的补充辨证，就成为必须的“无”中生“有”。

此外，注意发现和总结相关意义的临床表现，如长期使用“激素”，不仅会有特殊面容和体形特征，还出现舌红少苔的阴虚表现。再如慢性肾炎在水肿消除后，出现面色虚浮，或苍白无华，或晦滞枯槁等过目难忘的病容。总之，通过临床的缜密观察，将不断丰富辨证论治的内容。

（二）变“隐症”为“显症”

现代医学检测技术，带来了微观层面认识疾病的诊断方法。这些微观检测获得的“隐症”，延伸了中医“四诊”的触角，获得疾病新的信息，历经长期辨证论治的信息反馈，已逐步融入中医临床诊断之中，并上升至宏观层面的“显症”。例如，慢性肾炎蛋白尿或微量白蛋白尿属于中医“湿热”“湿浊”的病因病机范畴；尿肌酐与尿微量白蛋白或血肌酐，是“水毒”的病因病机反映等。这种由“隐”变“显”的过程，既体现了传统与现代医学的优势互补，又展示中西两种医学的深度融合。

（三）变“前症”为“后症”

慢性肾炎病程长达数年或数十年之久。一般来说，前期症状较为明显；后期病情相对稳定，症状减轻、变少或不明显。如慢性肾炎恢复期，是在前期治疗的基础上，病情逐步减轻或得以改善。这个阶段，除有蛋白尿外，也会没有外在的症状表现。所以，慢性肾炎恢复期的治疗，在没有后期症状的情况下，可以将前期的症状作为恢复期辨证论治的参考依据，尤其是慢性肾炎恢复期的将息调养，将“前症”移作“后症”考虑，其辨证意义更大。

（四）变“彼症”为“此症”

紫癜性肾炎或糖尿病肾病，属于继发性肾病。紫癜性肾炎与过敏性原因有关，是过敏性紫癜引起的并发症。本病除肾脏损害出现蛋白尿和血尿外，往往还有皮肤紫癜，或关节症状，或胃肠症状等。此刻的肾脏损害多为“隐症”，而肾外症状多呈“显症”。所以，在辨证论治中，把肾外的“显症”，从“彼症”移作“此症”考虑，使之“有症”可辨。事实上，中医认为过敏性紫癜，与外邪密切相关；紫癜性肾炎是外邪内陷入里，以致膀胱气化不利，肾络受损，水精相混。而祛除外邪，治疗肾外症状，就是紫癜性肾炎的治本之法。由此可见，根据“彼症”的辨证论治，与肾脏损害的“此症”治疗高度一致。

糖尿病肾病，在中医看来，是消渴病处于“下消”阶段常见的并发症。这个阶段的糖尿病与肾病，不仅是原发和继发的关系，而且临床表现有许多共同之处，很难截然分开。如果说“此症”只有蛋白尿或尿中出现微量白蛋白，而临床症状不明显。那么，糖尿病的“彼症”，有着同样的辨证意义。

（五）无症从虚论治

以上所述，旨在探讨慢性肾炎在缺少临床症状时如何“补症”？解决辨证论治面临“无症”可辨的难题，提升中医的辨证能力和水平。但是，对于临床确实存在一些“无症”的情况，我们提出“无症”从虚论治的观点。

慢性肾炎仅仅出现蛋白尿或隐血尿，而没有其他临床表现，可能属于两种情况。一是疾病处于隐匿期，体检时偶尔发现；一是疾病正在恢复期，原有症状消失，病情稳定，尚未痊愈。

慢性肾炎早期，如果因湿热流连，病情偏实者，一定会有相应的临床表现，辨证论治并不困难。而慢性肾炎病情隐匿，发病缓慢者，多为体质虚弱，正气不足。慢性肾炎恢复期，更是因为病程日久，几经治疗，虽症状消失，但正气已伤，脾肾两虚。此时若见蛋白尿或隐血尿，而无其他临床表现，恰恰说明其正气不足，脾肾两虚，清浊相干，水精互混的潜在病机。经过长期临床实践，我们认为，有症辨证，“无症从虚”就是较为客观的辨证方法。

第二节　中药含钾的问题

众所周知，中医对慢性肾脏病的认识与治疗，不仅有千余年的历史，而且积累了较为丰富的临床经验。近多年来，大量的临床报道表明，中医药在改善慢性肾衰竭症状，保护残余肾功能，延缓早中期肾功能进展，推迟进入透析和肾移植时间等方面，取得了明显疗效。但是，根据现代中药研究分析，部分中药含钾量较高，且钾离子水中溶解度大，提示使用中药复方水煎剂时，其含钾量较高的问题不容忽视。尤其是慢性肾衰竭进入终末期，出现逐渐少尿甚至无尿，尿钾排泄逐步减少，高钾血症发生率随之升高。所以，对于慢性肾衰竭患者，长期口服中药汤剂，是否会引起钾在体内蓄积，进一步增加高钾血症的发生率？临床提出不同程度的质疑。同时，不少学者认为，在慢性肾脏病或慢性肾衰竭进入终末期的治疗上，即使中药治疗存在其治疗优势，但因严重的高钾血症危及生命而有所担忧或顾忌，甚至产生对运用中药治疗的望而却步。由于这种认识“涟漪”的波及，不仅出现了对于中医治疗慢性肾炎或肾病的普遍质疑，而且影响到中医临床治疗范畴的拓宽，或形成一定的学术偏见。因此，关于慢性肾病使用“含钾”中药的探讨，具有理论与临床的重要意义。

毋庸置疑，作为中药而言，均有着“是药三分毒”的特性。中医认为，中药所谓的“毒”，就是药物的阴阳偏盛或偏衰之气，并由此形成“四气五味”的中药学理论。中医治疗疾病，就是在辨证论治理论的指导下，利用中药阴阳的偏盛或偏衰之气，纠正或调整人体阴阳的偏盛或偏衰之证，达到治疗疾病、康复身体的目的。根据现代中药药理学研究分析，在数以千计的中药中，确实存在一些毒性或毒性极强的药物；即使在常用的数百种中药里，也能检测出一些对人体有害的毒性成分。医学发展到现在，不论中医或西医，都把治疗的安全性和有效性放在首位。所以，对于中医临床来说，既要高度重视中药的毒性与副作用，但也不能因噎废食。

现代中药研究分析，不少中药，甚至是中医治疗肾病的常用中药，含钾量较高，钾离子水中溶解度大，是客观存在的实际问题。对此，我们应该高度重视，学习和借鉴现代中药研究分析的结果，尽可能地避免中药毒副作用对人体健康的影响或损害，同时也要学会辩证的分析方法，并融入辨证论治的框架之中，避害趋利，做到安全性和有效性的高度统一。

具体到中医治疗慢性肾脏病来说，因在辨证论治中，常常不可避免地使用一些“含钾”的中药，对此，我们应该作出客观理性的综合分析。

一、部分中药含钾量大小的归类

近年来，关于中药含钾量的研究文献较多。以下引用有关学者的研究文献，借以分析中医经典方剂和常用方剂中使用含钾中药的状况，并为中医辨证论治用药作出理性判断。

学者杨丽虹（广州中医药大学 2012 届）在其硕士学位论文《中药对慢性肾脏病 3—5 期（非透析）患者血钾影响的临床研究》中，通过文献研究，对含钾中药进行分类总结，并参考相关文献以及《微量元素与中医药》所记载含钾量最高值，将肾病科常用的 137 味中药（含钾量高，>1mg/g），按其含钾量进行归类如下。

1. 含钾量>10.0mg/g（共 43 味）

解表药：防风、羌活、紫苏叶、葛根、薄荷、白芷、麻黄；

清热药：蒲公英、山栀子、金银花、连翘、大青叶、板蓝根、鱼腥草、玄参、贯众、重楼、竹叶、穿心莲、青蒿、决明子；

理气药：枳实、枳壳、佛手；

化湿药：砂仁；

利水渗湿药：茵陈蒿、泽泻、车前子；

活血化瘀药：郁金、泽兰、益母草、姜黄；

补虚药：肉苁蓉、锁阳、熟地黄、冬虫夏草、续断；

温里药：吴茱萸；

止咳化痰药：紫菀、款冬花、前胡；

泻下药：大黄；

收涩药：益智仁。

2. 含钾量 7.5～10.0mg/g（共 21 味）

解表药：荆芥、香薷；

清热药：土茯苓、芦根、生地黄、菊花；

理气药：木香、青皮；

活血化瘀药：三七；

补虚药：石斛、独活、沙参、淫羊藿、杜仲、麦冬、巴戟天、菟丝子、补骨脂、大枣；

收涩药：莲子；

泻下药：火麻仁。

3. 含钾量 5.0～7.49mg/g（共 16 味）

清热药：夏枯草、密蒙花、银柴胡、知母；

理气药：香附、薤白；

补虚药：桑寄生、仙茅、白芍；

止咳化痰药：桑白皮、枇杷叶、百部、桔梗、葶苈子；

活血化瘀药：五灵脂、牡丹皮。

4. 含钾量 2.5～4.99mg/g（共 26 味）

解表药：细辛、柴胡；

清热药：黄连、黄柏、黄芩、地骨皮、白薇、虎杖、苦参、秦皮；

消食药：山楂；

理气药：橘红；

燥湿药：苍术；

活血化瘀药：丹参、牛膝、当归；

补虚药：玉竹、党参、黄精、女贞子、山药；

温里药：艾叶；

止咳化痰药：川贝母、紫苏子、杏仁；

收涩药：山茱萸。

5. 含钾量 1.0～2.49mg/g（共 31 味）

解表药：桂枝、生姜；

清热药：龙胆草；

化湿药：厚朴；

理气药：陈皮；

利水渗湿药：薏苡仁、茯苓、猪苓；

补虚药：何首乌、太子参、黄芪、甘草、白术、枸杞子；

安神药：合欢皮、酸枣仁；

活血化瘀药：延胡索、没药、川芎、桃仁、红花、赤芍、紫草、蒲黄；

温里药：熟附子、干姜、肉桂、小茴香；

止咳化痰药：半夏、白芥子；

收涩药：芡实。

二、经典方剂使用含钾中药的分析

经典方剂，一般是指东汉张仲景《伤寒杂病论》的方剂，简称“经方”。后世医家将其分为《伤寒论》与《金匮要略》两部经典书籍。我们参照以上肾病科常用“含钾”最高（大于 1mg/g）的 137 味中药，进行“经方”组成用药的分析整理。其中：

涉及《伤寒论》使用含钾中药的方剂 98 首，统计如下：麻黄汤、葛根汤、桂枝汤、桂枝加葛根汤、桂枝加附子汤、桂枝加厚朴杏子汤、桂枝去芍药汤、桂枝去芍药加附子汤、桂枝麻黄各半汤、桂枝二麻黄一汤、桂枝二越婢一汤、桂枝去桂加茯苓白术汤、甘草干姜汤、芍药甘草汤、葛根加半夏汤、葛根黄芩黄连汤、大青龙汤（缺石膏）、小青龙汤（缺五味子）、干姜附子汤、桂枝新加汤、麻杏石甘汤（缺石膏）、桂枝甘草汤、茯苓桂枝甘草大枣汤、厚姜半甘参汤、茯苓桂枝白术甘草汤、芍药甘草附子汤、茯苓四逆汤、五苓散、茯苓甘草汤、栀子豉汤（缺豆豉）、栀子甘草豉汤（缺豆豉）、栀子生姜豉汤、栀子厚朴汤、栀子干姜汤、真武汤、四逆汤、大承气汤、调胃承气汤（缺芒硝）、小承气汤、小柴胡汤、小柴胡加芒硝汤（缺芒硝）、柴胡加龙骨牡蛎汤（缺龙骨、牡蛎）、桂枝去芍药加蜀漆牡蛎龙骨救逆汤（缺蜀漆、牡蛎、龙骨）、桂枝甘草龙骨牡蛎汤（缺龙骨、牡蛎）、小建中汤、大柴胡汤、桃核承气汤（缺芒硝）、大陷胸丸（缺芒硝）、小陷胸汤（缺栝蒌实）、柴胡桂枝汤、柴胡桂枝干姜汤（缺栝蒌根、牡蛎）、半夏泻心汤、大黄黄连泻心汤、附子泻心汤、生姜泻心汤、甘草泻心汤、桂枝人参汤、黄芩汤、黄芩加半夏生姜汤、黄连汤、桂枝附子汤、桂枝附子去桂加白术汤、甘草附子汤、炙甘草汤（缺阿胶）、猪苓汤（缺阿胶、滑石）、茵陈蒿汤、吴茱萸汤、麻子仁丸、麻黄连翘赤小豆汤（缺赤小豆）、桂枝加芍药汤、桂枝加大黄汤、麻黄附子细辛汤、麻黄附子甘草汤、黄连阿胶汤（缺阿胶、鸡子黄）、附子汤、甘草汤、桔梗汤、苦酒汤（缺鸡子）、半夏散及汤、白通汤（缺葱白)、白通加猪胆汁汤(缺葱白、人尿、猪胆汁)、通脉四逆汤、乌梅丸(缺乌梅、蜀椒)、当归四逆汤(缺通草)、当归四逆加吴茱萸生姜汤(缺通草)、麻黄升麻汤(缺升麻、石膏、葳蕤)、干姜黄芩黄连人参汤、四逆加人参汤、理中丸、通脉四逆加猪胆汁汤(缺猪胆汁)、枳实栀子豉汤(缺豆豉)。

涉及《金匮要略》使用含钾中药的方剂142首,统计如下:栝蒌桂枝汤(缺瓜蒌根)、麻黄加术汤、麻黄杏仁薏苡甘草汤、防己黄芪汤(缺防己)、白术附子汤、百合知母汤(缺百合)、百合地黄汤(缺百合)、苦参汤、赤小豆当归散(缺赤小豆)、升麻鳖甲汤(缺升麻、蜀椒、雄黄、鳖甲)、鳖甲煎丸(缺鳖甲、乌扇、鼠妇、石韦、瞿麦、紫葳、阿胶、蜂巢、赤硝、蜣螂)、白虎加桂枝汤(缺石膏、粳米)、牡蛎汤(缺牡蛎、蜀漆)、柴胡去半夏加栝蒌汤(缺栝蒌根)、柴胡姜桂汤(缺栝蒌根、牡蛎)、侯氏黑散(缺牡蛎、矾石)、风引汤(缺龙骨、牡蛎、寒水石、滑石、赤石脂、白石脂、紫石英、石膏)、防己地黄汤、头风摩散(缺盐)、桂枝芍药知母汤、乌头汤(缺川乌)、《古今录验》续命汤(缺石膏)、《千金》三黄汤、《近效方》术附汤、崔氏八味丸、《千金方》越婢加术汤(缺石膏)、黄芪桂枝五物汤、桂枝加龙骨牡蛎汤(缺龙骨、牡蛎)、天雄散、黄芪建中汤(缺胶饴)、薯蓣丸(缺曲豆黄卷、阿胶)、酸枣仁汤、大黄䗪虫丸(缺䗪虫、干漆、虻虫、水蛭、蛴螬)、《千金翼》炙甘草汤(缺升麻、阿胶)、射干麻黄汤(缺射干、五味子)、泽漆汤(缺紫参、泽漆、白前)、麦门冬汤(缺粳米)、葶苈大枣泻肺汤、桔梗汤、越婢加半夏汤(缺石膏)、小青龙加石膏汤(缺五味子、石膏)、《千金》生姜甘草汤、桂枝去芍药加皂荚汤(缺皂荚)、《外台》桔梗白散(缺巴豆)、《千金》苇茎汤、奔豚汤(缺李根白皮)、栝蒌薤白半夏汤(缺栝蒌、白酒)、枳实薤白桂枝汤(缺栝蒌)、茯苓杏仁甘草汤、橘枳姜汤、薏苡附子散、桂枝生姜枳实汤、乌头赤石脂丸(缺蜀椒、乌头、赤石脂)、九痛丸(缺生狼牙、巴豆)、厚朴七物汤、附子粳米汤(缺粳米)、厚朴三物汤、大建中汤(缺蜀椒、胶饴)、大黄附子汤、赤丸(缺乌头)、当归生姜羊肉汤(缺羊肉)、乌头桂枝汤(缺乌头)、《外台》走马汤(缺巴豆)、麻子仁丸、甘姜苓术汤、甘遂半夏汤(缺甘遂)、木防己汤(缺防己、石膏)、木防己去石膏加茯苓芒硝汤(缺防己、芒硝)、泽泻汤、厚朴大黄汤、小半夏汤、己椒苈黄丸(缺防己、椒目)、小半夏加茯苓汤、《外台》茯苓饮、桂苓五味甘草汤(缺五味子)、苓甘五味姜辛汤(缺五味子)、桂苓五味甘草去桂加姜辛夏汤(缺五味子)、苓甘五味加姜辛半夏杏仁汤（缺五味子）、苓甘五味加姜辛半杏大黄汤（缺五味子）、栝蒌瞿麦丸（缺栝蒌根、瞿麦）、茯苓戎盐汤（缺戎盐）、防己黄芪汤（缺防己）、越婢汤（缺石膏）、越婢加术汤（缺石膏）、防己茯苓汤（缺防己）、甘草麻黄汤、麻黄附子汤、黄芪芍桂苦酒汤（缺苦酒）、桂枝加黄芪汤、桂枝去芍药加麻辛附子汤、枳术汤、茵陈蒿汤、栀子大黄汤（缺豆豉）、茵陈五苓散、大黄硝石汤（缺硝石）、《千金》麻黄醇酒汤（缺清酒）、半夏麻黄丸、柏叶汤（缺柏叶）、黄土汤（缺黄土、阿胶）、泻心汤、猪苓散、大半夏汤（缺白蜜）、大黄甘草汤、茯苓泽泻汤、文蛤汤（缺文蛤、石膏）、半夏干姜散、生姜半夏汤、橘皮汤、橘皮竹茹汤（缺竹茹）、桃花汤（缺赤石脂、粳米）、白头翁汤（缺白头翁）、紫参汤（缺紫参）、《外台》黄芩汤、薏苡附子败酱散（缺败酱草）、大黄牡丹汤（缺冬瓜子、芒硝）、王不留行散（缺王不留行、蒴藋细叶、川椒）、排脓散、排脓汤、蜘蛛散（缺蜘蛛）、甘草粉蜜汤（缺粉、蜜）、桂枝茯苓丸、芎归胶艾汤（缺阿胶）、当归芍药散、干姜人参半夏丸、当归贝母苦参丸、葵子茯苓散（缺葵子）、当归散、白术散（缺蜀椒）、枳实芍药散、下瘀血汤（缺䗪虫）、竹叶汤、竹皮大丸（缺竹茹、石膏）、白头翁加甘草阿胶汤（缺白头翁、阿胶）、《千金》三物黄芩汤、《千金》内补当归建中汤、半夏厚朴汤、甘麦大枣汤（缺小麦）、温经汤（缺阿胶）、土瓜根散（缺土瓜根、䗪虫）、大黄甘遂汤（缺甘遂、阿胶）、矾石丸（缺矾石）、小儿疳虫蚀齿方（缺雄黄）。

根据以上分析整理，如果因为这些方剂使用了含钾或含钾较高的中药，而临床不宜或慎重使用，甚至禁止使用的话，那么，“经方”在慢性肾脏病，或慢性肾衰竭，以及慢性肾衰竭进入终末期的治疗上，就可能被完全“废弃”，或者“禁止”。而事实上，现在临床根据辨证论治，使用其中部分“经方”治疗上述疾病的医家与案例，大有人在，不胜枚举。

三、常用方剂使用含钾中药的分析

相对“经方”而言，中医把后世医家总结或创新出来的常用有效方剂，称为“时方”。其中也有许多方剂，依据辨证论治，用于慢性肾脏病或慢性肾衰竭的治疗或康复，临床行之有效。我们选用部分常用的“时方”，进行含钾中药的组成分析。其中，涉及“含钾”中药组成的方剂不在少数。例如：参苓白术散（四君子汤、异功散、香砂六君子汤）、四物汤、八珍汤、十全大补汤；六味地黄丸、左归饮、右归饮、地黄饮子（缺五味子、远志)、济生肾气丸、二仙汤、逍遥散、苏子降气汤、济川煎、二陈汤、血府逐瘀汤、金铃子散、失笑散、蒿芩温胆汤、龙胆泻肝汤(缺木通)、当归六黄汤、甘露饮、止嗽散(缺白前)、独活寄生汤(缺秦艽)、银翘散(缺牛蒡子、豆豉)、桑菊饮、清营汤(缺犀角)、犀角地黄汤(缺犀角)等等。

不难看出,以上这些常用方剂,如果因为其中使用了"含钾"中药,而影响临床的正常使用,那将会排除中医治疗慢性肾脏病或慢性肾衰竭的可能。有鉴于此,我们将对以上相关问题进行探讨。

四、对于"含钾"中药使用的认识

现在,绝大部分对中药微量元素的研究,多是检验原药的钾元素含量,而对中药复方含钾量的系统研究还比较少。尽管如此,部分中药含钾量偏高的问题,对于慢性肾脏病,尤其肾衰竭的临床治疗,从安全性和有效性考虑,已经引起中医工作者的高度重视。但是,与之相比,更为重要的是,必须将中医的治疗作用,与某种化学元素高低的关系区别开来。忽视了这一原则,完全避开"含钾"中药不用,就有因噎废食之嫌。所以,这里借用以上137种"含钾"中药的测定结果,立足中医立场,运用中医理论,谈几点认识。

1. 辨证论治的灵魂不能丢失 中医治疗疾病,是以辨证论治为前提的。离开辨证论治,中医临床就失去了灵魂,没有了疗效。如果背离了辨证论治,即使选择使用不"含钾"或"含钾"量较低的中药,也同样会伤害人体,出现一些不良反应或毒副作用。何况终末期肾病,出现血钾排泄障碍时,使用"含钾"的中药,造成血钾升高的危害结果,更是不言而喻。中医认为,慢性肾脏病,其基本病机是脾肾两虚,水湿内停;清浊相干,肾精泄漏;水精互混,蕴结成毒。从以上137种"含钾"中药来看,清热药31味;补虚药29味;活血化瘀药18味;止咳化痰药13味;解表药13味;理气药9味;利水渗湿药和化湿燥湿药9味;温里药6味;收涩药4味;泻下药2味;安神药2味;消食药1味。由此可见,137味"含钾"中药,符合上述基本病机的用药能有多少?其中大部分"含钾"中药与辨证论治的结果相悖,是压根不能使用,或完全可以避免使用的。如果使用此类中药,出现一些不良反应或毒副作用,不仅是因为其"含钾"量偏高,同时也属于中医辨证论治中绝不允许的禁忌。

2. 方剂配伍的原则不容忽视 中医治疗疾病，是在辨证论治的框架下，通过方剂的组成原则，针对疾病的实际情况，做出恰当的组方遣药，体现理法方药的高度融合。方剂的配伍，十分讲究“君臣佐使”的组成原则，并非同类药物的叠加，或者杂乱药物的堆积。所以，临床处方用药，即便是选用了某些“性味”相反的药物，也属于方剂配伍原则中相反相成的“臣药”，或处于“佐药”中佐制或反佐的位置，而非喧宾夺主的“君药”。因此，研究单味药物的“含钾”量固然必要，但更重要的是进行复方的综合研究。在目前缺少方剂或复方研究的情况下，凭借单味中药的测定结果，决定方剂或复方的临床使用与否，甚至质疑或否定中药的普遍使用，不仅缺乏充分的说服力，还有以偏概全之嫌。所以我们认为，面对复方研究困难较多的现状，可以选择在方剂组成上既有“含钾”的中药，又具一定临床疗效的“经方”入手，研究单味中药的“含钾”测定，与方剂中相同“含钾”中药的测定，例如真武汤、五苓散等，相信其结果会有更多的说服力。

3. 疾病阶段的治疗泾渭分明 一般来说，慢性肾脏病有较长的发展病程。现代医学将其分为“五期”，也就是五个发展阶段。其中，Ⅰ～Ⅲ期，肾小球滤过率逐渐出现轻、中度的下降。在这些阶段，中医治疗在辨证论治的基础上，坚守补脾益肾，培本固元，补泻结合，以补为主的治疗方法，可以稳定病情，或可逆转病势。当病情进入Ⅳ期，肾小球滤过率下降较为严重，除大量蛋白尿外，还会出现不同程度的间断水肿。中医认为这个阶段，其病机主要为肾阳虚衰，水液内停，水精互混，清浊相干，治疗以温肾助阳，利水渗湿，分离清浊，补泻并重。当病情进入Ⅴ期，为终末期肾病的尿毒症期，肾脏排泄功能及内分泌功能严重受损，导致体内尿毒症的毒素潴留，内环境平衡紊乱和多脏器系统损伤。除大量蛋白尿、血肌酐、尿素氮持续升高，逐渐出现尿少甚至无尿的高度水肿，同时，随着尿钾排泄的减少，高钾血症的发生率升高。中医认为这个阶段，是肾阳衰微，水邪泛滥，水精混合，蕴结成毒的“水毒”证，治疗应该急治其标，温阳利水或峻下逐水。此时，中医在治疗当中，除必要的利水或逐水药外，应尽可能地避免使用其他“含钾”过高的中药，尤其是苦寒清热、滋腻补益或收敛涩精之类。同时，借鉴现代医学已有的检测手段和肾脏替代治疗，解除中医临床治疗的后顾之忧，为中西医结合提供有力支撑。

4. 中医思维的方式必须确立 毫无疑问，目前临床治疗慢性肾脏病，是以西医或中西医结合为主，中医治疗特色的体现和临床优势的发挥，还远远不够。从中医自身的原因来看，首当其冲的是，要确立中医的原创思维方式。慢性肾脏病是以“显证”水肿，并伴随相关临床表现，或以“隐证”蛋白尿、隐血尿，或血肌酐升高等特殊的“病象”为表现形式。二者具有一定的内在联系，共同的病因病机，互为因果的辩证关系。只要确立中医的原创思维方法，就能将二者统一到辨证论治的框架之中。例如“显证”水肿与“隐证”的蛋白尿、隐血尿并存时，“隐证”服从“显证”；而当“显证”不明显时，“隐证”的蛋白尿与隐血尿，也是辩证的统一，没有“白”与“红”的微观歧义。如此来看，上述137种“含钾”中药，通过中医的原创思维之后，绝大部分是可以避免使用的。

5. 辨证论治的水平亟待提高　中医治疗疾病，是在辨证论治的基础上进行的。不论中药“含钾”与否，中医的治疗用药，取决于辨证结果。中医认为，治疗慢性肾脏病，其基本病机是脾肾两虚，水湿内停，清浊相干，肾精泄漏。如果脱离了辨证论治的根本，片面谈论“含钾”中药的危害问题，也是一种悖论。例如上述31种清热药，尤其是苦寒性质为主的清热解毒中药，即使没有“含钾”，也会损伤脾肾，而属于中医慎用或忌用之类的药物。再如大多数的收涩药，如果违背了辨证的原则，视尿中的“蛋白”为精微，不仅涩留水邪，还会潴留水毒，加剧病情，同样属于慎用或忌用之类的药物。所以，通过中医辨证论治，类似的“含钾”中药，也排除在中医辨证论治的临床使用范畴。由此可见，提高中医辨证论治水平，才是中医临床的关键所在。

6. 设立中西医并重的学术论坛　目前，关于慢性肾病使用“含钾”中药问题的质疑和讨论，是在一个“以西律中”，没有找平的论坛上进行的，直接导致中西医临床工作者的错误解读或不当判断。诸如一些西医的药学或临床专家，认为中医治疗慢性肾病的一些中药具有“含钾”的药理成分，在终末性肾病的治疗上，存在着很大的危害和风险，作出绝对不能使用的结论；还有认为临床使用“含钾”中药，是造成肾脏损伤或直接导致肾衰，形成尿毒症的主要原因。更有甚者，有些学者提出诸如茯苓、泽泻、益母草等中药，因为“含钾”而列入禁忌使用范围。这些认识，基于慢性肾衰竭进入终末期，出现尿少或无尿，尿钾排泄减少，高钾血症发生率升高，严重危及生命，而提出质疑与顾忌，不无道理。对此，现代中医工作者应当高度重视，引以为戒。尤其是在终末期肾病或尿毒症期的治疗中，作出认真思考，探讨新的治疗方法或途径。但是，对于由此引发涉及中医治疗慢性肾病或慢性肾衰竭的质疑或反对，则有必要从不同角度作出认识和讨论。

首先，从文献来看，137味“含钾”中药，根据中医辨证施治，有多少是治疗慢性肾病经常使用的药物？现状是，使用中药治疗慢性肾病的相关临床报道，例如以清热解毒、活血祛瘀、补肾涩精等为主的治疗方法，大多是出于中西医结合的文献。这些文献中，有不少缺乏中医的辨证思维，缺少中医的辨证方法，而是根据西医的思维方式，进行模式化的临床观察；更有甚者，有些冠以中药治疗慢性肾病或终末性肾病的方法，根本上不符合中医的原创思维。如果把这些以西医思维方式和临床应用出现的问题，一股脑“甩锅”或追责于中医，是十分片面或没有道理的。

其次，有些中西医结合使用的方法，在慢性肾病的某些阶段或某些个体身上，有一定的疗效，但也不适合所有的肾病患者。若把局部的经验或个体治疗的疗效，推广或固定到所有的肾病患者，纯粹是一种背离中医辨证论治的想当然，或者说根本就不是中医的治疗。

再者，关于药物的“毒性”认识，无论中药还是西药，概莫能外，都有它的治疗作用和毒副作用。《素问•脏气法时论》指出：“毒药攻邪，五谷为养，五果为助，五畜为益，五菜为充，气味合而服之，以补益精气。”《素问•五常政大论》亦谓：“病有久新，方有大小，有毒无毒，固宜常制矣。大毒治病，十去其六；常毒治病，十去其七；小毒治病，十去其八；无毒治病，十去其九。谷肉果菜，食养尽之，无使过之，伤其正也。”可见，中药的性味归经理论和治疗原理，就是利用中药的阴阳偏盛或偏衰之气，来调整平衡人体疾病的阴阳偏盛或偏衰之气，甚至利用中药的毒性治疗疾病，起到临床的治疗效果。作为中药，都有适宜与不适宜的各种临床应用，即便补气的人参、黄芪等补益药，也有它的慎用或禁忌使用的情况。所以，中医临床使用中药，对证就是治疗，否则就是伤害。与此同理，如果把不适用或禁忌使用的西药，用于临床治疗，或过度使用，也是同样的错误。

因此，在认识中药“含钾”的问题上，应该放在一个讨论的平台，不要错层，更不要偏离，避免不必要的误解。

7. 中医理论指导的方向不能偏离　中医治疗疾病，是“理法方药”的高度统一。在临床实践中，一是要有中医理论的临证指导，二是坚守辨证论治的正确方法，三是根据“君臣佐使”的组方原则，四是选择性味合宜的有效药物，五是斟酌不同药物的恰当剂量，才能完成辨证施治的全过程。严格来讲，只有在中医理论指导下，遵循“理法方药”而使用的药物，才能叫作“中药”。否则，偏离中医理论指导，脱离中医临床实践的用药，便不能称为“中药”。当然，现代药理学开展的“中药”药理试验研究，是探讨中药治疗机制的重要方法。但是，目前这种方法，多局限于单味原药的微量元素或药理成分的含量与构成，还缺少复方的系统研究。如果以某些单味原药的“成分含量”，指导临床治疗或决定其能否使用，至少现阶段还不成熟。

最近看到，《中华肾脏病杂志》2020 年 10 月第 36 卷第 10 期《中国慢性肾脏病患者血钾管理实践专家共识》文献中提供的资料：一些有利尿作用的中药可抑制肾脏钾离子排泄，例如泽泻、益母草和茯苓等。根据资料来看，这些“中药”都是药性平和，具有利水消肿作用的，如果连这样常用的“中药”，因为检测“含钾”，药理试验抑制钾离子排泄，均不宜临床使用的话，实际上就是“惟成分”的盖棺定论。如此来看，中医只能远离慢性肾病的临床治疗，没有继续探讨和研究的必要。我们认为，中医临床治疗慢性肾脏病，哪里有不进行辨证施治，单味使用泽泻、益母草和茯苓的。所以，在目前研究方法单一，样本量不多，缺乏系统的复方和临床研究的初始阶段，作为单味原药测定结果，可以提出临床质疑，但不要过于武断地形成结论。

这是因为，现在的中药临床研究，也有未引起血钾明显波动的报道。如熊国良等[1]研究表明慢性肾功能衰竭脾肾气虚型患者，口服中药复方健脾益肾方，观察 1 周，均未引起高钾血症。洪钦国等[2]观察 15 名血液透析患者，在规律透析期间，坚持服用中药 2 月，全部患者在每次透析前血钾水平均维持在正常范围，未见高钾血症发生；而未纳入中药治疗观察的 8 名患者，因饮食、输血以及感染等诸因，发生高钾血症。另外，

[1] 熊国良，郭蜀豫，卢建东. 健脾益肾方对慢性肾功能衰竭患者血钾的影响 [C]// 第十一届全国中西医结合肾脏病学术会议论文汇编. 重庆：中国中西医结合学会，2010：266.

[2] 洪钦国，谢桂权，孙莉丽. 中药对维持血透的慢性肾衰患者血钾的影响 [J]. 广州中医学院学报，1991（Z1）：133-134.

苏卓伟[1]通过使用参芪地黄汤和香砂六君子汤，常规剂量以及2倍剂量予腺嘌呤肾衰竭大鼠、肾切除肾衰竭大鼠以及正常大鼠灌药，各中药干预组第0周、4周、8周自身血清钾离子浓度比较，并无差异（$P<0.05$），并且4周、8周与空白组血清钾离子浓度比较，亦无差异（$P<0.05$）。

肾脏在调节人体钾代谢中起着重要作用。肾衰竭患者易发生急性或慢性高钾血症；肾小管酸中毒、失盐性肾病等患者易发生低钾血症。无论高钾血症还是低钾血症，均可引起细胞膜电位异常，导致四肢麻痹、心律失常甚至猝死等严重并发症。而人体钾离子的排泄，有尿液和汗液等不同渠道，当肾功能衰竭后，血钾排泄障碍，就会出现水肿、尿少或无尿，或者无汗的临床表现。中医根据《素问•汤液醪醴论》“平治于权衡，去宛陈莝……开鬼门，洁净府”的治疗原则，通过发汗、利水的方法，辨证治疗以水肿为主症的病症。张仲景《金匮要略》的越婢加术汤、防己黄芪汤、防己茯苓汤；《伤寒论》的五苓散、真武汤等，都是临床常用的代表方剂，有着较好的治疗效果。其中，茯苓、泽泻、白术、猪苓等，既是这些方剂的重要组成，也是常用的“中药”。而这些“中药”，按照现代药理学研究，都属于“含钾”或抑制钾离子排泄的药物，临床不宜使用的。如果说，水肿尿少是钾离子排泄障碍或潴留的主要原因之一，那么利水消肿是否就有助于降低血钾呢？何况通过方剂的组成形式，是否还有着现代药理学没有认识的其他作用呢？20世纪关于中药附子的毒性成分“乌头碱”和强心成分“去甲基乌药碱”的药理研究，经历了40多年时间，才得以全面认识和澄清，足以说明中药药理研究中存在的问题。所以，对于中医辨证治疗慢性肾病或者肾衰竭的方法，只有通过方剂的系统研究，特别是方剂的临床药理研究，才能进一步探讨其中的治疗机制或存在问题。目前单味原药的药理成分测试的结果以及动物实验的研究报告，仅可以提供临床慎用的参考，而不应该作为判断和否定中医临床使用的依据。

8. “含钾”中药的认识角度需要调整 首先，“含钾”中药的含量测定以及对终末性肾病肾衰竭钾离子排泄障碍，引起高钾血症带来的风险与危害，有重要的临床意义。毋庸置疑，这些测定结果，是现代医学提供的

[1] 苏卓伟. 参芪地黄汤和香砂六君子汤治疗慢性肾衰的临床观察及安全性研究 [D]. 广州：广州中医药大学，2010.

药理实验依据。对于中医治疗肾衰竭的患者，应当尽量回避，减少对肾功能的进一步损伤。这就要求中医临床工作者，必须精准辨证，排除辨证之外的中药使用；同时，对于辨证治疗需要选用的中药，也要注意适当的剂量与配伍的方法，结合临床检验的相关结果，明确禁忌、慎用或减少使用的区别，切忌用药孟浪与孤注一掷。

其次，中医要在自身找原因。现在有些中医或中西医结合工作者，临床治疗慢性肾病，没有中医思维，盲目套用“炎症”或“微循环障碍”等病理概念，存在着随意使用清热药、活血化瘀药等滥用现象。即使这些中药没有“含钾”，也对肾功能有不同程度的伤害。特别是在终末性肾病的肾衰竭、尿毒症期，更是中医的禁忌用药。严格来说，凡是不符合中医辨证论治的“中药”，都是慎用或禁忌的药物。反过来看，现代中药药理学，把本来属于中医慎用或禁忌的中药，作为测试检验的对象，放大了中药使用的负面影响。

再者，药物的含钾与食物含钾不同。单从钾离子含量分析，不仅很多常用中药“含钾”，“含钾”的食物也不在少数。二者的不同在于，药物不常使用，且有剂量限制，有时为治疗必须；食物为日常所用，很难认识和限定用量，这才是需要选择和把控的重点。所以，我们一是针对日常饮食进行检测和限制；二是立足非辨证用药的把控和限制；三是着眼疾病阶段的区别和使用；四是精准疾病治疗的必须和使用。不要因噎废食，在目前认识水平不高或有限的条件下，随意否定中医辨证治疗的方法与经验。特别是对于终末期肾病的治疗，采取中西医结合的评估和治疗方法，可以适当规避相应的临床风险。

现代医学根据临床治疗的必须，使用一些具有明显副作用或对肝肾功能有不良反应或损伤的药物，一样存在着与中医辨证用药相同的情况，这些属于迈不过门槛的临床共性问题。对此，如何权衡利弊，酌情使用，预防纠偏，规避风险，既是中西医各自临床要面对解决的实际问题，更是中西医结合临床优势互补的应对策略和治疗方向。

最后，需要进一步说明的是，“含钾”中药的临床使用，是在中医辨证论治的前提下，使用方剂组成的形式，斟酌调配中药用量，通过汤剂口服的方法，突出治疗原则和灵活的统一，富有中医治疗的特色优势。对于现代医学的研究成果，中医学始终是开放融合的医学。

第三节 黑豆入药之辨

“五子黑豆汤”是柴浩然先生治疗慢性肾病蛋白尿的经验方，由菟丝子、沙苑子、车前子、女贞子、枸杞子、黑豆组成。在对外交流中，曾有专家对该方使用“黑豆”提出质疑：

一、黑豆含有的蛋白是劣质蛋白，慢性肾病蛋白尿本身就要限制蛋白质的摄入，用黑豆入药煎服，是否会增加肾脏的负担，损伤肾功能，有雪上加霜之嫌。

二、使用黑豆有无理论和实践的支持，或药理实验研究依据？

这两个问题的提出，受到很多西医和中西医临床医生的关注。因此，有进一步探讨的必要。

一般来说，中药里有一些属于药食同源，黑豆即是此类。如果单从西医对肾病蛋白尿的认识，可以将黑豆列为饮食控制或宜忌范围，还算不上药物禁忌。那么，中医临床治疗肾病能否使用黑豆？为什么使用黑豆？这是我们需要探讨的话题。

一、中医使用黑豆的药理依据是其性味归经，与西医药理所讲的服用蛋白质完全不是一回事。首先，在中医本草学中，一些豆类食物，经过长期的临床认知，已赋予明显的治疗作用，如白扁豆补脾，黑豆益肾等。李时珍《本草纲目》在总结前人的认识基础上，提出黑豆气味“甘平，无毒”，并认为：“豆有五色，各治五脏。惟黑豆属水性寒，为肾之谷，入肾功多，故能治水消胀下气，制风热而活血解毒，所谓同气相求也。”现代《中国药典》（2015 年版）载述黑豆“甘，平，归脾、肾经”；功效“益精明目，养血祛风，利水，解毒”；“用于阴虚烦渴，头晕目昏，体虚多汗，肾虚腰痛，水肿尿少，痹痛拘挛，手足麻木，药食中毒”。由此可见，中医是从中药理论的性味归经及临床使用上，逐渐认识和总结黑豆的功效和主治作用，而非蛋白的含量或优劣。

二、中药黑豆的临床用量与肾病中限制蛋白用量的含义完全不同。中药用黑豆的剂量一般为 10～15g 每剂，与其他中药配伍使用，也就是 1 天的总量。如果在限制食物蛋白总量的前提下，10～15g/d 的治疗用量，是在完全可以接受使用的范畴，不会有太大的负面影响。对此，我们可以严格限制饮食蛋白的摄入，以保证临床治疗的需要。反过来说，限制摄入不等于绝对不能摄入。如果患者连每天 10～15g 的蛋白摄入都无法接受，这样的病情将会严重到何种程度？

三、黑豆是与整个方剂共同煎煮之后以汤液来服用的。这里的共同煎煮为汤，不同于直接食用黑豆。而且共同煎煮过程中的化学变化，也不是用黑豆的用量可以计算的。比如说糖尿病患者需要控制含碳水化合物的摄入，是否就不允许所有含碳水化合物的食用？所以，正确的理解是如何控制摄入总量的问题，而非绝对禁食。同样的道理，黑豆作为治疗用药的适当使用，亦应如此。

四、慢性肾病“蛋白尿”期以至肾病的“尿毒症”期，病情的程度或阶段明显不同。在慢性肾病“蛋白尿”期，使用黑豆本来就没有那么的严格；即使是终末性肾病的“尿毒症”，酌情适量使用黑豆，也绝不是那样危言耸听。

五、中药的性味归经与黑豆的“劣质蛋白”不是一回事，不会影响中药的临床效果。应当强调说明，在中医临床使用黑豆，从来就不是用以补充人体蛋白质的。也许被西医指责的“黑豆含有的是劣质蛋白”，恰恰是作为中药的巧妙、合理选择。

六、中医使用黑豆不是以食品为标准，而是以方剂的配伍形式用于临床的。所谓“药食同源”，是指天然的产地、来源讲的，不是药食同功，更不是以药为食、以食为药。在中医理论指导下，使用黑豆治疗慢性肾病蛋白尿，也是如此。尤其重要的是，在方剂的配伍中，通过方剂的煎煮过程，药物之间还有相辅相成或相反相成的不同机制。其中某些“化合”作用，存在着目前难以解释或无法认识的可能。所以，目前对于依据药物成分认识黑豆的临床使用，这是一个有待研究的问题，而断然否定黑豆的药性及其在本方中的配伍意义，则显然依据不足。

七、五子黑豆汤的临床应用，是以严格辨证论治为根据的。使用五子黑豆汤治疗慢性肾病蛋白尿，我们多是在无症状蛋白尿或没有水肿的蛋白尿期。对于糖尿病肾病的治疗使用，也主要是在糖尿病诊断Ⅲ期、Ⅳ期阶段，通过中医辨证论治，符合“脾肾两虚，水湿不化；清浊相干，水精互混”的病机特点。至于终末性肾病尿毒症期，由于脾肾阳衰，水液内停，潴留为邪，水毒蕴结，其病情复杂，危重程度大，并伴随反复水肿时，则以温阳利水、祛邪排毒为主治疗。也就是说，使用黑豆配伍的方剂，是以中医辨证为依据，具有明显的阶段性特点，而不是胶柱鼓瑟的一意孤行。

八、中医与西医对慢性肾炎“蛋白尿”的认识明显不同。西医检测出来的“蛋白尿”，认为是肾小球滤过功能和肾小管重吸收作用减弱，造成体内的蛋白质流失。所以，小便检测报告的“蛋白”，是因病而没有被人体利用而已。质言之，这是因为肾病而造成的蛋白流失的问题，不能把该病的原因归咎于蛋白本身。中医正是认为“蛋白尿”是脏腑功能失调，脾肾两虚，水精不布，清浊不分，相干互混所致。如果以为黑豆中蛋白含量高，在“蛋白”大量流失的病理情况下多一些蛋白的补充，这又有什么不可以的呢？

九、传统中药认为黑豆“形似肾脏”“色黑入肾”，是取类比象的认识方法，容易让人产生误解或歧义。但是，历代中医对其作用与治疗的文献记载和相关论述，是有一定临证基础的。目前，我们结合古代文献的学习与现代临床的实践，认为：黑豆甘淡性平，入脾肾经，淡盐水浸泡炒熟（童便更宜），具有益肾利水的功效。因此，中医治疗肾病蛋白尿，根据辨证酌情使用黑豆，即取“补益肾气，利水消肿”之功，达到消除蛋白尿的作用。

第三章

以案说医临证实录

第一节　肾病综合征案

一、朱某案

（一）治疗实录

朱某，男，55岁。运城市绛县人。

患者2008年出现双腿水肿、小便不利等症，入住运城市某医院肾内科（住院号：0001019542），诊断为：肾病综合征。出院后以西医常规治疗为主，间断服用中药，病情稳定。

2010年9月9日中医门诊：肾病综合征2年，长期腰痛或酸困，伴小腹拘急不适，小便不利并有分叉，夜尿频，每晚3～5次。小便有泡沫，小便后小腹拘急减轻。近期多次尿检：尿蛋白（+～+++）；尿潜血（+～++）。颜面虚浮，面色潮红。舌淡胖，齿痕明显，苔白滑；脉沉细滑。

中医辨证：脾肾两虚，水气不化。

中医处方：生黄芪30g，当归15g，党参10g，茯苓20g，白术20g，泽泻10g，桂枝10g，陈皮10g，桑白皮15g，大腹皮15g，车前子10g，怀牛膝15g，甘草5g。15剂，每日1剂，水煎服。

［用药分析］肾病综合征，病程较长，其基本病机为脾肾两虚，水气不化。本案首诊从此入手，方用四君子汤加生黄芪、当归，补脾益气兼以养血，合五苓散（去猪苓）、五皮饮（去茯苓皮、生姜皮）通阳化气，利水消肿，再加怀牛膝、车前子益肾利水。以此首开辨证论治之端。

10月21日就诊：仍腰部酸困，小便不利，夜尿多。当日尿检尿常规：尿蛋白（+++），尿潜血（+）。舌脉同前。

调整处方：茯苓20g，猪苓10g，泽泻10g，白术20g，桑白皮15g，陈皮10g，大腹皮15g，小蓟10g，白茅根30g，炒山药30g，车前子10g，怀牛膝15g，益母草15g，女贞子15g，仙鹤草20g，甘草5g。14剂，每日1剂，水煎服。

［用药分析］刻诊突出肾气不足，水气不化为主，因尿检有潜血，故宜用药平和，标本兼顾。在上方基础上，去黄芪、党参、当归、桂枝温补，代之以炒山药、仙鹤草补脾益气，兼以调血；再加小蓟、白茅根清热利水，兼以凉血散血。

2011年1月20日就诊：上方不间断服用近2个月。1月19日检测尿常规：尿蛋白（-），潜血（-）。舌淡胖，有齿痕，苔白；脉沉细。

中医辨证：脾肾两虚，水气不化。

中医处方：茯苓20g，猪苓10g，泽泻10g，白术20g，桂枝5g，炒山药30g，车前子10g，女贞子10g，赤小豆20g，白茅根30g，甘草5g。14剂，每日1剂，水煎服。

［用药分析］病症明显改善，尿常规检测正常，但基本病机难以恢复，故以五苓散通阳化气、利水泄浊为主，加入山药、女贞子、车前子、赤小豆、白茅根，补脾益肾，淡渗利水。与上方比较，本次用药相对平和一些。

3月3日就诊：春节期间，患者不间断服用上方。刻诊：小便泡沫减少，无明显症状。舌脉同前，上方加党参10g、黄芪20g，14剂，服法同上。

［用药分析］上方加党参、黄芪补脾益气，增强其扶正培本之功。

4月14日就诊：药后平适，续服14剂。近觉腰痛且有僵硬感，肌肉时有瞤动，大便不畅。舌淡胖，苔白，脉沉细。

中医辨证：肾气不足，水气不化。

中医处方：桂枝10g，白芍10g，茯苓30g，白术20g，猪苓10g，桑白皮15g，车前子10g，甘草5g，生姜10g，大枣5枚。14剂，水煎服。

［用药分析］腰痛且觉僵硬，肌肉时有瞤动，为肾气不足，水气不化；或肾阳不足，水气泛动的反映。方以《伤寒论》桂枝加茯苓白术汤，加猪苓、桑白皮、车前子，意在化气行水，调和阴阳，是间断用药较为平和的进退之剂，也可以作为肾气或肾阳不足的判断之法。如果用后病症不减，可用真武汤治之。

5月19日就诊：腰痛减轻，肌肉瞤动消失。仍小便频，夜尿多。当日尿检正常。

中医辨证：脾肾两虚，水气不化。

中医处方：生黄芪 25g，党参 10g，茯苓 30g，白术 20g，泽泻 10g，车前子 10g，益智仁 15g，白茅根 30g，甘草 5g。14 剂，每日 1 剂，水煎服。

[用药分析] 上方服后腰痛减轻，肌肉瞤动消失，说明上症为肾气不足、水气不化所作。现仍小便频，夜尿多，符合本次辨证。方用四君子汤加生黄芪、益智仁，补益脾肾；再加泽泻、车前子、白茅根，利水泄浊。

之后又续服 14 剂，服法同上。

7 月 7 日就诊：药后除乏力外，无明显不适。患者停服泼尼松。舌淡微红，苔白，脉沉。

调整处方：生黄芪 30g，当归 15g，茯苓 30g，车前子 10g，白茅根 30g，甘草 5g。15 剂，每日 1 剂，水煎服。

8 月 28 日就诊：上方续服 16 剂，服法同上。药后平适，调整处方：上方再加党参 10g、白术 20g、泽泻 10g，15 剂，每日 1 剂，水煎服。

[用药分析] 7 月 7 日至 9 月 28 日，连续 3 诊，共计用方 46 剂，均以补脾益气、淡渗利水为主。其间遵循治疗慢性病“有方有守”的原则，适当加味，持续服用。因本案病情稳定，特别是患者停服“激素”药后，更需要补脾益气的作用支持，以资巩固疗效。

9 月 29 日就诊：上方续服 15 剂，药后平适，无明显症状。舌淡，苔白；脉沉。

调整处方：桂枝 10g，白芍 10g，茯苓 30g，白术 30g，甘草 5g，生姜 10g，大枣 5 枚。15 剂，隔日 1 剂，水煎服。

[用药分析] 病情稳定，调理用药需要平和稳妥。方用《伤寒论》桂枝加茯苓白术汤，化气利水，调和阴阳。

2012 年 1 月 19 日就诊：上方隔日 1 剂，坚持使用至今。精神状态较好，食欲正常，无明显不适。当日检测：除血常规甘油三酯 1.92mmol/L、低密度脂蛋白胆固醇 3.75mmol/L 外，尿常规正常。舌淡暗红，苔白，脉沉。

中医辨证：脾肾两虚，水气不化。

中医处方：桂枝 10g，白芍 10g，茯苓 30g，白术 20g，陈皮 10g，炒山药 30g，炙甘草 5g，生姜 10g，大枣 5 枚。15 剂，隔日 1 剂，水煎服。

[用药分析] 方用桂枝加茯苓白术汤，加炒山药、陈皮，增加其补脾

益气之效。

5月10日就诊：上方隔日1剂，服用至今，尿常规检测正常。近着凉后微咳，痰多；躺下后微觉胸闷气短。舌暗红，有齿痕，苔白；脉沉弦略数。

调整处方：上方加半夏10g、杏仁10g，15剂，隔日1剂，水煎服。

［用药分析］本次针对受凉后咳嗽痰多，加半夏、杏仁，化痰止咳（其中寓茯苓杏仁甘草汤，化痰平喘）。

自2011年9月29日至2012年6月10日的8个多月时间中，基本用方为《伤寒论》桂枝加茯苓白术汤，隔日1剂，坚持有加，取得久久为功的作用。桂枝加茯苓白术汤，是家父柴浩然先生常用的经方之一，已经多年临床验证。此外还有三个因素，一是患者信心十足，毅力较强；二是经方药简性平，易于坚守；三是激素减撤，疗效明显。

10月26日就诊：患者停服中药4个月。近小便不利，泡沫较多，病情反复。当日检测：尿蛋白(++)，隐血(+++)。舌淡，有齿痕，苔白；脉沉微滑。

中医辨证：脾肾两虚，水气不化。

中医处方：茯苓30g，猪苓10g，泽泻10g，白术20g，桂枝5g，桑白皮15g，陈皮10g，大腹皮15g，丹皮10g，白茅根30g，甘草5g。14剂，每日1剂，水煎服。

［用药分析］患者去年7月因尿常规检测正常，便停服激素泼尼松；后间隔使用中药（隔日1剂）近1年时间，尿常规检测依然正常，自认为病已痊愈，亦停用中药4月余。近因出现小便不利，泡沫较多，尿常规检测异常，故又前来就诊。肾病综合征，康复难度大，容易反复，应该长期间断治疗，哪怕是隔日或隔2日1剂，也要坚守较长的使用周期。否则，其病情反复，治疗也要从头再来。本案就是这种情况。刻诊方用五苓散，加桑白皮、陈皮、大腹皮、丹皮、白茅根，通阳化气，利水泄浊。

12月13日就诊：上方续服14剂。无明显症状，舌脉同前。

调整处方：生黄芪30g，茯苓30g，生白术20g，猪苓10g，炒山药30g，泽泻10g，白茅根30g，小蓟10g，焦地榆15g，荆芥10g，甘草5g。14剂，每日1剂，水煎服。

［用药分析］脾肾两虚的病机，临床有偏于脾或偏于肾的不同。本案病机即偏于脾虚；且病情反复，久病入络，容易形成水瘀互结。故方用四君子汤加生黄芪、炒山药，补气健脾，利水泄浊；加白茅根、小蓟、焦地

榆、荆芥，利水散瘀。

2013年1月31日就诊：上方续服14剂。药后平适，无明显症状。舌淡暗微红，苔白；脉沉微滑。

调整处方：茯苓30g，生白术25g，猪苓10g，泽泻10g，桂枝5g，车前子10g，山药30g，桑白皮15g，陈皮10g，大腹皮15g，茯苓皮30g，生姜皮5g，丹皮10g，旱莲草15g，甘草5g。14剂，每日1剂，水煎服。

［用药分析］方用五苓五皮饮，通阳化气，利水泄浊，加丹皮、旱莲草，活血散瘀，以防治水瘀互结。

3月7日就诊：药后平适，小便泡沫消失。舌脉同前。

调整处方：上方加女贞子10g。14剂，每日1剂，水煎服。

［用药分析］本次加女贞子，与上方旱莲草组成二至丸，益肾养阴，使利水而不伤阴。

4月7日就诊：药后平适。近日小便有泡沫。当日检测尿常规：尿蛋白（++），隐血（+++）。

中医辨证：脾肾两虚，水气不化。

中医处方：茯苓25g，猪苓10g，炒白术20g，泽泻10g，桂枝5g，山药30g，车前子10g，女贞子10g，枸杞子10g，当归15g，炙黄芪20g，白茅根15g。14剂，每日1剂，水煎服。

［用药分析］本方用炙黄芪、当归、山药、女贞子、枸杞子，补益脾肾；用五苓散加车前子、白茅根，通阳化气，利水泄浊。

4月25日就诊：药后平适，寐浅多梦。舌暗红微青紫，苔白；脉沉微滑。

调整处方：桂枝10g，白芍10g，茯苓30g，白术30g，炙甘草5g，生姜10g，大枣4枚。14剂，每日1剂，水煎服。

［用药分析］方用桂枝加茯苓白术汤，化气利水，平调阴阳。

8月7日就诊：上方续服14剂。后因右臂骨折，停服中药2个月。刻诊无明显不适。舌淡暗红，苔白；脉沉细。

中医辨证：脾肾两虚，水气不化。

中医处方：生黄芪30g，茯苓25g，生白术20g，当归15g，炒山药30g，党参10g，炙甘草5g。14剂，每日1剂，水煎服。

［用药分析］方用四君子汤加当归、生黄芪、炒山药，侧重补气健脾，化气利水。

8月22日就诊：病情稳定，舌脉同前。当日检测尿常规：尿蛋白（−），隐血（−）。调整处方：上方加桑白皮15g，泽泻10g，车前子10g，14剂，每日1剂，水煎服。

［用药分析］上方加桑白皮、泽泻、车前子，其利水作用较前更为明显。

11月7日就诊：上方续服14剂后停药。小便少量泡沫，无浮肿。舌脉同前。

调整处方：生黄芪30g，茯苓20g，猪苓10g，生白术20g，泽泻10g，桂枝5g，陈皮10g，桑白皮15g，大腹皮15g，茯苓皮25g，生姜皮10g。14剂，每日1剂，水煎服。

［用药分析］方用五苓五皮饮，加黄芪除补脾益气，还能增强其通阳化气、利水泄浊之功。

自2012年10月迄今，遵循中医辨证论治原则，坚持或短期间断使用中药154剂，方虽以补脾益肾、化气利水为主，但偏重于补脾利水。在本次全程治疗中，未再使用激素药物的情况下，面对同一患者，前后两次使用基本相同的治疗方法，仍然取得病情稳定、尿检正常的满意疗效，可以说是上一治疗周期的复制。此外，慢性肾病的复发或病情反复不可避免，只要坚守中医原创性思维，还是能取得较为满意的疗效。

2014年1月16日就诊：20天前感冒咳嗽，气短，全身不舒服，拖延至今，出现颜面及下肢轻微浮肿。当日检测：肾功能正常，尿常规：尿蛋白（+++），隐血（++）。舌质淡红，舌体胖大，苔白；脉浮微滑。

中医辨证：风寒束表，肺失宣降，膀胱气化不利，水湿内停。

中医处方：麻黄5g，桂枝5g，茯苓20g，猪苓10g，泽泻10g，白术20g，茯苓皮30g，陈皮10g，桑白皮15g，大腹皮15g，生姜皮10g，白茅根30g。14剂，每日1剂，水煎服。

［用药分析］外感可以加重病情，或出现病症的反复，肾病综合征更是如此。患者20天前，感冒咳嗽，气短乏力，周身不适，全身轻微浮肿，舌淡体大，苔白，脉浮微滑等。尿常规检测：尿蛋白（+++），隐血（++）。病情出现反复。《内经》云“三焦膀胱者，腠理毫毛其应”，这是外感引发“风水”病的理论根据与实践总结。对此，本诊使用麻黄五苓五皮饮加白茅根，解表散寒，通阳化气，宣肺利水，标本兼治，即是此意。

2月20日就诊：上方服后，咳嗽、气短、全身不适等症状消失，又续服14剂。刻诊时颜面浮肿消失，下肢仍见轻微浮肿，小便泡沫较多，腰酸困。舌淡胖，齿痕明显，苔白；脉沉微滑。

中医辨证：肾阳虚弱，膀胱气化不行，水湿内停。

中医处方：上方去麻黄，加熟附子10g（先煎30分钟）、白芍15g。14剂，服法同前。

［用药分析］颜面浮肿消失，脉沉，“风水”病症暂消，故方去麻黄，加附子、白芍，即是五苓五皮饮与真武汤的合方，具有通阳化气、温阳利水的作用。

3月27日就诊：上方续服14剂。下肢轻微浮肿。舌体胖大有齿痕，舌质淡，苔白；脉沉。

中医辨证：肾阳虚弱，水气不化。

中医处方：熟附子10g（先煎30分钟），茯苓30g，炒白术30g，白芍15g，生姜皮15g。14剂，每日1剂，水煎服。

［用药分析］方用真武汤温阳利水，其中生姜易为生姜皮，更侧重利水。

需要指出，2月22日至3月27日，在麻黄五苓五皮饮28剂后，外感已解，表邪已祛，脉象由浮而沉。虽下肢仍轻微浮肿，但小便泡沫较多，腰酸困明显，凸显肾阳虚弱、膀胱气化不行的病机特点，故2月20日处方去麻黄，加熟附子、白芍，组成五苓五皮饮与真武汤的合方；3月27日就诊，病机以肾阳虚弱、水气不化为主，故直接使用真武汤治疗。这个阶段，与上不同的是以温阳利水为主，偏重于肾。

5月22日就诊：上方续服14剂，药后上火咽疼，停药10余天。今日检测尿常规：尿蛋白（++），隐血（+++）。

调整处方：麻黄5g，赤小豆20g，连翘10g，杏仁10g，桑白皮25g，陈皮10g，大腹皮15g，茯苓25g，猪苓10g，泽泻10g，白术20g，冬瓜皮15g，生姜皮10g。14剂，每日1剂，水煎服。

［用药分析］连续使用真武汤42剂，自觉上火咽疼，停药10余天缓解。改用麻黄连翘赤小豆汤合四苓散、五皮饮（易茯苓皮为冬瓜皮），以宣肺利水，分别清浊。

10月16日就诊：上方间断服用54剂。近腰部酸困或疼痛，小便有泡沫。今日检测肾功能正常，尿常规：尿蛋白（++），隐血（++）。舌淡微青，苔白微滑；脉沉。

中医辨证：脾肾两虚，水气不化。

中医处方：茯苓30g，猪苓10g，泽泻10g，白术20g，桂枝10g，菟丝子10g，沙苑子10g，车前子10g，女贞子10g，枸杞子10g，炒黑豆15g。14剂，每日1剂，水煎服。

[用药分析] 方用五子黑豆汤合五苓散，补益脾肾，化气利水。

2015年1月8日就诊：上方服用56剂。药后平适，小便泡沫减少。仍腰部困疼，夜尿多。舌淡暗红，有齿痕，苔白；脉沉微滑。辨证同前，守法治疗。

调整处方：上方加续断15g，怀牛膝15g，杜仲10g，鹿衔草15g。14剂，每日1剂，水煎服。

[用药分析] 加续断、怀牛膝、杜仲、鹿衔草，增强上方的补肾壮腰作用。

2月6日就诊：上方服用28剂，仍腰部困疼。

调整处方：熟地20g，枸杞子10g，茯苓20g，炒山药20g，丹皮10g，车前子10g，泽泻10g，菟丝子10g，沙苑子10g，炒黑豆15g。20剂，每日1剂，水煎服。

[用药分析] 刻诊以肾虚腰痛为主，方用六味地黄丸（改汤，女贞子替代山茱萸）合五子黑豆汤，突出补肾壮腰、化气利水作用。

4月6日就诊：上方续服20剂，腰酸困疼痛减轻，小便泡沫明显减少。今日检测：肾功能正常；尿常规：尿蛋白（-），隐血（-）。舌脉同前，守方调整：上方加怀牛膝15g，20剂。每日1剂，水煎服。

5月7日就诊：近左侧腹股沟部位牵及腰痛。舌淡红，苔白；脉沉。上方再加续断15g、杜仲10g，14剂，每日1剂，水煎服。

[用药分析] 4月6日在原方上加怀牛膝；5月7日再加续断、杜仲，都是出于增强补益肾气、壮腰止痛、化气利水的考虑。

12月18日就诊：上方之后，隔日或间断服用约70剂，其间进行过1次相关检测，结果正常。目前，仍轻微腰痛，伴小腹拘急或疼痛。舌淡暗微红，苔微白；脉沉微细。

中医辨证：肾气不足，肝脾失调。

中医处方：当归20g，炒白芍20g，川芎10g，炒白术25g，茯苓15g，泽泻10g，荔枝核15g，续断15g，炒杜仲15g，炙甘草5g。14剂，每日1剂，水煎服。

[用药分析] 方用《金匮》当归芍药散（汤）加荔枝核，调理肝脾，缓急止挛，利水泄浊；再加续断、杜仲，补益肾气，壮腰止痛。

自2014年10月16日至2015年12月18日，将近1年多的时间，根据脾肾两虚、水气不化的基本病机，以五子黑豆汤合五苓散，五子黑豆汤合六味地黄汤，或加续断、杜仲、怀牛膝、鹿衔草，间断服用近200剂的中药，腰部酸困减轻，小便泡沫明显减少，尿常规检测2次，尿蛋白、尿隐血均消失。

患者自2011年7月，停服激素类药物等，单纯使用中医治疗。2011年10月及2014年6月两次病情反复，经过长期中医辨证论治，于2014年4月相关检测结果正常之后，又经过2015年12月、2016年11月及其以后多次检测，结果均为正常。

2021年6月12日因轻微手麻就诊时，追访患者"肾病综合征"康复8年来，身体状态较好，相关检测未见异常。

（二）以案说医

患者治疗过程长达5年之久。其中第1年是中西医配合治疗；后4年是在停服激素用药，2次反复之后的纯中医治疗。本案取得满意的康复效果之后，在当地影响较大，相继介绍并推荐10余名慢性肾病患者就诊。现将本案的特点做一小结。

1. 本案的病症与病机特点 患者起病为双下肢水肿，小便不利。用激素冲击治疗后，并递减维持治疗。其间虽水肿症状消退，病情稳定，但尿蛋白、尿潜血长期存在。刻诊所见，长期腰痛或酸困，伴小腹拘急，小便不利，并有分叉；夜尿3～5次，小便泡沫较多；颜面虚浮且面色潮红，舌淡胖，齿痕明显，苔白滑，脉沉细滑。辨证为脾肾两虚，水气不化，但是以肾虚为主。由于脾肾两虚，在病程与治疗上，会有偏重于脾或偏重于肾的不同。至于临床如何判断，则以辨证为准。此例患者的前期治疗，偏重补脾益气，利水泄浊；而后期的治疗，不仅偏重补肾益气，化气利水，还一度侧重过温阳利水的治疗。可见，本案始终围绕其脾肾两虚、水气不化的基本病机，并随症治疗，坚守5年之久，取得临床良好的康复效果。

此外，还需注意在慢性肾病的治疗过程中，难免会有其他因素反复干扰，然万变不离其宗，其基本病机不会发生根本性变化。

2. 本案病情反复的原因分析 患者经过10个月的中西医治疗，于

2011年7月停服激素等西药，完全使用中医治疗。之后4年多的时间，患者出现两次病情反复。第1次是在停用激素1年之后，于2012年5月，着凉引起微咳痰多，卧位时微有胸闷气短，使用桂枝汤合二陈汤、茯苓杏仁甘草汤治疗。随后因天热厌药，自行中断中药4个月。至当年10月，出现小便不利，泡沫较多，病情反复，尿常规检查：尿蛋白（++），隐血（+++）。辨证为脾肾两虚，水气不化。重启中医治疗10个月，尿常规检查正常。第2次是2014年1月，在病情稳定，尿常规检查正常后的4个月，因感冒咳嗽气短，全身不适，出现轻微浮肿，病情再次反复，尿常规检查：尿蛋白（+++），隐血（++）。又经中医辨证治疗，于1年3个月后，尿常规检查结果正常。

以上出现的两次病情反复，原因是多方面的。若加以分析，可能有以下三点：一是慢性肾病综合征的康复难度较大，病情反复在所难免；二是期间中断治疗4个多月，疗效未能巩固；三是与外感因素有关。其中两次病情反复，都有明显的着凉或感冒的原因，由此可见，慢性肾病的治疗，首先，在中医辨证论治的前提下，不能偏离治疗方向。其次，对疾病康复的难度，与长期坚守的治疗，要有足够的认识，不能轻而言弃或长时间中断。再者，尽可能规避外感因素，以免造成病情反复的后果。

3. 激素递减过程的中医支撑 慢性肾病在足量激素治疗后，有一个较长的递减过程。临床常见，有些患者在激素用量递减至20mg/d，或在递减停服后的不长时间里，容易出现病情的反复或复发。对此，我们临床体会是，如果在激素递减过程中，同时使用中医辨证施治，可以起到配合与支撑的治疗作用。而且，中医的支撑治疗，一是可以将激素递减平稳过渡或安全落地；二是在激素递减停用之后，使中医的后续治疗有序衔接。中医的支撑作用，如同面临一个将要倾倒的墙体，先由激素治疗，形成一个支点；若再配合中医治疗，就会形成两点支撑，从而保持治疗的相对稳定。随着激素的递减或停用，还有中医治疗作用的持续支撑，只有这样，才可以相对减少或避免病情的反复。如此，既能发挥中西医配合的优势，也使中医治疗在既有疗效基础上更好地发挥作用。不难看出，相对于激素递减之后因病情反复或加重再重新启动中医治疗，疗效要好很多。

本案就是在激素递减过程中，较早介入中医治疗，而且在中西医平行治疗10个月后，停服激素。即便如此，在中医后续治疗过程中，仍出现两次病情反复。相反，若中医治疗是在激素停用之后才予以启动，其病情反复的情况与治疗的难度，即可想而知。因此，我们体会，不论是在激素递减过程中，还是早期治疗阶段，中医治疗的介入越早越好。

二、路某案

（一）治疗实录

路某，女，63岁。运城市绛县人。

2012年1月19日中医门诊：患者10个月前出现颜面及下肢浮肿，尿中泡沫增多，入住运城市某医院肾内科（住院号：0001088331），经肾活检穿刺，结果报：轻度系膜增生性肾炎。予以激素60mg/d。2011年10月，当激素减至15mg时，再次发作，又住院治疗，予以激素加量至30mg，联合用环磷酰胺治疗。2012年1月再次水肿，考虑复发，应用激素联合环磷酰胺治疗，好转出院。出院诊断为：肾病综合征A型、轻度系膜增生性肾小球肾炎。病情2次反复，均以急性突发水肿发作而入院治疗。现在是发病以来第3次住院。

刻诊：颜面及双下肢浮肿，面色潮红，激素面容。口干，不欲饮食，时觉呕恶，小便不利，尿量少，且尿中泡沫多。舌暗红，苔白；右脉滑数，左脉略沉。出示检测，24小时尿蛋白定量：2 000mg/24h。因畏惧病情加重或反复发作，以及长期服用激素与利尿药物的副作用，出院转请中医治疗。

中医辨证：风水日久，化热伤阴，膀胱气化不行，水湿内停。

中医处方：丹皮10g，炒栀子10g，生地15g，茯苓20g，猪苓10g，泽泻10g，麻黄5g，赤小豆30g，连翘10g，桑白皮15g，杏仁10g，大腹皮15g，陈皮10g，茯苓皮30g，车前子10g，白茅根30g，甘草5g。6剂，每日1剂，水煎服。

1月26日就诊：药后小便通利，尿量增多，浮肿明显减轻，小便泡沫减少。其他症状与舌脉同前。继用上方7剂，服法同上。

［用药分析］患者在短短1年多的时间内，3次住院治疗，反复以激素冲击，或联合环磷酰胺治疗为主，使以风寒多见的“风水”病症，化热伤阴，出现不同以往的变症。首诊及二诊，在使用麻黄连翘赤小豆汤合四苓散、五皮饮（去生姜皮），加车前子宣肺利水的同时，再加丹皮、栀子、生地、白茅根，以清热养阴，兼顾风水日久、化热伤阴的病机。

2月2日就诊：药后除激素面容之外，面色潮红变淡，初诊症状均明显减轻，尿检正常。舌淡暗微红，苔白；脉沉细滑。

中医辨证：脾肾两虚，膀胱气化不行，水湿内停。

中医处方：茯苓25g，猪苓10g，泽泻10g，白术20g，桂枝5g，茯苓皮30g，陈皮10g，大腹皮30g，丹皮10g，桑白皮15g，白茅根30g。14剂，每日1剂，水煎服。

上方服后，又用五苓散（汤）加生黄芪30g、车前子10g、桑白皮15g、白茅根30g、赤小豆20g，14剂，服法同前。

［用药分析］患者经过激素冲击治疗之后，激素面容的改变需要一个较长的过程。即使在激素治疗递减的过程中，激素面容也会表现得较为明显。首诊方剂使用13剂后，激素面容虽未改变，但是面色潮红变淡，初诊症状减轻，尿检正常，说明其化热伤阴的病机得到改善。再从舌脉分析，本病脾肾两虚的基本病机逐渐得到本质的显露。故本诊先用五苓五皮饮（生姜皮易丹皮），通阳化气，利水泄浊，继而用五苓散（汤），加生黄芪、车前子、桑白皮、白茅根、赤小豆，以增强补气利水之功。

3月4日就诊：感冒6天，颜面及下肢轻微浮肿，小便泡沫多。当日检测，24小时尿蛋白定量：2 360mg/24h。舌淡暗红，苔白，脉浮微滑。

中医辨证：外感风寒，引发风水，膀胱气化不行，水湿内停。

中医处方：麻黄5g，桑白皮30g，大腹皮15g，丹皮10g，茯苓25g，猪苓10g，白术15g，泽泻10g，桂枝5g，白茅根30g，赤小豆20g，生姜皮10g。6剂，每日1剂，水煎服。

［用药分析］外感风寒，引发风水，用五苓五皮饮加麻黄（我们习惯称“麻黄五苓五皮饮”），再加赤小豆、白茅根，标本兼顾，既外散风寒，化气行水；又可增强利水消肿、分离清浊之功。

3月8日就诊：感冒已愈，浮肿减轻。当日检测，24小时尿蛋白定量：1 641.6mg/24h。

调整处方：桑白皮15g，陈皮10g，大腹皮15g，丹皮10g，茯苓皮30g，猪苓10g，生白术20g，茯苓30g，白茅根30g。6剂，每日1剂，水煎服。

［用药分析］外感之后，体质更虚，治疗暂宜药力轻平为妥。故方用五皮饮（生姜皮易丹皮），加猪苓、生白术、茯苓、白茅根，利水渗湿，分别清浊。

3月15日就诊：上方服后，浮肿续有减轻。舌淡苔白，脉沉滑。原方加车前子10g、山药30g、生黄芪30g，14剂，服法同前。

［用药分析］外感愈后，肺脾气虚未复。原方加生黄芪、山药、车前子，补益肺脾之气，加大利水渗湿作用。

3月29日就诊：因气温波动较大，近2天又见颜面及下肢轻度浮肿。舌淡暗红，苔白微水滑，脉微浮。

中医辨证：肺失宣降，膀胱气化不行，水湿内停。

中医处方：麻黄10g，桑白皮30g，桂枝10g，大腹皮30g，茯苓30g，茯苓皮30g，生姜皮10g，猪苓10g，赤小豆20g，泽泻10g，生白术20g，陈皮10g，连翘10g，甘草5g。7剂，每日1剂，水煎服。

［用药分析］颜面及下肢轻微浮肿，脉浮，为风水复作。方用五苓五皮饮，加麻黄、连翘、赤小豆，宣肺利水，通阳化气，分别清浊。

4月5日就诊：再次感冒1周，颜面及下肢浮肿，尿量减少，腹部胀满。检测尿常规：尿蛋白(+++)，隐血(+++)。舌淡暗红，苔白滑；脉沉。

中医辨证：阳虚表闭，水气不化。

中医处方：麻黄10g，熟附子10g（先煎30分钟），茯苓30g，桑白皮30g，猪苓10g，大腹皮30g，泽泻10g，茯苓皮30g，陈皮10g，白茅根30g，甘草5g。6剂，每日1剂，水煎服。

［用药分析］反复外感，气虚及阳。刻诊与上不同，虽仍颜面、下肢水肿，但脉反沉，是为阳虚表闭之“风水”。一般来说，风水脉浮，当发汗而解；本证脉沉，乃肾阳不足。如张仲景云“其脉沉小，属少阴”。《金匮》麻黄附子汤（由麻黄、附子、甘草组成），温经助阳，发汗解表，专为阳虚表闭所致风水病症而设。故用麻黄附子汤为主，再加茯苓、猪苓、泽泻、桑白皮、大腹皮、茯苓皮、陈皮、白茅根，其宣肺解表、温阳利水作用更为突出。

4月11日就诊：服药后小便通利，浮肿及腹胀明显减轻。上方去甘草，熟附子用量加至20g，再加生白术25g、车前子10g、生白芍15g，14剂，每日1剂，水煎服。

［用药分析］上方去甘草，加大附子用量，再加白术、白芍，即寓真武汤于其中，其温阳利水作用更强。此外，又加车前子，增加其利水泄浊之效。

需要指出，自3月8日以来，患者反复外感，引发风水，症见颜面及下肢浮肿，时轻时重，或伴腹胀等。前后4诊，均以五苓五皮饮为主方，若外感明显，加麻黄宣肺开表；若阳虚表闭，或肾阳不足，则加附子温助阳气，或用麻黄附子汤，或合真武汤，以温阳化气，利水消肿。临床根据具体病情，药味加减化裁，用量稍事调整，均以切中病情为要。

4月26日就诊：浮肿消退，但近几天后半夜出汗较多。今天尿常规检测：尿蛋白(±)，隐血(-)。舌脉同前，辨证同上。

调整处方：熟附子25g(先煎30分钟)，茯苓30g，炒白术30g，白芍20g，大腹皮30g，党参10g，鲜生姜15g。7剂，每日1剂，水煎服。

［用药分析］上方服后，浮肿消退，尿常规检查基本正常。方小其制，用真武汤加党参、大腹皮，温阳益气，利水泄浊。

5月3日就诊：上方服1剂后汗止。舌脉同前。

调整处方：生黄芪30g，茯苓30g，桑白皮15g，猪苓10g，泽泻10g，车前子10g，陈皮10g，茯苓皮25g，白术20g，大腹皮15g，麻黄5g，白茅根30g，生姜皮15g，甘草5g。7剂，每日1剂，水煎服。

［用药分析］上方药后汗止。本次调整处方，考虑病轻药轻，方以五苓五皮饮加生黄芪、麻黄益气宣肺，增强化气行水之功。

12月6日就诊：5月10日至11月21日阶段性治疗情况：泼尼松片减为5mg/d。共诊14次，均以“麻黄五苓五皮饮”为主，酌加白茅根、玉米须等，或稍事化裁，用药96剂。其间检测：24小时尿蛋白定量1 000mg/24h；尿常规：尿蛋白(+～++)，隐血(-)。下肢浮肿一度消失，体重减少10kg。

刻诊：2个月前乔迁新居之后，出现下肢轻微浮肿，并逐渐加重，全身皮肤作痒，时有头晕，血压180～190/100～120mmHg。遂迁出新居，并服用降压药[苯磺酸左氨氯地平片(施慧达)2片/d]。舌暗红，苔微白而干；脉沉弦。

中医辨证：水气不化，肝热上扰，阴液受损，水热互结。

中医处方：猪苓10g，茯苓30g，泽泻10g，阿胶10g(烊化)，滑石10g，白茅根30g，丹皮10g，丝瓜络15g，忍冬藤30g，知母15g，赤芍15g，益母草15g，钩藤15g(后下)，灯心草2g，通草5g。14剂，每日1剂，水煎服。

［用药分析］乔迁新居后，因环境因素，出现全身皮肤作痒，下肢浮肿逐渐加重，并伴头晕及高血压(极危)，表现为水气不化、肝热上扰、阴液受损、水热互结的病机。对此，方用猪苓汤益阴利水，加丹皮、钩藤、忍

冬藤、知母、赤芍，清泄肝热，散瘀止痒；白茅根、丝瓜络、益母草、灯心草、通草，化气利水，通络消肿。

12月19日就诊：药后平适，身痒、头晕略有减轻，仍下肢轻微浮肿。舌脉同上，辨证同前。

调整处方：茯苓25g，茯苓皮25g，猪苓10g，桑白皮20g，泽泻10g，白术15g，大腹皮15g，丹皮10g，车前子10g，陈皮10g，白茅根30g，钩藤15g（后下），丝瓜络15g，通草5g，甘草3g。14剂，每日1剂，水煎服。

［用药分析］药后症状减轻，调整其方。以四苓散利水泄浊为主，加桑白皮、大腹皮、车前子、陈皮，利水消肿；丹皮、钩藤、白茅根、丝瓜络、通草、甘草，清热通络。

2013年1月10日就诊：药后仍轻微浮肿，血压170/110mmHg。上方去甘草，加菊花10g、怀牛膝15g、益母草15g。14剂，服法同前。

［用药分析］上方去甘草，虑其甘温不利于利水清热；加菊花、益母草，增加其清泄肝热，利水泄浊之功；加怀牛膝补益肾气，并兼引热下行与引血下行作用。

以上前后3诊，均是针对外在环境因素导致新的病症，引发病机变化，做到随证治之，体现辨证论治原则与灵活的统一。

2013年1月27日就诊：感冒3天，颜面浮肿明显，腹胀。舌质淡红，苔白；脉微浮。检测肾功能：尿素7.36mmol/L；肌酐39.8μmol/L；胱抑素C 2.25mg/L；24小时尿蛋白定量：2 328.1mg/24h。尿常规：尿蛋白（+++），隐血（+++）。入住本院肾内科治疗，并同时服用中药。

中医辨证：风水复作，肺失宣降，膀胱气化不行，水湿内停。

中医处方：麻黄10g，茯苓30g，猪苓10g，泽泻10g，生白术20g，桂枝10g，茯苓皮30g，陈皮10g，桑白皮30g，大腹皮30g，生姜皮15g。10剂（后4剂去麻黄，加丝瓜络15g），水煎服。

［用药分析］在上诊辨证用药及加减变化42剂药后，肝热上扰、水热互结的病机有所改善。但是，近3天受寒感冒，颜面浮肿明显。辨证为风水复作，肺失宣降，膀胱气化不行，水湿内停。用麻黄五苓五皮饮6剂，以宣肺开表，化气利水。药后肺宣表解，药随证转，则去麻黄；加丝瓜络利水通络，续用4剂，服法同上。

2月7日出院就诊：出院诊断：肾病综合征A型，特发性肾衰竭，轻度系膜增生性肾小球肾炎。刻诊：颜面轻微浮肿，腹部胀满。舌淡暗红，苔微白；脉沉。

中医辨证：肺失宣降，膀胱气化不利，水湿内停。

中医处方：茯苓 30g，猪苓 10g，泽泻 10g，生白术 20g，桑白皮 15g，陈皮 10g，大腹皮 15g，杏仁 10g，桔梗 5g，车前子 10g，生姜皮 10g。7 剂，每日 1 剂，水煎服。

［用药分析］针对上述病机，方用五苓散（去桂），五皮饮（去茯苓皮），加杏仁、桔梗宣降肺气，利水消肿。所以去桂，因舌质暗红，恐其化热及高血压等因素；所以去茯苓皮，因加车前子取而代之。方药略有加减，作用基本相同。

2 月 17 日至 7 月 26 日，5 个多月来，浮肿消退，血压正常，小便通利，每天尿量 2 000 多毫升。其间，西药：降压药为施慧达 1 片 /d；泼尼松由 50mg/d 逐渐减为 20mg/d。中医门诊 11 次，均用五苓五皮饮为主，加白茅根、菊花、丹皮、决明子等，计 152 剂。相关各项检测正常。

［用药分析］以上加菊花、丹皮、决明子，是针对肝热上扰的潜在病机，或防止病症化热。

8 月 7 日至 12 月 19 日，4 个多月来，停服降压药，血压正常；泼尼松片减量为 10mg/d。24 小时尿蛋白定量：320mg/24h；尿蛋白、隐血为阴性。中医门诊 10 次。中药以五苓散（汤）合五子黑豆汤加减化裁，酌情加入黄芪、当归、怀牛膝等 70 剂；六味地黄丸（汤）合五子黑豆汤加减化裁 70 剂。

［用药分析］酌情加入黄芪、当归、怀牛膝，是出于增强补益脾肾作用的考虑。

2014 年 1 月 2 日至 4 月 24 日，近 4 个月来，停服降压药 2 月，停服泼尼松 20 天。24 小时尿蛋白定量：152mg/24h；尿蛋白、隐血均为阴性结果。其间中医门诊 7 次，方用五苓五皮饮合五子黑豆汤加减化裁，计 98 剂。

5 月 8 日至 12 月 18 日，7 个多月来，中医门诊 12 次，方用五苓五皮饮合五子黑豆汤，或六味地黄丸（汤）合五子黑豆汤为主，加减化裁，计用中药 225 剂。其间尿常规检测 4 次，均为阴性结果。24 小时尿蛋白定量 5 次，其结果分别为：27mg/24h、45.6mg/24h、406mg/24h、172mg/24h、214mg/24h。

2015 年 1 月 8 日至 12 月 17 日，近 1 年的时间里，中医门诊 17 次，以六味地黄丸（汤）合五子黑豆汤为主，加减化裁，间断服用195剂中药。病情稳定，精神饮食均佳，无明显症状。其间检测尿常规4次，均为阴性结果。检测24小时尿蛋白定量4次，其结果分别为4月9日75mg/24h、5月7日132mg/24h、9月16日127mg/24h、12月17日96mg/24h。检测结果正常。

随访3年，患者每年检测2次，病情康复。

（二）以案说医

本案属于病情反复无常，治疗难度较大，具有挑战性的疑难病例。

1．病情反复，激素递减困难　患者首次住院，采用激素冲击治疗，症状消失。但当激素递减至15mg/d时，病情2次复发，并于发病10个月，第3次住院治疗后，转请中医治疗。在中医治疗的4年时间里，又出现4次反复。其中，在激素递减的过程中，病情反复2次；在停用激素之后的治疗过程中，病情又反复2次。因病情多次复发，使激素递减受阻，更谈不上激素的撤停。

2．病程较长，治疗难度较大　疾病多次复发，病程势必迁延；而每次反复之后，都会加重病情，甚至重返治疗的原点。患者自发病以来，前后复发或反复6次，使病程迁延，治疗难度明显增大。本案基于辨证论治，在病情不断反复的情况下，坚守长达4年的中医治疗，终使病情康复。其间，得益于患者和家属的密切配合。试想，如果没有医患的相互配合，缺乏持久的治疗定力，可能会导致截然不同的临床结局。

3．病机复杂，叠加因素较多　从本案的治疗过程与康复效果来看，其基本病机仍为脾肾两虚，水气不化。因始于激素的足量治疗，加之病情多次反复，激素递减困难；而反复加大用量，则出现面色潮红、激素面容等伤阴化热的症状，易于掩盖基本病机的真相。再加上合并肾性高血压，间断出现头晕、舌红、脉沉弦等，又有肝热上扰等兼夹病机，给临床辨证带来一定的困难，甚至出现无从下手的尴尬局面。

4．治疗较难，如同抽丝剥茧　面对病情复杂，病机兼夹，容易反复，同时伴有激素治疗的相关因素，本案治疗大约经历了八个阶段。

第一阶段（2012年1月至4月），首诊从最为突出的“风水”切入，以麻黄连翘赤小豆汤合五苓散（去桂枝）五皮饮（生姜皮易丹皮），加生地、栀子、车前子、白茅根，解表祛邪，宣降肺气，化气利水，清热养阴。待外邪渐退，以五苓五皮饮（或生姜皮易丹皮）加白茅根，以通阳化气，利水消肿。并根据外感因素导致的病情反复，使用麻黄五苓五皮饮化裁加减，以标本兼顾，稳定病情，巩固既有的疗效。

第二阶段（2012 年 4 月至 11 月），以上 8 诊后，外感因素逐渐剥离，兼夹病机有所改善，而脾肾两虚、水气不化的病机较为凸显，则以真武汤合五苓五皮饮（去桂枝、生姜皮），加车前子、白茅根，温肾助阳，化气利水。继而加入四君子汤加黄芪，增强补脾益气之功。此后于病情稳定的 6 个多月内，前后 14 诊，均以麻黄五苓五皮饮为主，酌加白茅根、玉米须等，或稍作化裁，用药 86 剂，下肢浮肿一度消失，体重减少 5kg。同时，泼尼松递减至 5mg/d。

第三阶段（2012 年 12 月至 2013 年 2 月），因乔迁新居，受装潢后残留有害物质影响，病情复发，再次出现水肿，合并肾性高血压。出现“肝热伤阴，水热互结”的兼夹病机，治疗调整为益阴利水，清泄肝热，通络消肿。首用猪苓汤加钩藤、知母、白茅根、丝瓜络、忍冬藤、益母草、丹皮、赤芍、通草、灯心草。继而用五苓（去桂枝）五皮（生姜皮易丹皮）饮，加车前子、白茅根、钩藤、丝瓜络、通草，后又在上方加入菊花、怀牛膝、益母草。其间，第 4 次住院治疗后，根据“风水”复发，肺失宣降，膀胱气化不利，水湿内停的病机，先后使用麻黄五苓五皮饮，五苓（去桂枝）五皮饮加杏仁、桔梗，使小便通利，浮肿消退，血压正常。

第四阶段（2013 年 2 月至 7 月），中医门诊 11 次，方用五苓五皮饮为主，加菊花、丹皮、决明子、白茅根等，24 小时尿蛋白定量及尿常规等各项检测结果正常。同时，施慧达减为 1 片 /d，泼尼松由 50mg/d 减到 20mg/d。

第五阶段（2013 年 8 月至 12 月）。此期，病情稳定，停服降压药，血压正常；泼尼松减量为 10mg/d。中医门诊 10 次，辨证以基本病机为主，方用五苓散（汤）合五子黑豆汤加减化裁，酌情加入黄芪、当归、怀牛膝等 70 剂；六味地黄丸（汤）合五子黑豆汤加减化裁 70 剂。24 小时尿蛋白定量：320mg/24h；尿蛋白与隐血阴性。

第六阶段（2014 年 1 月至 4 月），此前停服泼尼松 20 天。辨证治疗仍以基本病机为主，方用五苓五皮饮合五子黑豆汤加减化裁 98 剂。24 小时尿蛋白定量：152mg/24h；尿蛋白与隐血阴性结果。

第七阶段（2014 年 5 月至 12 月），病情明显改善，既无自觉症状，相关检测也基本正常。这个阶段，经历7个多月，中医门诊12次，围绕慢性肾病的基本病机，从巩固疗效着眼，方用五苓五皮饮合五子黑豆汤，或六味地黄丸（汤）合五子黑豆汤加减化裁，多达225剂。其间，24小时尿蛋白定量检测5次，尿常规检测4次，均为阴性结果。

第八阶段（2015年1月至12月），在长达1年的时间里，坚守慢性肾病的基本病机，从康复治疗与将息调养考虑，中医门诊12次，以六味地黄丸（汤）合五子黑豆汤为主，加减化裁，间断服用中药195剂，取得疗效巩固，康复良好的临床效果。

整个治疗过程，犹如抽丝剥茧，在病情波动与反复之间，先把复杂病机变为简单，做到有主有次；或把兼夹病机区分开来，做到有轻有重。体现中医辨证论治的原则与随证治之的灵活。在病情稳定与康复之时，再将治疗原则聚焦定位，做到有方有守，持续发力。

5. 本案具有“风水”病证的显著特点 “风水”是“水气病”的一个病证类型。目前关于“风水”的认识较为简略。通过本案以及其他案例综合分析，我们认为“风水”病证有以下特征：

一是起病较快，在较短的时间内，出现明显的浮肿或水肿。更为典型的案例，是骤然发现浮肿或水肿，同时伴随小便不利等症。符合“风者善行”（《素问·风论》）的发病特点。

二是浮肿始于眼睑或颜面，随着病情加重，引起下肢或全身水肿。符合“伤于风者，上先受之”（《素问·太阴阳明论》）的病位特征。

三是病情反复多变，波动较大，或易于复发。符合风邪致病或病程中“风者……数变”（《素问·风论》）的病情特点。

四是发病初期或病情反复，有明显的外感因素及相关的“表证”；或存在肺失宣降或营卫不调的病机与临床表现。

五是“风水”的起病或病情反复时，具有阶段性的“其脉自浮”（《金匮要略》水气篇）。需要区别的是，“皮水，其脉亦浮”，虽与“风水”有相同的脉证，但不如“风水”普遍而明显。若结合以上几条判断，二者不难区别。

六是根据长期的临床观察，凡是起病具有明显“风水”特征者，在疾病或治疗过程中，复发或反复的可能较大。说明“风水”为病，有发病与病情反复的相关体质因素。

以上临床特征，有助于本病的预判和把控，提高辨证施治的康复效果。

6. 病情反复的另一个原因 患者病情多次复发，与反复的外感因素密切相关。以上治疗过程，均有针对外感病症的辨证治疗。本案出现反复，还有一个原因，是2012年10月乔迁新居后，因装潢残留有害物质刺激，出现全身皮肤作痒，下肢轻微浮肿，病情反复。尽管2个月后移出新居，但已形成身体伤害。据此，这种外界环境污染因素的影响，导致病情反复，属于外感邪气的“异气”致病。故中医临证时，也应作为一种特殊的外感邪气，纳入辨证论治的框架之中，予以重视。结合这个病案，我们在临床上，也注意强调其他患者，给以远离异味及不良环境的相关提示。

三、徐某案

（一）治疗实录

徐某，男，60岁。运城市夏县人。

患者2013年10月出现轻微下肢浮肿，1周后渐至下肢高度水肿，腹部肿胀伴腹水，于11月初入住运城市某学院附属医院内科，初步诊断肾病综合征，经治疗水肿减轻后出院；3次前往西安某医院肾内科门诊，因患者拒绝住院进行肾穿刺，门诊以“膜性肾病”诊断治疗。

2014年3月7日中医门诊：患者自觉乏力，尤其下肢明显。别无明显不适。现口服：泼尼松片（5片/d）、缬沙坦胶囊、阿托伐他汀、羟苯磺酸钙胶囊、雷贝拉唑钠肠溶片、骨化三醇软胶囊。3月6日检测尿常规：尿蛋白（++++），比重71.030；总蛋白53.0g/L，白蛋白35.0g/L，球蛋白18g/L。舌暗红，苔白；脉沉滑。

中医辨证：脾肾两虚，水气不化。

中医处方：茯苓25g，猪苓10g，泽泻10g，炒白术20g，桂枝5g，车前子10g，桑白皮15g，炙黄芪25g，党参10g，炒山药25g，当归15g，女贞子10g，枸杞子10g，炙甘草5g。7剂，每日1剂，水煎服。

［用药分析］针对脾肾两虚、水气不化的基本病机，方用五苓散加炙黄芪、党参、炒山药、炙甘草，健脾益气；加女贞子、枸杞子、当归，益肾补虚；加车前子、桑白皮，利水泄浊。其中，黄芪与当归同用，还有当归补血汤的方义。处方补脾益肾，化气利水，作为首诊辨证论治的开端。

3月13日就诊：药后乏力略轻。继用上方加茯苓皮25g、陈皮10g、生姜皮10g，7剂，服法同前。

［用药分析］上方加茯苓皮、陈皮、生姜皮，又寓“五皮饮”（少大腹皮）于其中，以增强利水泄浊作用。

3月20日就诊：下肢乏力减轻。舌脉同上，辨证同前。

调整处方：茯苓25g，猪苓10g，泽泻10g，白术20g，桂枝10g，菟丝子10g，沙苑子10g，车前子10g，女贞子10g，枸杞子10g，炒黑豆30g，甘草5g。7剂，每日1剂，水煎服。

［用药分析］在乏力减轻、病情稳定的情况下，方用五苓散合五子黑豆汤（我们治疗肾病综合征的常用方）。

3月20日至6月4日，中医门诊5次，均以五苓散（改汤）合五子黑豆汤，酌情加入桑白皮15g或白茅根30g，计服70剂。

［用药分析］治疗慢性病要有方有守。经此治疗，病情稳定，无明显自觉症状。

6月5日就诊：近3个月来，精神状态明显好转，饮食、睡眠均佳。刻诊：无明显症状与不适。停服激素等西药12天。舌淡红，苔微白；脉沉。

中医辨证：脾肾两虚，水气不化。

中医处方：茯苓25g，猪苓10g，泽泻10g，白术20g，桂枝5g，菟丝子10g，沙苑子10g，车前子10g，女贞子15g，枸杞子10g，炒黑豆15g，炒山药30g，炙黄芪25g，炙甘草5g。14剂，每日1剂，水煎服。

［用药分析］行百里者半九十。在病情稳定，停服激素等药之后，针对基本病机的持续治疗才刚刚开始。我们的经验中，运用五子黑豆汤合五苓散是一个基本方剂。此次加炒山药、炙黄芪、炙甘草，是在基本方上增加补脾益气的作用。

6月19日就诊：药后平适。当日本院检测尿常规：尿蛋白（+），隐血（±）；肾功能三项正常范围。上方加当归10g，14剂，每日1剂，水煎服。

［用药分析］上方加当归，与黄芪相配，补益气血（寓当归补血汤方义）。

7月3日就诊：药后平适。继用上方减去炙黄芪、山药、当归，14剂，每日1剂，水煎服。

［用药分析］上方减去炙黄芪、山药、当归，是侧重补益之后，精简方药，恢复基本方剂的使用。

7月17日就诊：小便少量泡沫。无其他临床症状，精神较佳。舌质淡红，苔白；脉沉。

中医辨证：脾肾两虚，水气不化。

中医处方：菟丝子10g，沙苑子10g，车前子10g，女贞子15g，枸杞子15g，黑豆皮15g，白茅根30g。14剂，每日1剂，水煎服。

［用药分析］五子黑豆汤中的黑豆，可以用黑豆皮替代。原因有二，一是临床观察黑豆的益肾作用主要在皮上；二是黑豆皮是否兼有化气利水作用？所以，在使用黑豆时，我们开始黑豆皮替代的尝试，以便进一步观察。

7月31日就诊：药后平适。上方加茯苓20g、决明子15g，14剂，服法同前。

8月4日就诊：上方再加白术20g，14剂。服法同前。

［用药分析］以上2诊，于五子黑豆汤中加茯苓、白术，增加健脾利水作用；加决明子，益阴清热，防止药后化热。

8月28日就诊：近日口干，别无不适。8月27日检测尿常规：尿蛋白(++)，隐血(±)。舌淡红，苔微白；脉沉。

中医辨证：脾肾两虚，水气不化，微有化热。

中医处方：茯苓15g，猪苓10g，泽泻10g，生白术20g，桂枝5g，车前子10g，女贞子15g，枸杞子10g，五味子10g，决明子15g，桑白皮15g，白茅根30g。14剂，每日1剂，水煎服。

9月11日就诊：上方去桂枝，加菟丝子10g、沙苑子10g，14剂，服法同前；9月25日就诊：上方又加黑豆皮15g，14剂，服法同前。

［用药分析］因近日口干，微有化热伤阴，恐与甘温补肾时久相关，故作适时调整。8月28日处方，用五苓散合养阴五子汤（家父柴浩然先生的经验方，即五子黑豆汤中，去偏于甘温的菟丝子与沙苑子，替代为偏于酸凉的五味子，与偏于甘凉的决明子），再加甘寒的桑白皮、白茅根以清热利水，使处方的药性相对平缓。9月11日处方，则于上方去桂枝，加菟丝子、沙苑子（恢复五子黑豆汤），也是将辛热的桂枝易为甘温的菟丝子与沙苑子，减轻处方的辛热之性。9月25日处方，加黑豆皮替代黑豆。

10月9日就诊：药后平适，口干消失，无临床症状。舌暗红，边红，苔薄白；脉沉微弦。

中医辨证：脾肾两虚，水气不化，化热伤阴。

中医处方：茯苓25g，猪苓10g，泽泻10g，阿胶10g（烊化），滑石10g，车前子10g，女贞子15g，枸杞子10g，生地15g，小蓟15g，荆芥5g，白茅根25g，黑豆皮15g，甘草5g。14剂，每日1剂，水煎服。

[用药分析] 舌质暗红，舌边红，有化热伤阴、夹瘀伤络之象，故本次方用猪苓汤加车前子、女贞子、枸杞子（五子黑豆汤去菟丝子、沙苑子），益肾养阴，利水泄浊；再加生地、小蓟、荆芥、白茅根，清热利水，祛瘀散血。

10月23日就诊：药后平适。小便泡沫微量或无。舌淡红，苔微白；脉沉。

中医辨证：脾肾两虚，水气不化。

中医处方：茯苓25g，猪苓19g，泽泻10g，白术20g，桂枝5g，菟丝子10g，沙苑子10g，车前子10g，女贞子15g，枸杞子10g，鹿衔草15g，黑豆皮15g，白茅根30g。14剂，每日1剂，水煎服。

[用药分析] 上方之后，化热伤阴、夹瘀伤络症状消失，故又恢复使用五子黑豆汤合五苓散。方中加甘温性平的鹿衔草，益肾温阳，增强本方补脾益肾之效。

11月20日中医门诊：药后平适，上方加怀牛膝15g，续服14剂，服法同前。刻诊：无明显自觉症状。当日尿常规检测：尿蛋白（-），隐血（-）。舌淡红，苔薄白，脉沉。

中医辨证：脾肾两虚，水气不化。

中医处方：菟丝子10g，沙苑子10g，车前子10g，女贞子15g，枸杞子10g，决明子15g，益母草15g，黑豆皮15g，白茅根30g。14剂，每日1剂，水煎服。

[用药分析] 病轻药轻，病重药重。自觉症状消失，尿检正常。方用五子黑豆汤，加决明子、益母草、白茅根，药轻方减，易于长期服用。

12月4日就诊：上方加怀牛膝15g，14剂，服法同前。

12月18日就诊：药后平适，无小便泡沫，无自觉症状。效不更方，上方再加熟地20g、茯苓15g，14剂，每日1剂，水煎服。

[用药分析] 效不更方。以上两诊，分别加怀牛膝与熟地、茯苓，又寓济生肾气丸方义，以增加补益肾气的作用。

2021年12月8日，患者携妻子就诊。诊毕，患者致谢，自2014年12月就诊后，停药观察至今已有7年，没有反复，病情康复良好。

（二）以案说医

本案患者为“膜性肾病”，起病时下肢高度水肿，并伴腹水。经过西医治疗水肿消失，但因长期蛋白尿不消，转为中医治疗。本案在中医辨证过程中，有以下几点启示。

第一，本案首诊，仅有全身乏力，下肢明显，伴有蛋白尿。舌暗红，苔白，脉沉滑。突出了脾虚的病机特点。也就是说，慢性肾病基本病机的“脾肾两虚，水气不化”，有偏重脾气虚弱或肾气虚弱的不同，本案属于前者。这是因为，发病初期，除下肢浮肿明显外，伴有腹部肿胀及腹水，说明脾气虚弱、水湿不运的病机较为突出；经过治疗之后，水肿消退，又以全身乏力、下肢明显为主，还是脾气虚弱的病机表现。从“前症”与“现症”结合分析，其脾肾两虚，是以脾虚为主。故首诊辨证处方，是以四君子汤合五苓散（汤）加黄芪、炒山药、当归、车前子、女贞子、枸杞子、桑白皮，又寓苓桂术甘汤、当归补血汤于其中，突出了补气健脾的治疗方法。继而合以五皮饮，守方治疗。

第二，当药后乏力减轻，脾气虚弱改善，其“脾肾两虚”的病机相当，才改用五苓散（汤）合五子黑豆汤为主，持续治疗近半年的时间，用方 155 剂。

第三，由于长期使用补脾益肾方药，难免会化热伤阴，出现基本病机偏移肾阴损伤，故于 2014 年 9 月、10 月之间，使用五苓散（汤）加车前子、女贞子、枸杞子、五味子、决明子（养阴五子汤）、桑白皮、白茅根；合猪苓汤加车前子、女贞子、枸杞子、生地、小蓟、荆芥、白茅根等，侧重于养阴清热。

第四，经过以上治疗方法的调整，病情表现为无明显临床症状，病机回归至“脾肾两虚，水气不化”的基本病机。故从 2014 年 10 月之后，改为五苓散（汤）合五子黑豆汤加鹿衔草或怀牛膝等，治疗 3 个月，至病情康复。

以上的治疗过程提示我们，本案病情相对稳定，病症较轻，治疗难度不大。只要根据病情的轻微变化或病机偏移的具体情况，有主次、分轻重的微调治疗，就能把握时机，取得较好的疗效。

第五，慢性肾病处于隐匿期或恢复期，大多没有明显的临床症状，常常受到“无症可辨”的质疑。对此，我们往往结合病史与治疗过程，以及潜在的基本病机，提出“无症从虚”治疗，是对临床辨证方法的补充和发挥。本案后期的辨证治疗，即以此为依据。

第六，父亲总结的“五子黑豆汤”，是慢性肾病治疗的常用方剂。其中，黑豆具有益肾利水的作用。对于“黑豆”的炮制使用，多年之前强调有可能的话，用童便炒黑豆为宜；若无条件，用淡盐水炒黑豆。现在我们多用后者，有时也改以“黑豆皮”替代。本案使用的黑豆或黑豆皮，即是其例。

四、吴某案

（一）治疗实录

吴某，男，47岁。运城市平陆县人。

患者2012年因颜面及下肢浮肿，2012年11月16日与2013年1月29日，两次入住运城市某医院肾内科（住院号：0001080386）。其间，经肾穿刺诊断为：肾病综合征A型、膜性肾病Ⅰ期。2013年1月29日住院，给予第二次甲泼尼龙1g冲击治疗。出院后规范服用泼尼松、环孢素、骨化三醇、黄葵胶囊等药。近因病情反复，经推荐使用中医治疗。

2015年1月9日初诊：患者1个月来，病情反复，颜面浮肿，当日检测：尿/脑脊液蛋白：803mg/24h尿。饮食睡眠尚可，小便泡沫较多。舌淡红微青，有齿痕，苔白微滑；脉浮滑。

中医辨证：风邪客表，脾肾两虚，膀胱气化不利，水湿内停。

中医处方：麻黄5g，连翘10g，赤小豆25g，桑白皮15g，杏仁10g，大腹皮15g，陈皮10g，茯苓皮15g，生姜皮10g，茯苓20g，白茅根30g。7剂，每日1剂，水煎服。

[用药分析] 初诊病症为典型的“风水”表现，方用麻黄连翘赤小豆汤合五皮饮，加茯苓、白茅根，突出宣肺解表、化气行水的治疗原则。

1月16日就诊：服后平适，尿/脑脊液蛋白：530mg/24h尿。舌脉同上，辨证同前。上方加桂枝10g，猪苓10g，白术20g，泽泻10g。14剂，每日1剂，水煎服。

[用药分析] 上方加入桂枝、猪苓、白术、泽泻，又寓五苓散于其中，化气利水作用更为明显。

2月12日就诊：仍见颜面轻微浮肿。今日检测，尿/脑脊液蛋白：736.2mg/24h尿。舌脉同前，辨证同上。

调整处方：麻黄10g，桑白皮20g，大腹皮15g，茯苓皮15g，陈皮10g，生姜皮10g，茯苓20g，猪苓10g，泽泻10g，生白术20g，桂枝10g，白茅根30g。15剂，每日1剂，水煎服。

3月12日就诊：颜面轻微浮肿，尿中泡沫较多。今日检测，尿/脑脊液蛋白：1 696mg/24h 尿。舌脉同前。续用上方 15 剂，服法同前。

［用药分析］以上 2 诊，病情有所波动，均使用五苓五皮饮，加麻黄、白茅根，持续加强其宣肺解表、化气行水的作用。

4 月 23 日就诊：间断颜面轻微浮肿，小便泡沫较多。今日检测，尿 / 脑脊液蛋白：1 440mg/24h 尿。舌淡红，苔微白；脉沉。

中医辨证：脾肾两虚，水气不化。

中医处方：茯苓 25g，猪苓 10g，泽泻 10g，白术 20g，桂枝 5g，菟丝子 10g，沙苑子 10g，车前子 10g，女贞子 10g，枸杞子 10g，炒黑豆 15g。14 剂，每日 1 剂，水煎服。

［用药分析］经过 3 个多月的治疗，外邪已解，“风水”减轻，脉由浮变沉，其脾肾两虚、水气不化的基本病机显露。故处方改用五苓散合五子黑豆汤治疗。之后，患者自 4 月 23 日至 7 月 15 日，持续服用本方，从未间断。

7 月 16 日就诊：无明显症状。今日检测肾功能，尿素 7.64mmol/L；肌酐 63.9μmol/L；胱抑素 C 1.11mg/L。尿 / 脑脊液蛋白：1 208mg/24h 尿。询问得知：患者自 2 月起，自行停服原用西药。遂告患者，既已如此，继续坚持中医治疗。刻诊：除小便泡沫较多，别无明显症状。舌淡红，苔白；脉沉。

中医辨证：脾肾两虚，水气不化。

中医处方：熟地 25g，枸杞子 10g，茯苓 20g，炒山药 25g，泽泻 10g，女贞子 15g，丹皮 10g，菟丝子 10g，沙苑子 10g，车前子 10g，炙甘草 5g。14 剂，每日 1 剂，水煎服。

［用药分析］患者没有等待使用一段中药形成支撑作用后，便于 2 月起自行停服激素等西药，至此次就诊询问方才得知。既然如此，只有加大从本治疗的力度，并嘱患者坚持中医治疗，不要随意中断。本诊所用六味地黄丸（汤）合五子黑豆汤，补益肾气，平调阴阳，即是此意。

10 月 30 日就诊：7 月 16 日以来，上方没有间断，一直服用至今。当日检测：肾功能（－）；尿 / 脑脊液蛋白：668mg/24h 尿。刻诊：无明显症状，小便少量泡沫。舌淡红，苔微白；脉沉。

中医辨证：脾肾两虚，水气不化。

中医处方：熟地 25g，枸杞子 10g，茯苓 15g，炒山药 25g，泽泻 10g，丹皮 10g，菟丝子 10g，沙苑子 10g，车前子 10g，女贞子 10g，党参 10g，鹿衔草 15g，炒黑豆 15g，炙甘草 5g。25 剂，每日 1 剂，水煎服。

[用药分析] 着眼于治本为要，效不更方，继续在原方基础上加党参、鹿衔草，增强其补脾益肾之功。

2016 年 1 月 21 日就诊：患者坚持服用上方，其间少有停歇。今日检测：肾功能（-）；尿 / 脑脊液蛋白：702mg/24h 尿。刻诊：病情稳定，平时容易腰困，小便少量泡沫，别无不适。舌淡微红，有齿痕，苔微白；脉沉。效不更方，上方加炒白术 20g、怀牛膝 15g，30 剂，每日 1 剂，水煎服。

[用药分析] 本次在上方基础上，再加炒白术、怀牛膝，其补脾益肾作用更强，有利于持续增效。

5 月 12 日就诊：上方适当间隔服用，腰困减轻，自觉身体状态较好。

调整处方：熟地 25g，枸杞子 10g，茯苓 15g，炒山药 25g，泽泻 10g，丹皮 10g，菟丝子 10g，车前子 10g，女贞子 15g，猪苓 10g，炒白术 20g，桂枝 5g，怀牛膝 15g，炒黑豆 15g。30 剂，每日或隔日 1 剂，水煎服。

[用药分析] 上方调整为济生肾气丸、五子黑豆汤、五苓散的合方（女贞子替代山茱萸），补益脾肾，化气利水。

9 月 22 日就诊：今日检测尿 / 脑脊液蛋白：692mg/24h 尿。刻诊：近又觉腰困，膝关节酸软。舌淡红，苔微白；脉沉。

中医辨证：脾肾两虚，水气不化。

中医处方：菟丝子 10g，沙苑子 10g，车前子 10g，女贞子 10g，枸杞子 10g，怀牛膝 15g，决明子 15g，白茅根 30g。7 剂，每日 1 剂，水煎服。

[用药分析] 经历 9 个月每日 1 剂或隔日 1 剂的中药持续治疗，病情稳定，精神状态较佳。目前仍感腰困，膝关节酸软，故用方简药轻的五子黑豆汤，加怀牛膝增其益肾强腰作用；加决明子清肝明目，制约方中药物的偏温之性；加白茅根，除与决明子有相同作用外，更有深义。其中，因白茅根甘淡偏凉，利水消肿作用平和，慢性肾病偏于湿热，或治疗过程化热伤阴，均可使用。所以，我们常常把白茅根作为治疗慢性肾病的常用专药。

11 月 25 日就诊：上方未间断，服用至今。今日检测尿 / 脑脊液蛋白：803mg/24h 尿。刻诊：无明显不适。舌脉同前。

中医处方：茯苓 30g，炒白术 30g，白芍 10g，熟附子 5g，猪苓 10g，泽泻 10g，桂枝 10g，生姜 10g。14 剂，每日 1 剂，水煎服。

[用药分析] 慢性病需要长期治疗，故结合病情，顺应时令变化的影

响，予以治疗上的考虑。本诊考虑入冬以后，阳气不足，故调整处方，用真武汤合五苓散，温阳化气，利水泄浊。

2017 年 4 月 12 日就诊：上方坚持服用至今。4 月 5 日检测 24h 尿蛋白定量：0.27g/24h。自觉身体状态良好，无明显不适。舌淡暗红，苔白，有齿痕；脉沉微滑。

中医辨证：脾肾两虚，水气不化。

中医处方：茯苓 20g，猪苓 10g，泽泻 10g，桂枝 10g，白术 20g，菟丝子 10g，沙苑子 10g，车前子 10g，女贞子 10g，枸杞子 10g，炒黑豆 15g。14 剂，每日 1 剂，水煎服。

[用药分析] 使用真武汤合五苓散 3 月有余，病症明显好转。一是自觉症状消失，二是尿检结果接近正常。继用五子黑豆汤合五苓散，巩固治疗。可见把握病机，坚守用药，对于慢性病的治疗具有重要的临床意义。

7 月 13 日就诊：上方每日或隔日 1 剂，服用至今。刻诊：无明显症状。今日检测 24h 尿蛋白定量：0.26g/24h。舌淡红，苔微白；脉沉。

中医辨证：肾气不足，水气不化。

中医处方：菟丝子 10g，沙苑子 10g，车前子 10g，莲子 10g，桂枝 10g，茯苓 25g，炒白术 25g，炒黑豆 15g。30 剂，每日 1 剂，水煎服。

[用药分析] 病情稳定向好，成功在望，更需坚守。考虑目前病机仍以肾阳不足为主，方用五子黑豆汤（去掉偏于益阴的女贞子与枸杞子），合苓桂术甘汤，以温化阳气，利水泄浊。再加莲子，意在补脾益气，分别清浊，对于尿蛋白的消除有一定的作用。

8 月 11 日就诊：今日检测 24h 尿蛋白定量：0.31g/24h。继用上方加熟附子 5g，20 剂，每日 1 剂，水煎服。

[用药分析] 本诊在上方加熟附子，仍是为加强温阳化水、分清别浊的作用。

2018 年 3 月 14 日就诊：上方间断服用 2 个月后，停药将息。今日检测 24h 尿蛋白定量：0.42g/24h。

刻诊：无明显症状。舌脉同上，辨证同前。

调整处方：菟丝子 10g，沙苑子 10g，车前子 10g，女贞子 10g，枸杞子 10g，莲子 10g，决明子 15g，茯苓 15g，猪苓 10g，泽泻 10g，白术 20g，桂枝 5g。20 剂，每日 1 剂，水煎服。

[用药分析] 五子黑豆汤是慢性肾病稳定期与恢复期的基本方，以此为主加减化裁，均能取得较好疗效。若与五苓散相合，标本兼顾，作用更佳。本次处方即是此意。

9月8日就诊：无明显不适。今日检测24h尿蛋白定量：0.20g/24h；尿蛋白定量测定：0.15g/L。舌淡红，苔微白，脉沉。

中医辨证：肾气不足，水气不化。

中医处方：菟丝子10g，沙苑子10g，车前子10g，女贞子10g，枸杞子10g，决明子15g，炒黑豆15g，白茅根30g。20剂，每日或隔日1剂，水煎服。

[用药分析] 经较长时间标本兼顾的治疗，病情日趋好转，逐渐向愈。此时嘱其长期服用五子黑豆汤，巩固治疗效果。

2019年4月19日就诊：近因腰腿疼痛，当地医院诊为股骨头坏死。今日检测24h尿蛋白定量：0.27g/24h。病情稳定，几近康复。

调整处方：熟地25g，枸杞子10g，茯苓15g，炒山药25g，泽泻10g，车前子10g，丹皮10g，菟丝子10g，莲子10g，沙苑子10g，炒黑豆15g。20剂，每日或隔日1剂，水煎服。

[用药分析] 股骨头坏死，与长期使用激素相关。在中医看来，是肾精亏虚的表现。方用六味地黄丸（汤）合五子黑豆汤加味，补益肾气，平调阴阳。若持续服用，还能起到异病同治、两全其美之效。

2021年12月4日就诊：近2年来，一直交替使用2018年3月14日或9月8日的处方，基本没有停药。其间于当地相关检测2次，未发现异常。今日检测，24h尿蛋白定量：0.13g/24h；尿常规：尿蛋白(−)，隐血(−)。刻诊：出现股骨头坏死后，现以腰困症状为主。舌淡红，有齿痕，苔微白；脉沉。

中医辨证：肾气虚弱，阴精亏损。

中医处方：菟丝子10g，莲子10g，沙苑子10g，茯苓15g，车前子10g，泽泻10g，枸杞子10g，丹皮10g，女贞子10g，炒黑豆15g。14剂，每日或隔日1剂，水煎服。

[用药分析] 精能化气，气能生精，精气互化互补。慢性肾病的肾气虚弱，本身即包含着精气不足。目前看来，肾病综合征已经康复，但股骨头坏死的治疗尚需时日。嘱其上方可以长期服用，将二者兼顾起来。其

中，菟丝子与茯苓相配，即茯菟丸；还有泽泻、丹皮、茯苓，又寓六味地黄丸方义，适合长期服用，巩固疗效。

（二）以案说医

本案中医治疗长达6年之久，前3年持续用药，后3年间断治疗，康复良好。通过本案治疗，提示以下几方面思考。

1. 关于"风水"病证的认识 患者因感冒而病情反复就诊，主症以颜面浮肿，小便泡沫较多，舌淡红微青，有齿痕，苔白微滑，脉浮滑等为主，具有外感因素与身半以上浮肿，以及脉浮的"风水"特征。治疗从1月9日至3月12日前后四诊，辨证为：脾肾两虚，风邪客表，膀胱气化不利，水湿内停。一诊用麻黄连翘赤小豆汤合五皮饮7剂；二诊再合五苓散14剂；三诊与四诊，计用五苓五皮饮加麻黄（亦可称麻黄五苓五皮饮）30剂。至4月23日，虽仍颜面间断轻微浮肿，小便泡沫较多，然脉象变沉，"风水"病症基本消失，遂改用五苓散合五子黑豆汤，化气利水，补脾益肾。

由此可见，慢性肾病水肿表现形式不同，只要出现以"风水"为特征，治疗就要考虑外感因素和病机特点，离不开解表宣肺、祛风散寒、通调水道、化气利水的辨证施治。

2. 慢性肾病与外感因素的关系 慢性肾病与外感因素密切相关。因肺合皮毛，为水之上源；三焦是人体水液运行的通道；足太阳膀胱经脉，主一身之表。而"肾合三焦膀胱，三焦膀胱者，腠理毫毛其应"（《灵枢•本脏》）。说明肾性水肿，与外感表证，引发皮毛腠理闭塞；肺失宣降，不能通调水道；膀胱气化失常，水湿内停等整体因素相关。临床所见，慢性肾病水肿，既可以由外感起病，也可以因外感反复。故《金匮要略》水气病篇专有"风水"的论述，说明"风水"是水气病中一种特殊的病证。所以，临床对于"风水"的治疗，可根据具体病情，若偏于表实证，选用麻黄五苓五皮饮，或麻黄连翘赤小豆汤合五苓散，或五皮饮；偏于表虚证，选用桂枝汤加茯苓白术汤。本案前四诊，即体现了这种治疗方法。

3. 慢性肾病的复杂病程与病机 慢性肾病之所以难治，是因为慢性病程中病机的复杂性。在病程发展中，随着病情变化，病机亦不完全相同。因此，要谨守基本病机，做到法因证立，方从法出，药随方成。本案在"风水"之后，在"无明显症状"的病程中，根据其"脾肾两虚，水气不化"的基本病机，稳中求进，持续给力，方用五子黑豆汤为主，或合以五苓散，或合以苓桂术甘汤，或合以真武汤，或在以上方中略有化裁。并在后期并发“股骨头坏死”时，以五子黑豆汤合六味地黄汤，长期坚守治疗，不仅使其肾病综合征康复良好，而且“股骨头坏死”也得到有效控制。

五、介某案

（一）治疗实录

介某，女，50岁。运城市盐湖区人。

患肾病综合征6年。2011年5月因下肢浮肿，小便检测有蛋白尿，入住运城市某医院肾内科（病案号：0001033763）治疗，诊断为肾病综合征A型。2014年4月至2016年12月，因间断下肢浮肿，腰酸困，小便泡沫多，尿/脑脊液蛋白：2 134mg/24h尿；尿蛋白（+++），隐血（+++），曾在我处辨证为脾肾两虚，膀胱气化不行，间断使用五苓散合五皮饮、五子黑豆汤、参苓白术散等方，尿/脑脊液蛋白一度下降到306mg/24h尿，尿蛋白（+），尿隐血（+），无明显临床症状。后因外出，就诊地点变更，停诊4个月。

2017年4月4日中医门诊（门诊病历号：1100534），主诉：晨起腰部酸困，小便有泡沫，别无明显临床症状。近期查两次尿/脑脊液蛋白，分别为300mg/24h尿、800mg/24h尿；尿蛋白（+），潜血（+）。舌暗淡微青，齿痕明显，苔白滑；脉沉。

中医辨证：肾气不足，水气不化。

中医处方：菟丝子10g，沙苑子10g，车前子10g，女贞子10g，枸杞子10g，茯苓20g，猪苓10g，泽泻10g，白术20g，桂枝10g，炒黑豆15g。20剂，每日1剂，水煎服。

5月10日二诊：药后平适，无明显症状，舌脉同上。上方加决明子15g，莲子10g。20剂，每日1剂，水煎服。

6月2日三诊：无明显症状，上方去决明子，20剂，水煎服。

[用药分析] 首诊患者以腰部酸困、小便泡沫多为主，查有蛋白尿。鉴于前期对患者情况有了解，辨证为肾气不足，水气不化，方用五子黑豆汤合五苓散，补益肾气，利水泄浊。二诊症状减轻，遂加莲子补脾益肾，决明子轻泄肝热，兼利水湿，并防上方服久化热。三诊未见化热，故又去决明子。

7月28日四诊：近因劳累后乏力，腰困。舌淡红，苔白，脉沉。

中医辨证：脾肾两虚，水气不化。

中医处方：党参10g，白术20g，茯苓20g，菟丝子10g，沙苑子10g，车前子10g，熟地20g，山萸肉10g，炒山药20g，泽泻10g，丹皮10g，炙甘草5g。14剂，每日1剂，水煎服。

［用药分析］近劳累后乏力、腰困，脾肾两虚的病机较为明显，故调整用方为四君子汤加菟丝子、沙苑子、车前子，再合六味地黄丸（汤），补脾益肾。

9月6日五诊：无自觉症状，小便少量泡沫。9月5日24h尿蛋白定量：0.40g/24h；尿蛋白（+）。

中医辨证：脾肾两虚，水气不化。

中医处方：菟丝子10g，沙苑子10g，车前子10g，女贞子10g，枸杞子10g，莲子10g，炒黑豆15g。20剂，每日1剂，水煎服。

10月14日六诊：今天24h尿蛋白定量0.49g/24h。无自觉症状，小便少量泡沫。舌淡红，苔微白，脉沉。辨证同上，上方加鹿衔草15g、怀牛膝15g。20剂，水煎服。

［用药分析］五诊除无自觉症状，小便泡沫减少，方用五子黑豆汤加莲子，长服以培其本。六诊时上方加鹿衔草、怀牛膝，增加补益肾气之功。

11月15日七诊：近小便轻微混浊，有泡沫。舌淡，苔微白，脉沉。

中医辨证：脾肾两虚，水气不化。

中医处方：菟丝子10g，沙苑子10g，车前子10g，女贞子10g，枸杞子10g，茯苓20g，猪苓10g，泽泻10g，白术20g，桂枝5g，炒黑豆15g。20剂，每日1剂，水煎服。

［用药分析］病情小有波动，小便轻微混浊有泡沫，脾肾两虚、水气不化的基本病机明显，故方用五子黑豆汤合五苓散。

2018年1月3日八诊：无自觉症状。辨证治疗同上，上方加白茅根25g。20剂，每日1剂，水煎服。

2月9日九诊：近觉腰困，小便少量泡沫。舌脉同前。辨证治疗同上。继续用上方加续断15g，杜仲10g。20剂，每日1剂，水煎服。

3月30日十诊：无自觉症状，当日化验，24h尿蛋白定量：0.27g/24h；尿蛋白（+）。辨证治疗同上，腰困减轻，上方去续断、杜仲，加鹿衔草15g、怀牛膝15g。20剂，每日1剂，水煎服。

4月27日十一诊：无自觉症状，舌淡，苔微白，脉沉。辨证治疗同前。

中医处方：菟丝子10g，沙苑子10g，车前子10g，女贞子10g，枸杞子10g，莲子10g，炒黑豆15g。20剂，每日1剂，水煎服。

［用药分析］1月3日以来，连续4诊。第一次病情无变化，上方加白茅根；第二次腰困、小便少量泡沫，加续断、杜仲补肾强腰；第三次腰困减轻，去续断、杜仲，加鹿衔草、怀牛膝补益肾气；第四次自觉症状消失，病情稳定，又返回五子黑豆汤的治疗。以上加减用药，并非绝对，而是根据具体病症变化做出相应的适当调整。

8月1日十二诊：上方连续服用60剂。当日化验：尿蛋白弱阳性。原方加桂枝5g，20剂，水煎服。

［用药分析］五子黑豆汤加少量桂枝，取其“少火生气”之义。这种配伍，有利于补益脾肾，通阳化气，利水泄浊。

12月26日十三诊：上方间断服用80剂，当日化验，24h尿蛋白定量：0.12g/24h。辨证治疗同前。

中医处方：菟丝子10g，沙苑子10g，车前子10g，女贞子10g，枸杞子10g，炒黑豆15g，白茅根25g。30剂，每日1剂，水煎服。

［用药分析］经过较长时间的坚守治疗，尿检一度正常，疾病基本康复。但是，此病易于反复，更需要守方治疗，以资巩固，防止病情反复。

2020年4月10日十四诊：患者自述，2019年12月底以来，间断用上方60剂，无明显症状，精神状态较好。当日化验，24h尿蛋白定量：0.28g/24h；尿蛋白（+）。舌淡暗微红，苔微白，脉沉。

中医辨证：脾肾两虚，水气不化。

中医处方：菟丝子10g，沙苑子10g，车前子10g，女贞子10g，枸杞子10g，炒黑豆15g，茯苓20g，猪苓10g，泽泻10g，白术20g，桂枝10g，白茅根30g。20剂，每日1剂，水煎服。

［用药分析］此次诊前，间断使用五子黑豆汤60剂，精神较好，无自觉症状，但尿蛋白微量，仍需巩固治疗。方用五子黑豆汤合五苓散加白茅根，标本兼顾。

11月11日十五诊：近半年，患者间断服用上方70剂，无自觉症状或不适。11月10日化验，24h尿蛋白定量：0.39g/24h。舌淡红，苔微白，脉沉微滑。

中医辨证：脾肾两虚，水气不化。

中医处方：菟丝子 10g，沙苑子 10g，车前子 10g，女贞子 10g，枸杞子 10g，莲子 10g，茯苓 15g，泽泻 10g，丹皮 10g，炒黑豆 15g，白茅根 30g，玉米须 5g。21 剂，每日 1 剂，水煎服。

［用药分析］本次处方加玉米须，甘淡平和，渗利湿邪，分别清浊，是本病善后治疗之佳品。因无药源（药房短缺），临证时常嘱患者家属自备。此外，对于慢性肾病康复以后，我们也常常建议患者平时将玉米须作茶饮煮服或泡服。

2021 年 4 月 24 日十六诊：上方服用 80 剂，停用 2 个月，无自觉症状。4 月 19 日尿检，24h 尿蛋白定量：0.19g/24h。舌淡，苔微白，脉沉。

中医辨证：脾肾两虚，水气不化。

中医处方：菟丝子 10g，沙苑子 10g，车前子 10g，女贞子 10g，枸杞子 10g，莲子 10g，茯苓 15g，泽泻 10g，炒黑豆 15g，淫羊藿 15g。30 剂，每日 1 剂，水煎服。

［用药分析］本次处方所加淫羊藿（别名仙灵脾），药性相对平和，是一味微辛而甘温的补肾助阳之品。近年来，我们临床体会，对于慢性肾病日久难愈，尚需温肾助阳，恐久用桂、附，化热伤阴者，有时可用淫羊藿代之，或合二仙汤（仙灵脾、仙茅），亦有较好的效果。

6 月 7 日十七诊：无自觉症状，小便少量泡沫。舌淡红，苔白，脉沉。辨证治疗同前。

中医处方：菟丝子 10g，沙苑子 10g，车前子 10g，女贞子 10g，枸杞子 10g，莲子 10g，茯苓 15g，泽泻 10g，丹皮 10g，炒黑豆 15g。24 剂，每日 1 剂，水煎服。

［用药分析］在五子黑豆汤中加茯苓、丹皮、泽泻，意取六味地黄丸中“三泻”的方义。这种配伍，使五子黑豆汤寓有补中有泻、泻中有补的作用。

8 月 4 日十八诊：无自觉症状，晨起少量泡沫。舌脉同前。

中医处方：菟丝子 10g，沙苑子 10g，车前子 10g，女贞子 10g，枸杞子 10g，炒山药 30g，炙黄芪 20g，炒黑豆 15g。30 剂，每日 1 剂，或隔日 1 剂，水煎服。

［用药分析］五子黑豆汤加炒山药、炙黄芪，脾肾两补的作用明显。

11 月 3 日十九诊：精神状态好，食欲睡眠较好，无自觉症状。舌淡红，苔微白，脉沉。当日尿检，24h 尿蛋白定量：0.15g/24h。辨证治疗同上。

中医处方：菟丝子 10g，沙苑子 10g，车前子 10g，女贞子 10g，枸杞子 10g，茯苓 15g，泽泻 10g，炒黑豆 15g。30 剂，每日 1 剂，或隔日 1 剂，水煎服。

[用药分析] 症状消失，尿检正常，疾病基本康复。建议上方再间断服用一些时日，并注意将息调养，避免疾病复发或病情反复。

（二）以案说医

本案患者，自 2011 年诊断肾病综合征 A 型，至 2021 年康复良好，经历了 10 年的治疗过程。前 3 年以西医西药治疗为主，在激素递减以至停服之后，病情出现反复。转请中医并坚守 7 年的治疗，身体康复良好。其治疗和康复过程，体现了中医治疗的特色与优势，是较为典型的临床案例。总结本案，有以下几点体会。

1. 病症与病机的典型特点 首先，本案病症较为典型。自患病以来，临床表现始终以间断下肢浮肿，乏力，腰部酸困，小便泡沫较多，舌淡，苔白，脉沉为主症，没有其他兼夹病症。

其次，核心病机较为突出。根据以上脉症，结合中医对肾病综合征的基本病机认识，中医辨证为：脾肾两虚，水气不化。

结合本案，我们认为把握慢性肾病的病机，要注意基本与兼夹以及复杂三个方面。其中，基本病机为：脾肾两虚，水气不化。这是慢性肾病最核心的病机。兼夹病机为：外邪客表，膀胱气化不利。这是慢性肾病过程中，病情反复的重要因素之一。复杂病机为慢性肾病继发其他病症或者加剧之后，而叠加的相关病机。中医治疗慢性肾病，只要做到以上三方面的病机辨证，就会在错综复杂的病情中有的放矢，游刃有余。

2. 中医治疗原则与灵活的运用 本案病情反复之后，回归到疾病的原点（坐标）。在治疗过程中，把握疾病的基本病机，体现“治病必求于本”的原则，始终将脾肾两虚、水气不化作为治疗目标，确立补脾益肾、利水化气的治疗航标。同时在出现浮肿的情况下，突出利水消肿的治疗，具有相对的灵活性。本案接诊初期，间断浮肿明显，先以五苓五皮饮为主，利水消肿；待浮肿逐渐消退之后，即以补脾益肾为主治疗，或将二者融合一起，相互兼顾，体现了原则与灵活的统一。

3. 治疗“有方有守”，久久为功 肾病综合征是慢性疾病，病程较长，易于反复，干扰病情的因素很多。所以，在病情波动或反复的情况下，除及时采取针对性的治疗外，还必须保持足够的定力，不能偏离航向。《岳美中论医集》谓“治慢性病要有方有守”，强调了治疗慢性病“守方”的重要性。本案在就诊前期，因病情反复，出现间断下肢浮肿，集中或穿插使用五苓五皮饮；一旦病情相对稳定，即以补脾益肾为法，方用五子黑豆汤（因药源短缺，有时没有黑豆）为主，或合以五苓散（改汤）；或合参苓白术散（改汤）；或在原方基础稍做化裁，并持续跟进，做到治疗上有方有守，步步为营；渐行渐进，久久为功。

4. 医患相互沟通，密切配合至为重要 一般来说，慢性肾病的病程较长，即使治疗后病情稳定，但因患者求愈心切，难免急于求成。此时如果不能速效，患者则易更医换药；若医者胸无定见，不识疾病潜移默化的量变过程，也会改弦易辙。所以，如果形成寒热杂投、泻补更迭，患者与医生最终会归咎于病症疑难，从而失去治疗信心。对此，医患之间在就诊过程中，应该保持密切的相互沟通。一是早期沟通，说明该病为慢性疾病，病程较长，不能急于求成；本案病情相对稳定，坚守治疗，康复的概率很大。二是过程沟通，让患者了解病情可能会多次反复，如果治疗不弃不离，就会由量变达到质变，渐行向愈。三是介绍已有康复的病案，都是有方有守，久久为功，增强患者的治疗信心。本案长达 7 年之久的坚守治疗，就是很好的证明。

六、潘某案

（一）治疗实录

潘某，女，31 岁。运城市稷山县人。

患者 2013 年 4 月下旬，出现双下肢浮肿，逐渐加重，短时间体重增加 9kg 左右，5 月 7 日就诊当地医院，检测尿蛋白阳性，诊断为“肾病综合征”。予以利尿、减少尿蛋白等对症治疗（具体治疗不详），浮肿有所减轻，复查尿蛋白仍阳性。5 月 12 日以“蛋白尿待诊”入住运城市某医院肾内科（住院号：0001099324）。入院后完善相关检查，予足量激素治疗，予改善循环、抗凝、预防骨质疏松、保护胃黏膜等对症支持治疗，于 2013 年 5 月 15 日行肾穿刺术，送检某军医大学病理室，病理诊断（病理号：2013—683）：早期局灶节段性肾小球硬化症病变；小叶间动脉内膜增厚。住院治疗水肿消退，于5月23日出院。出院诊断：肾病综合征A型，早期局灶节段性肾小球硬化症。出院后用药：泼尼松片50mg，每日1次，口服；骨化三醇胶丸1粒，每日1次。

2013年7月11日中医门诊：出院后病情稳定，未出现过浮肿，但觉全身乏力，尤以下肢为甚。舌淡胖，苔白滑；脉弦细滑，右寸浮。

中医辨证：脾肾两虚，膀胱气化不利，水湿内停。

中医处方：茯苓25g，炒白术20g，猪苓10g，泽泻10g，桂枝5g，炒山药25g，车前子10g，桑白皮15g，益智仁15g，白茅根30g，炙甘草5g。7剂，每日1剂，水煎服。

7月19日就诊：药后精神转佳，乏力减轻。舌脉同前。

调整处方：上方加女贞子10g，茯苓皮30g，生姜皮10g。14剂，服法同上。

8月1日就诊：药后身体进一步好转。继用上方加枸杞子10g，红景天10g。14剂，服法同前。

［用药分析］以上三诊，首以五苓散为主，次以五苓五皮饮（少陈皮、大腹皮）为主。先后酌加炒山药、益智仁、车前子、红景天，补脾益肾；或加女贞子、枸杞子，补益肾气。均是围绕脾肾两虚，膀胱气化不利，水湿内停的病机而做进一步强化。

9月5日就诊：乏力明显减轻。舌淡红，苔微白，脉沉细滑。

中医辨证：脾肾两虚，水气不化。

中医处方：生黄芪30g，茯苓30g，炒白术20g，党参10g，炒山药30g，泽泻10g，猪苓10g，车前子10g，大腹皮15g，桑白皮15g，白茅根30g，甘草5g。14剂，每日1剂，水煎服。

上方之后，又加当归15g、陈皮10g、女贞子15g，续服14剂，服法同前。

［用药分析］本诊在乏力减轻后，治疗以健脾利水为主，方用四君子汤加生黄芪、炒山药，补脾益气；加泽泻、猪苓、车前子、大腹皮、桑白皮、白茅根，利水泄浊。后续方中，加当归则寓当归补血汤之义；加陈皮则寓异功散之义；加女贞子兼顾益肾之功。

10月3日就诊：乏力续轻。今日检测：尿蛋白定量130mg/24h；尿蛋白（−），隐血（−）。舌淡红，苔白；脉沉细滑。

中医辨证：脾肾两虚，水气不化。

中医处方：茯苓25g，猪苓10g，泽泻10g，白术20g，桂枝5g，桑白皮10g，陈皮10g，茯苓皮25g，丹皮10g，大腹皮15g，冬瓜皮30g，丝瓜络15g，白茅根30g，炙甘草5g。14剂，每日1剂，水煎服。

上方之后，较为平适，又续服14剂。

［用药分析］虽无明显症状，尿检正常，但激素用量还在撤减之中。此时，化气利水，分清别浊，有利于尿蛋白的消除，是巩固疗效、撤减激素的有效方法。以上两诊，所用方药均是出于这种考虑。

10月31日就诊：精神状态较好。近胃脘不适或有时疼痛。泼尼松减为10mg，每日1次。舌脉同前。

中医辨证：脾肾两虚，水气不化，胃气失和。

中医处方：党参10g，茯苓20g，白术20g，炒山药25g，砂仁5g（后下），半夏10g，陈皮10g，泽泻10g，猪苓10g，桂枝5g，桑白皮15g，冬瓜皮15g，炙甘草5g。14剂，每日1剂，水煎服。

［用药分析］因胃气失和，出现胃脘不适或疼痛，方用香砂六君子汤健脾和胃；五苓散加桑白皮、冬瓜皮，通阳化气，利水泄浊。

11月14日就诊：药后平适，胃脘疼痛未作。当日检测：肾功能五项及尿常规正常；尿蛋白定量32mg/24h。舌脉同前，辨证同上。上方加炙黄芪25g，防风10g，14剂，服法同前。

［用药分析］胃脘疼痛消失，尿检正常。上方加炙黄芪、防风，又寓玉屏风散方义，增加其益气固表作用。

11月28日就诊：近日紧张后心悸。舌淡红，苔微白；脉沉细弦。泼尼松减为5mg，每日1次。

中医辨证：脾肾两虚，水气不化，兼肝郁血虚。

调整处方：生黄芪25g，当归15g，白芍20g，茯苓15g，白术20g，柴胡10g，猪苓10g，泽泻10g，炒山药25g，桑白皮15g，白茅根30g，甘草5g。14剂，水煎服。

［用药分析］紧张后心悸，与情绪相关。方用逍遥丸（改汤，去薄荷）疏肝健脾，养血调神；再加生黄芪、炒山药补气健脾；加猪苓、泽泻、桑白皮、白茅根，利水泄浊。

2014年1月2日就诊：自觉口干，无其他不适。近日尿检正常。

中医辨证：膀胱气化不行，轻微热化。

中医处方：茯苓 25g，猪苓 10g，泽泻 10g，白术 20g，丹皮 10g，桑白皮 15g，陈皮 10g，大腹皮 15g，茯苓皮 20g，车前子 10g，冬瓜皮 25g，白茅根 30g。14 剂，每日 1 剂，水煎服。

［用药分析］口干为轻微热化，方用四苓散合五皮饮（生姜皮易丹皮），再加冬瓜皮、车前子、白茅根，以利水泄浊为主，兼清已化之热。

1 月 16 日就诊：口干消失。时有胸乳胀痛。泼尼松片减为 2.5mg，每日 1 次。

中医辨证：脾肾两虚，肝气结郁，膀胱气化不行。

中医处方：柴胡 10g，白芍 15g，党参 10g，茯苓 15g，白术 15g，陈皮 10g，泽泻 10g，桑白皮 15g，大腹皮 15g，茯苓皮 15g，冬瓜皮 20g，炙甘草 5g。14 剂，每日 1 剂，水煎服。

［用药分析］青年女性患者，因久病心急，情志或生理周期变化，肝气郁结在所难免。方用柴芍异功散合五苓五皮饮加减化裁，疏肝健脾，利水泄浊。既能消除胸乳胀痛之症，还不失利水泄浊的作用。

2014 年 1 月 30 日至 4 月 24 日，近 3 个月来，以五苓五皮饮加白茅根为主，间断服用 84 剂，精神及食欲均好。其间于 4 月 10 日，尿常规及 24 小时尿蛋白定量检测，结果正常后，停服泼尼松片。

5 月 8 日就诊：近失眠寐浅，口苦且臭比较明显。舌淡红，苔微白，脉沉弦微滑。

中医辨证：肝郁化热，痰热扰神。

中医处方：黄连 10g，茯苓 20g，半夏 10g，竹茹 15g，陈皮 10g，枳壳 10g，栀子 10g，豆豉 10g，合欢皮 15g，桑白皮 15g，白茅根 30g，甘草 5g。14 剂，每日 1 剂，水煎服。

［用药分析］失眠寐浅，口苦且臭，为肝郁化热、痰热扰神所致。方用黄连温胆汤合栀子豉汤，清热解郁，化痰宁神。加合欢皮、桑白皮、白茅根，既助清热安神，又利水渗湿，针对病情变化出现的异常情况。

6 月 13 日至 12 月 18 日，近半年多来，病情稳定，相关检测结果正常。以补益肾气为主，方用“五子黑豆汤”，酌加白茅根、鹿衔草等，间断服用 121 剂中药，巩固疗效。

2015 年与 2016 年的 2 年时间，间断服用参苓白术散（汤）14 剂；五子黑豆汤60剂，多次检测肾功能及尿常规等，均未见异常。之后，分别于2017年4月、2019年3月、2021年12月随访，身体健康状况良好。

（二）以案说医

目前临床的现状是，无论急性肾炎或慢性肾病，很少在第一时间寻求中医治疗。而大多是先由西医诊断治疗之后，因病情几经反复或疗效不佳时，才转请中医或中西医结合治疗。此时，其病情复杂程度或治疗难度相对增加。本案与之不同，其特点是在患者出院1个月，中医在激素治疗（泼尼松片50mg/d）期间及早介入临床治疗，使激素递减成功，康复疗效较好，给予我们很多的启迪。

1. 中医早期介入治疗，是中西医结合的临床优势 患者诊断为肾病综合征A型、早期局灶节段性肾小球硬化症，经过足量激素治疗，水肿与蛋白尿消失。毋庸置疑，这是足量激素治疗控制病情的结果。但是，本案也同样面临激素递减停药之后的康复问题。患者经病友推荐，早期配合中医辨证治疗，在激素递减过程中，做到中西医治疗的有序衔接，解决了激素递减停药之后，病情容易反复的治疗难题。

针对目前肾病治疗先西后中，各自为战，配合不默契，衔接不紧密，治疗难度大，临床疗效差的现状，个人认为，应该逐渐形成中西医的认知和共识。作为中医工作者，首先要面对现实，打好扎实的中医功底和功力，学会与西医同道的沟通与交流；在肾病的治疗中，取长补短，相互配合，发挥中西医优势互补的治疗作用。其次，要充分自信中医在肾病的治疗上有着独特的学术思想和治疗经验，通过临床不断地实践与总结、传承与创新，强化自身的治疗特色与临床优势。

2. 本案的病症与治疗特点 本案早期发病较快，水肿明显，短时间体重增加4.5kg左右，属于典型的“风水”病证。刻诊时过境迁，水肿消退，仅见全身乏力，下肢为甚；舌淡胖，苔白滑，脉弦细滑，右寸浮。辨证虽以“脾肾两虚，水气不化”为主。但从“右脉浮”分析，仍具有“风水”病易于复发的潜在因素。因此，只要基本病机存在，复发的可能随时可见。本案治疗初起，即先从“水气不化”入手，首用五苓散（汤）加炒山药、益智仁补脾益肾，加车前子、桑白皮、白茅根利水消肿。此后两诊，分别加入女贞子、茯苓皮、生姜皮，与枸杞子、红景天，使治疗逐渐平移至补脾益肾、化气利水并重的方法上。继而以四君子汤加生黄芪、炒山药为主，健脾补气；复用泽泻、猪苓、车前子、大腹皮、桑白皮、白茅根，增强其利水化气作用。以此建立中医治疗的主基调。

3. 疏肝解郁的阶段治疗 因慢性肾病的治疗难度，患者的精神压力较大。尤其是女性患者，受情绪因素的影响、月经周期的变化，出现肝气郁结的症状，更为明显。所以，在治疗过程当中，应兼顾这一病机特点。本案在阶段性治疗中，特别是在月经周期出现肝气郁结症状时，会酌情加入疏肝解郁药，予以兼顾。如期间治疗曾用逍遥散（2013 年 11 月 28 日），或合以柴芍异功散（2014 年 1 月 16 日），即是此例。

4. 康复治疗的两个阶段特点 随着病情的稳定好转，与激素用药的不断递减，其巩固疗效和康复阶段，成为缓图治本、坚守治疗的关键。所以，本案在停服激素用药之后，有两个阶段的长期用药。第一阶段，自 2014 年 1 月至 4 月，以五苓五皮饮加白茅根为主，化气利水，用方达 84 剂。第二阶段，自 2015 年至 2016 年，以五子黑豆汤为主，补脾益肾，间断用方达 180 剂。在两个阶段中，间用参苓白术散（汤）、柴芍异功散（汤）或合五皮饮，随证治疗，有效解决了停用激素后病情易于复发的治疗难题。

七、宁某案

（一）治疗实录

宁某，女，20 岁。运城市稷山县人。

患者 2012 年秋季出现全身肿胀，下肢浮肿明显，按之凹陷，伴乏力、小便有泡沫等症，尿常规检查：尿蛋白（++++），潜血（++），被当地某县中医医院诊断为：肾病综合征。后又入住太原市某医院治疗，其间肾穿刺报告：IgA 肾病。出院后长期服用泼尼松、双嘧达莫、肾复康等药。

2015 年 2 月 26 日初诊：肾病综合征病史 2 年余，经病友推荐，停服西药，前来就诊。刻诊：患者乏力明显，多梦易醒，小便泡沫较多。2 月 16 日在当地县医院检测：尿蛋白（+++），隐血（±）。面色萎黄，两颧潮红；舌淡红，苔白微腻；脉弦滑微数。

中医辨证：脾肾两虚，水气不化。

中医处方：炙黄芪 25g，茯苓 20g，炒白术 20g，猪苓 10g，桑白皮 15g，泽泻 10g，炒山药 25g，桂枝 10g，大腹皮 15g，陈皮 10g，茯苓皮 15g，炙甘草 5g，生姜 10g，大枣 2 枚。7 剂，每日 1 剂，水煎服。

3月6日就诊：辨证同前，上方加车前子10g、白茅根30g，14剂，服法同前。

［用药分析］本案病程较长，病机为脾肾两虚，水气不化。刻诊症见两颧潮红，与长期使用激素有关，虽已停服，但为时较短，难以消除。所以，临证不能一见两颧潮红，即认定为阴虚。因乏力明显，面色萎黄，偏重脾虚。故方用四君子汤加炙黄芪、炒山药，补气健脾；合五苓五皮饮化气利水。再诊时又加车前子、白茅根，增强其利水泄浊之功。

3月27日就诊：药后平适。仍乏力、眠差，小便泡沫较多。3月9日在当地县医院检测，24h尿蛋白定量：2.1g/24h。舌脉同上，辨证同前。

调整处方：茯苓20g，猪苓10g，泽泻10g，白术20g，桂枝10g，茯苓皮25g，陈皮10g，桑白皮15g，大腹皮15g，生姜皮10g，白茅根30g。14剂，每日1剂，水煎服。

4月10日就诊：当日本院检测，24h尿蛋白定量：1.85g/24h。咽干。舌暗红，苔白；脉沉滑。上方去桂枝，加车前子10g，14剂，每日1剂，水煎服。

［用药分析］以上2诊，小便泡沫较多，尿蛋白定量过高，可能与骤停激素，中药的支撑作用未能及时跟进，造成病情反弹相关。此虽为脾肾两虚，膀胱气化不利，清浊不分，水精互混所致，但目前先以化气利水、分别清浊为主。故3月27日，方用五苓五皮饮加白茅根，突出化气利水、分清别浊作用。4月10日再诊时咽干，去桂枝，避免病情化热；加车前子，增加利水消肿之功。

4月24日就诊：仍乏力、眠差。舌淡红，苔白；脉沉微滑。

中医辨证：脾肾两虚，水气不化。

中医处方：生黄芪20g，山药15g，生白术20g，茯苓20g，泽泻10g，猪苓10g，桂枝5g，菟丝子10g，沙苑子10g，车前子10g，女贞子15g，枸杞子10g，丹皮10g。14剂，每日1剂，水煎服。

5月8日就诊：睡眠改善，受热则心悸。上方加红景天10g，14剂，每日1剂，水煎服。

［用药分析］以上2诊，症见咽干消失，化热不明显，虽以乏力为主，但还要考虑易于化热的因素。故4月24日方用四君子汤加生黄芪（党参易山药，减少方中甘温之性）；五苓散（减少桂枝用量，避免化热）；合以五

子黑豆汤加丹皮(佐制其温热)。5月8日再诊加红景天(药性味甘偏凉),补气而不温燥。

6月5日就诊:药后心悸减轻。舌淡红,苔白,脉沉细弦。

调整处方:党参15g,炒白术20g,茯苓15g,炒山药25g,陈皮10g,薏苡仁25g,泽泻10g,车前子10g,桂枝10g,炙黄芪25g,当归10g,炙甘草5g。14剂,每日1剂,水煎服。

6月19日就诊:上方服后,乏力减轻,心悸消失。今日检测,24h尿蛋白定量:0.85g/24h。上方加菟丝子10g,沙苑子10g,女贞子15g,枸杞子10g,炒黑豆15g,14剂,服法同前。

[用药分析] 症状减轻或消失,尿蛋白定量明显下降。继以上方合五子黑豆汤,增加补益肾气的作用。

7月3日就诊时,精神好转,不觉乏力。舌红,苔薄白;脉沉微弦。

中医辨证:脾肾两虚,水气不化。

中医处方:熟地25g,菟丝子10g,山药15g,女贞子15g,茯苓15g,枸杞子10g,泽泻10g,沙苑子10g,丹皮10g,车前子10g,白茅根30g。14剂,每日1剂,水煎服。

[用药分析] 病情稳定。前面诸方偏于补脾,已有初效;此则偏于补肾,平调阴阳,方用五子黑豆汤合六味地黄丸(汤);加车前子、白茅根,利水泄浊,以增方效。

7月17日就诊:昨天检测尿常规,尿蛋白(+),隐血(++)。上方加小蓟15g,炒白头翁15g,14剂,服法同前。

7月31日就诊:上方再加荆芥10g,焦地榆10g,14剂,服法同前。

[用药分析] 尿检有隐血。虽尿蛋白与隐血为"一病两象",但在治本的前提下,有时加一些凉血散瘀药,可以加快隐血尿的消除。以上两诊,首加小蓟、炒白头翁;再加荆芥、焦地榆,即是此意。

8月14日就诊:近食少、乏力。舌尖红,苔微白;脉沉微弦。

中医辨证:脾肾两虚,瘀热伤络。

中医处方:猪苓10g,茯苓15g,焦地榆15g,炒白头翁15g,荆芥10g,炒槐花10g,小蓟15g,白茅根30g,防风10g,炒僵蚕10g,乌梅15g,旱莲草15g,丹皮10g,女贞子15g,甘草5g。14剂,每日1剂,水煎服。

[用药分析] 脾肾两虚的病机尚为稳定,但舌尖红、尿检隐血,为瘀

热伤络之象。本次处方以治标为主，方中猪苓、茯苓、白茅根清热利水；旱莲草、女贞子（二至丸）养阴补血；乌梅、炒僵蚕（《济生》乌梅丸）加小蓟、丹皮清热散瘀。需要说明，方中焦地榆、炒白头翁、炒槐花与荆芥、防风相配，清热祛瘀，凉血散血，有助于隐血尿的消除，是著名中医赵绍琴先生治疗慢性肾病的临床经验用药（1983年8月赵老来山西运城1周，侍诊学习所得）。

9月3日与9月17日就诊：均在上方加生地15g，竹叶10g，增加其清热利水之功。两次服用28剂，服法同前。

10月9日就诊：感冒5天，全身酸痛，咽疼不适。10月7日当地县医院检测，尿常规：尿蛋白（++），潜血（+）；24h尿蛋白定量：1.07g/24h。舌淡红，苔微白；脉浮微滑。

中医辨证：风寒客表，膀胱气化不利。

中医处方：麻黄5g，连翘10g，赤小豆30g，杏仁10g，桑白皮15g，陈皮10g，大腹皮15g，茯苓皮15g，生姜皮10g。7剂，每日1剂，水煎服。

[用药分析] 慢性肾病外感，以风寒居多，且多导致病情反复。方用麻黄连翘赤小豆汤合五皮饮，宣肺解表，利水泄浊，内外合治，标本兼顾。

10月22日就诊：药后感冒痊愈。上方加焦地榆15g，荆芥10g，炒槐花10g，防风10g，炒僵蚕10g，乌梅15g。7剂，每日1剂，水煎服。

[用药分析] 所加诸药，与8月14日处方用意相同。

11月6日就诊：近3天眼睑轻微浮肿。舌暗红，苔微白；脉浮微滑。

中医辨证：风寒客表，膀胱气化不利，水湿内停。

中医处方：麻黄5g，连翘10g，赤小豆30g，杏仁10g，桑白皮15g，小蓟15g，茯苓皮15g，白茅根30g。7剂，每日1剂，水煎服。

[用药分析] 近因天气变化，受凉复感，眼睑轻微浮肿，为轻度风水。方用麻黄连翘赤小豆汤，加茯苓皮、小蓟、白茅根，外解风寒，宣肺利水。

11月26日与12月11日就诊：药后浮肿消退。别无不适。前者在上方加仙鹤草30g，炙甘草5g，生姜10g，大枣4枚，7剂，每日1剂，水煎服；后者再加茯苓20g，猪苓10g，泽泻10g，14剂，每日1剂，水煎服。

[用药分析] 外感解后，浮肿消退，首在上方加仙鹤草，既能益气，又可散血，有利于隐血尿的消除。再次加茯苓、猪苓、泽泻利水泄浊，有利于蛋白尿的消除。

12月24日就诊：2日前在当地县医院检测，尿常规：尿蛋白(++)，潜血(++)；24h尿蛋白定量：1.90g/24h。刻诊：无明显自觉症状。舌淡红，苔微白；脉沉。

中医辨证：脾肾两虚，水气不化。

中医处方：熟地25g，枸杞子10g，茯苓20g，炒山药29g，泽泻10g，女贞子10g，丹皮10g，菟丝子10g，沙苑子10g，车前子10g，猪苓10g，白茅根30g。14剂，每日1剂，水煎服。

[用药分析] 外感因素解除。虽无明显症状，但尿蛋白定量较高。根据舌脉之象，当以治本为主。方用六味地黄丸(汤)合五子黑豆汤，加猪苓、白茅根，补益肾气，利水泄浊。

2016年1月8日至2月5日，就诊3次。其中1月8日，在上方加怀牛膝15g、鹿衔草15g，14剂；1月22日，再加益母草15g，14剂；2月5日，再加炒槐花15g、荆芥10g，14剂。服法均同前。

2月19日就诊：昨日当地县医院检测，尿常规：尿蛋白(++)，潜血(++)；24h尿蛋白定量：0.80g/24h。刻诊：无明显不适。舌淡红，苔微白；脉沉。

中医辨证：脾肾两虚，水气不化。

中医处方：熟地25g，菟丝子10g，山药25g，沙苑子10g，茯苓15g，枸杞子10g，泽泻10g，女贞子10g，丹皮10g，车前子10g，荆芥10g，焦地榆15g，防风10g，炒槐花10g，炒黑豆15g，甘草5g。14剂，每日1剂，水煎服。

[用药分析] 近2月以来，尿蛋白定量降低；但尿常规检测仍为异常。此时不能被尿检结果罩住眼目。尤其在没有自觉症状时，应该围绕脾肾两虚、气化不利的基本病机，以治本为主，并坚持用药。

3月4日至4月22日，就诊3次，均以上方加味。其中，3月4日，上方加白茅根30g、小蓟10g，14剂；3月18日，继用上方14剂；4月22日，继用上方14剂。服法均同前。其间，4月20日检测，尿常规：尿蛋白(−)，潜血(−)；24h尿蛋白定量：0.72g/24h。

[用药分析] 从尿常规检测结果来看，治本为主的疗效逐渐显现。

5月6日就诊：精神状态好，无明显不适。舌淡红，苔微白；脉沉。

中医辨证：脾肾两虚，水气不化。

中医处方：菟丝子10g，沙苑子10g，车前子10g，女贞子10g，枸杞子

10g，炒黑豆 15g。14 剂，每日 1 剂，水煎服。

［用药分析］病情稳定，循序渐进，此时单用五子黑豆汤，巩固疗效，比较合适。

6 月 2 日至 8 月 5 日，就诊 5 次。舌脉同上，辨证同前，均以五子黑豆汤为主加减治疗。其中，6 月 2 日，上方加鹿衔草 15g，14 剂；6 月 16 日，再加白茅根 30g，14 剂；6 月 30 日，因觉上火，以栀子易菟丝子，14 剂；7 月 22 日，用五子黑豆汤原方 14 剂；8 月 5 日，用五子黑豆汤加茯苓 25g、炒白术 25g、泽泻 10g，14 剂。服法均同前。其间，6 月 12 日检测，尿常规：尿蛋白（+），潜血（+）；24h 尿蛋白定量：0.16g/24h。

［用药分析］以五子黑豆汤为主，或稍做加减 70 剂，尿蛋白定量几近正常。

8 月 19 日就诊：近觉下肢乏力。昨天在当地县医院检测，尿常规：尿蛋白（−），潜血（++）；24h 尿蛋白定量：0.24g/24h。舌淡红，苔微白；脉沉。

中医辨证：脾肾两虚，水气不化。

中医处方：炙黄芪 25g，党参 15g，菟丝子 10g，沙苑子 10g，车前子 10g，女贞子 10g，枸杞子 10g，炒黑豆 15g，白茅根 30g。14 剂，每日 1 剂，水煎服。

［用药分析］近下肢乏力，用五子黑豆汤加炙黄芪、党参，补脾益肾。

9 月 2 日就诊：药后自觉口干。

调整处方：焦地榆 15g，荆芥 10g，炒白头翁 15g，防风 10g，白茅根 30g，小蓟 10g，炒栀子 10g，丹皮 10g，车前子 10g，猪苓 10g，怀牛膝 15g，甘草 5g。14 剂，每日 1 剂，水煎服。

［用药分析］上方加黄芪、党参后，自觉上火口干，加之尿检有隐血，调整处方为清热散瘀，利水泄浊。

9 月 13 日就诊：继用上方加连翘 10g、赤小豆 15g，14 剂，服法同前。

10 月 14 日就诊：上方服后平适，不觉上火，但小便泡沫较多，别无不适。舌淡红，苔微白；脉沉。

中医辨证：脾肾两虚，水气不化。

中医处方：菟丝子 10g，沙苑子 10g，车前子 10g，女贞子 10g，枸杞子 10g，炒黑豆 15g，赤小豆 25g，白茅根 30g。14 剂，每日 1 剂，水煎服。

［用药分析］方用五子黑豆汤补益肾气，加赤小豆、白茅根利水泄浊。

11 月 17 日就诊：现觉乏力，眠差。舌淡红，苔微白；脉沉。1 周前在当地县医院检测，尿常规：尿蛋白（++），潜血（-）；24h 尿蛋白定量：0.57g/24h。

中医辨证：脾肾两虚，水气不化。

中医处方：熟地 20g，炒山药 25g，茯苓 20g，泽泻 10g，丹皮 10g，沙苑子 10g，菟丝子 10g，枸杞子 10g，女贞子 10g，车前子 10g，白茅根 30g。14 剂，每日 1 剂，水煎服。

［用药分析］侧重补益肾气，平调阴阳，化气利水。方用五子黑豆汤合六味地黄丸加白茅根。

2021 年 12 月 11 电话随访：上方服至 2016 年底，停药观察，后未见异常，故再无治疗。近 5 年来，每年都有体检或专项检测，其中 1 次 24h 尿蛋白定量略高于正常值（不详）外，其余检测结果显示正常。

（二）以案说医

本案自发病以来，经过 2 年多的西医药治疗。在中医治疗的同时，自行停服相关西药。根据本案中医治疗的全过程来看，有以下几点临床体验。

1. 注意长期使用激素给中医辨证带来的影响 长期使用激素，会出现不同程度的“假热”现象。本案首诊时，根据乏力明显，小便泡沫较多，舌淡红，苔白微腻，辨证为脾肾两虚，水气不化。但是，患者还表现有：梦多易醒，两颧潮红，脉弦滑微数的“热象”。由于考虑长期使用激素会带来化热的临床表现，故在确立辨证论治过程中，虽把这些“标象”予以剔除，但也要考虑易有“化热”的潜在病机。这种认识，通过全过程的治疗反馈，给以佐证和肯定。从而提示，在中医或中西医结合治疗时，应缜密思考，反复琢磨，明标与本，去假存真，以提高临床辨证的功力和治疗的针对性。

2. 注意停服激素后的病情反弹 长期使用激素并规范递减，对于肾病的治疗与病情的控制，无疑有着积极的临床意义。但是，停服激素药物之后，有些患者会出现病情反弹，或回归疾病治疗的原点。对此，应有足够清楚的认识。本案在中医治疗前，尿常规检查：尿蛋白（+++），隐血（±）；首诊之后，3 月 9 日 24h 尿蛋白定量：2.1g/24h（0～0.15g）；4 月 10 日检测 24h 尿蛋白定量：1.85g/24h。病情明显反弹，即是此例。之后，再经 3 个月的治疗，7 月 3 日检测 24h 尿蛋白定量：0.85g/24h（0～0.15g）。所以，针对激素停服出现的反弹现象，医者应该认真排除相关因素，查找反弹原因，要有清楚的认识与足够的定力，并说服患者，建立信心。否则，仍然可能回到治疗的原点。临床有些患者过于忧虑，重蹈大量激素冲击治疗后逐渐递减的覆辙，最后依然回归中医治疗。当然，对于有些坚守中医治疗，病情反复或加重者，也可以不放弃激素的再次规范治疗。这里提示的是一个问题的两个方面，谨供同仁参考。

3. 分析“化热伤阴”或“瘀热伤络”的原因 慢性肾病的治疗周期较长。在其过程中，经常出现一些“化热伤阴”或“瘀热伤络”的现象，如咽干或疼，口干或渴，心悸失眠，小便隐血增加，舌红或暗红，脉微数等。分析其原因，约有三个方面：一是长期使用激素，尚未完全递减，伴有激素面容，可能为激素副作用所致。二是单纯使用中药补脾益肾，或温阳利水，药性过于辛温燥热，造成化热伤阴。三是春夏之际，气候温热，或秋季气候干燥，治疗较其他季节容易化燥伤阴。

“化热伤阴”与“瘀热伤络”之间，是一种相互影响，逐渐递进的病机关系。以上种种原因，皆与慢性肾病的病程较长，或长期用药等因素相关。由于“日久”，既容易化热，也可以致瘀；化热势必伤阴，致瘀则会伤络。所以，在治疗过程中，经常出现不同程度“化热伤阴”或“瘀热伤络”的病机与病症。

值得指出的是，这种病机与病症，往往是疾病治疗过程中阶段性的反映，属于慢性肾病的复杂病机或兼夹病机，也可以说是一种暂时性的标象病机，容易罩人眼目，遮盖本质病机的辨别。因此，我们在临床治疗上，根据具体病情，可以阶段性的清热养阴、凉血散瘀为主，或在治本的同时酌情兼顾。一旦“标象”去除，就要回归治本为主。

4. 临证“失误”带来的体会 本案在2015年7月至9月之间，因患者检测出现尿中隐血(++)、舌尖红等症，辨证考虑在“脾肾两虚，水气不化”的基础上，兼有“瘀热伤络”，一度使用了清热凉血为主的方药，如丹皮、小蓟、炒白头翁、焦地榆、炒槐花、生地、竹叶、白茅根等，反而出现病情波动，尿常规检测异常，10月9日检测：尿蛋白(++)，隐血(+)；24h尿蛋白定量：1.07g/24h。对此，曾反思认为，是使用清热凉血方药不当的“失误”。

这次“失误”的思考，是否成立？最近重新整理病案时，才从中理出头绪。慢性肾病的病情波动或反复，受到诸多干扰因素的影响，出现一些复杂或兼夹病机。“化热伤阴”或“瘀热伤络”，是常见的一种暂时性或阶段性的病机，并随之产生相应的临床病症。对此，做出相关的对应治疗，并非不当。只是不可本末倒置，以标为本，孤注一掷，贻误治疗。

对于如何减少或避免“失误”，提高临床辨证论治的能力与水平，还有以下两点体会：

一是作为慢性肾病“隐证”的蛋白尿与隐血尿，因微观认识而来，与肉眼看到的显性症状“血尿”不同。其本质病机都是“脾肾两虚，水气不化”。二者的出现，是肾病的“一病两象”，没有本质的不同，也不能有微观“白”与“红”的歧义。而辨证论治，可以起到“一箭双雕”的作用。

二是治疗慢性肾病，要有基本功力或临床定力。因为在治疗过程中，出现短暂的病情波动或“标象”的变化，都在所难免。只要坚守中医原创思维，在辨证论治的前提下，权衡其主次轻重，适当调整治疗方案，待病情稳定或“标象”消除之后，回归原本的治疗。

5. 坚持随访 本案患者治疗5年后随访，康复良好。在每年多次体检或专项检测中，除一次24小时尿蛋白定量检测略高于正常值外，其余检测结果均在正常范围。值得说明，慢性肾病治疗的最佳效果，只有康复良好的评价。5年的康复良好，也不等于肾病的痊愈。因为随着以后的体质变化或其他因素的影响，也难说不会复发。所以，随访的另一个目的，就是嘱咐康复者注意将息，避免复发，防患于未然。

八、孙某案

（一）治疗实录

孙某，男，4岁。

患者2019年1月7日，因出现腹胀，双眼睑及双下肢浮肿，入住运城市某医院儿科（住院号：0001348449），1月9日检测24h尿量：800ml；24h尿蛋白定量：3 268.8mg/24h。经治疗好转出院。1月22日出院诊断：肾病综合征，支气管炎，电解质紊乱，低钾血症，低钠血症。出院后继续口服泼尼松治疗：10mg/早、10mg/中、8mg/晚；钙剂1.5g，口服2次/d。

2020年10月15日初诊：今年6月停服泼尼松后再次水肿，再次予以激素治疗，现隔日服泼尼松3片（15mg）。家长担心继续减服激素后病情反复，同时转请中医治疗。刻诊：无明显症状。舌淡暗红，苔薄白；脉微浮缓。

中医辨证：肾阳不足，水气不化。

中医处方：茯苓 15g，生白术 15g，泽泻 5g，生白芍 5g，熟附子 3g，桂枝 5g，猪苓 5g。7 剂，每日 1 剂，水煎服。

[用药分析] 小儿为稚阴稚阳之体，尤其阳气易伤；而长期服用激素，又容易化热伤阴。反观本案患儿停服激素后水肿，再次使用激素 4 月余，但仍未见化热伤阴，可见其肾阳不足较甚。故首诊先用真武汤合五苓散，温肾助阳，化气利水。

11 月 19 日就诊：近受凉感冒，小便有泡沫。尿常规（-），激素 2.5 片/d。舌淡红，苔薄白；脉微浮。

中医辨证：外感风寒，膀胱气化不利。

中医处方：麻黄 3g，桂枝 5g，茯苓 10g，猪苓 10g，泽泻 5g，白术 15g，白茅根 15g。7 剂，每日 1 剂，水煎服。

[用药分析] 近受凉感冒，小便有泡沫，据舌脉辨证为风寒外感，膀胱气化不利。方用麻黄五苓散加白茅根，外解风寒，内助气化，利水泄浊。

11 月 26 日就诊：药后感冒愈，昨天少量鼻血。小便泡沫明显减少。

中医辨证：肾气不足，膀胱气化不利。

中医处方：茯苓 15g，猪苓 10g，泽泻 5g，白术 15g，桂枝 3g，白茅根 15g。6 剂，每日 1 剂，水煎服。

[用药分析] 上方药后，外感即解，小便泡沫明显减少。昨日少量鼻血，可能与方用麻、桂有关，但也不排除“红汗”的可能。方用五苓散加白茅根，以化气利水。

12 月 3 日就诊：近几天大便偏干，无其他不适。激素减为隔日 2 片。11 月 27 日尿常规：尿蛋白（-），隐血（-）。舌淡红，苔微白；脉缓。

中医辨证：脾肾两虚，水气不化。

中医处方：菟丝子 8g，莲子 5g，沙苑子 8g，茯苓 15g，车前子 8g，泽泻 5g，丹皮 5g，女贞子 5g，枸杞子 5g，炒黑豆 5g，白茅根 15g。12 剂，每日 1 剂，水煎服。

12 月 17 日就诊：药后平适。上方加怀牛膝 10g。12 剂，服法同前。

[用药分析] 病情稳定，治本为主。以上 2 诊，前者方用五子黑豆汤

加莲子补脾益肾；加茯苓、泽泻、丹皮、白茅根，利水泄浊。后者再加怀牛膝，增加其补脾益肾作用。

2021年3月11日就诊：近来食少。尿常规检查正常。激素减至隔日1片。舌淡红，苔微白；脉沉。

中医辨证：脾肾两虚，水气不化。

中医处方：党参5g，炒白术10g，茯苓10g，泽泻5g，陈皮5g，菟丝子8g，沙苑子8g，车前子5g，白茅根15g，炙甘草2g。14剂，每日1剂，水煎服。

［用药分析］近日食少，为脾虚化弱。方用异功散健脾助运，加菟丝子、沙苑子、车前子、泽泻、白茅根，益肾泄浊。

3月25日就诊：感冒1天，打喷嚏，流涕浓稠。当日检测尿液分析、尿沉渣定量，均为阴性。舌淡红，苔白；脉浮缓。

中医辨证：营卫不和，膀胱气化不利。

中医处方：桂枝5g，炒白芍5g，茯苓15g，炒白术15g，泽泻5g，猪苓5g，杏仁5g，炙甘草2g，生姜5g，大枣2枚。6剂，每日1剂，水煎服。

4月1日就诊：仍有稠涕，别无不适。舌脉同上。

调整处方：桂枝5g，炒白芍5g，茯苓15g，炒白术15g，白茅根15g，炙甘草3g，生姜5g，大枣2枚。6剂，服法同上。

［用药分析］患儿体质虚弱，易于外感。本次感冒恶寒发热不明显，以打喷嚏和流涕为主。辨证为营卫不和，膀胱气化不利。以上2诊，首用桂枝汤合五苓散加杏仁；再用桂枝加茯苓白术汤，再加白茅根，均以调和营卫、化气行水为主。前者宣肺泄浊之功更为突出。

4月8日至5月27日，就诊3次。均无明显不适，尿常规检测(−)，激素减至隔日半片。舌淡红，苔微白，脉缓。辨证：肾气不足，水气不化。其中，方用“五子黑豆汤”(去黑豆)加莲子、白茅根12剂；或再加炒山药、红景天12剂；或再加茯苓、白术12剂。以上均为每日1剂，水煎服。

［用药分析］以上3诊，所加之药，均与前述用意相同。

6月10日就诊：轻微感冒1周，始有恶寒，现鼻塞，流清鼻涕。舌淡微红，苔白滑；脉微浮。

中医辨证：风寒束肺，膀胱气化不利。

中医处方：麻黄5g，桑白皮10g，陈皮5g，大腹皮10g，茯苓皮10g，生姜皮5g，紫苏叶5g，白茅根15g。6剂，每日1剂，水煎服。

[用药分析] 风寒外感1周未愈，唯恐引起病情反复。方用麻黄五皮饮加紫苏叶、白茅根，宣肺解表，利水泄浊，标本兼顾。

6月17日至7月22日，就诊3次。因感冒后食欲较差，挑食。舌淡红，苔微白，脉缓。均以异功散合五子黑豆汤为主，或加山药、白茅根，间断服用36剂，水煎服。

[用药分析] 小儿慢性病程中，脾胃功能健运与否非常重要。本次治疗1个多月来，均以异功散加山药，五子黑豆汤加白茅根，调补脾肾，以治其本。

8月12日就诊：饮食增加，别无不适。舌淡红，苔微白，脉缓。

中医辨证：肾气不足，水气不化。

中医处方：菟丝子5g，沙苑子5g，车前子5g，女贞子5g，枸杞子5g，炒黑豆10g，桂枝5g，怀牛膝10g。12剂，每日1剂，水煎服。

8月26日就诊：上方加白茅根15g、通草3g，12剂，服法同前。

[用药分析] 以上前后2诊，均为五子黑豆汤加味。前者加桂枝通阳化气，怀牛膝补益肾气；后者再加白茅根、通草，利水泄浊。

9月16日就诊：近晨起微咳，有少量白痰；小便有泡沫，消散较快。舌淡红，苔白；脉缓。

中医辨证：脾肾两虚，水气不化。

中医处方：茯苓10g，猪苓5g，白术10g，泽泻5g，桂枝5g，陈皮5g，莲子5g，菟丝子5g，沙苑子5g，车前子5g，女贞子5g，枸杞子5g，炒黑豆10g，炙甘草2g。12剂，每日1剂，水煎服。

[用药分析] 方用五苓散合五子黑豆汤，加莲子、陈皮、炙甘草，增加健脾理气的作用。

10月7日就诊：上方续服6剂。刻诊：咳嗽基本消失，小便少量泡沫，消散较快。10月1日停服激素。舌淡红，苔微白；脉缓。

中医辨证：脾肾两虚，水气不化。

中医处方：党参5g，白术10g，茯苓10g，莲子5g，菟丝子5g，沙苑子5g，车前子5g，女贞子5g，枸杞子5g，炒黑豆10g，炙甘草2g。12剂，每日1剂，水煎服。

[用药分析] 停服激素后，针对基本病机，进行培补脾胃、补益肾气

的治本之法，显得更为重要。方用四君子汤合五子黑豆汤加莲子（寓茯菟丸方义），除治本外，还有停服激素药物后的支撑治疗意义。

11月4日至12月2日，就诊3次。尿常规检测：尿蛋白（-），潜血（-）。舌淡红，苔微白；脉缓。方用四君子汤合五子黑豆汤为主，加莲子12剂；五子黑豆汤加怀牛膝、白茅根、茯苓、莲子24剂。服法同上。

12月16日就诊：无明显症状或不适。近日检测肾功能、尿常规，均为正常。调整处方：菟丝子5g，沙苑子5g，车前子5g，女贞子5g，枸杞子5g，炒黑豆5g，茯苓10g，怀牛膝10g。12剂，每日1剂，水煎服。

［用药分析］停服激素以后，经过3个多月的培本支撑治疗，病情康复，随访3年未复发。

（二）以案说医

本案为儿科患者，住院治疗后继续口服泼尼松治疗，病情缓解。1年后因停服激素病情复发，再次予以激素治疗。结合本案的中医治疗，有以下几点启示。

1. 病情单一，病机以脾肾两虚为主　相对成人来说，儿科的病情较为单一，复杂程度不大。基本病机属于脾肾两虚，水气不化。如果说有复杂病机或兼夹病机，往往与治疗不当，病程迁延，或合并其他病症有关。本案虽有反复，从临床表现来看，只是单纯的水肿而已；再次使用激素以后，也无明显自觉症状。所以，本案在病机辨证上，就是脾肾两虚，水气不化。

2. 根据体质，用药以补脾益肾为法　小儿为稚阴稚阳之体，本身的病机又为脾肾两虚，水气不化。因此，治疗要始终把握以补脾益肾为法，切忌临床不加辨证，根据“炎症”的病理概念，使用寒凉性质的清热药物，损伤小儿的正气，导致虚上加虚，不利于疾病的恢复。本案治疗自始至终均以补脾益肾为主，即是其例。在儿科慢性肾病的病情上，阳气最易受伤；即使阴阳两伤，阳气较阴血难以恢复。所以首诊治疗，虽用小剂真武汤合五苓散（汤），也是出于病情反复，体质偏于阳气虚弱的考虑，故先行温助阳化，化气利水，做好后续治疗的铺垫。

3. 外感因素，辨证以虚实寒热为纲　由于小儿为稚阴稚阳之体，加之病程中正气不足。因而小儿慢性肾病的反复，与体质虚弱，易于外感的因素相关。而在外感病邪中，又与“六淫”中的风、寒邪气更为密切。即使是夏月外感，或是感受热邪等，也会因为体质原因，而从热化寒。这是儿科慢性肾病外感致病的一大特点。也就是说，小儿慢性肾病的外感，很少有出现表热证，或以表热证为主。本案治疗过程中，曾出现三次轻微外感，其中一次用五苓散（汤）加麻黄、白茅根；一次用桂枝汤合五苓散（汤）；一次用麻黄五皮饮加紫苏叶、白茅根。说明外感风寒是病因，表证虚实为辨证的纲要。

4. 激素递减，治疗以中医支撑为要 归根结底，本案治疗的过程，无非两种考虑：一是激素使用的平稳递减，一是激素减停之后的康复治疗。两种考虑在中医治疗中，实际上是合二为一的。本案始终围绕脾肾两虚、水气不化的基本病机，以补脾益肾、化气利水为法，不仅做到激素用药的平稳递减，而且使病情康复良好。如果说日后病情还可能反复的话，那么，只要基本病机不变，治疗方法也会大致相同。

九、王某案

（一）治疗实录

王某，男，40 岁，运城市绛县人。

患者间断眼睑及双下肢水肿 20 天，活动后加重，伴腰困，尿中泡沫增多；1 周前出现腹胀，活动后气短，进行性加重等；1 天前门诊化验尿常规：红细胞 79.7/μl，白细胞 35/μl，隐血（+++），蛋白质（+++），亚硝酸盐阳性。2016 年 11 月 11 日门诊以“肾病综合征，尿路感染”为诊断，入住我院肾内科（住院号：0001097448）。住院后检测 24 小时尿蛋白定量：9 723.6mg/24h。生化：谷丙转氨酶 107U/L；谷草转氨酶 176U/L；谷氨酰转氨酶 269U/L；白蛋白 20.7g/L；甘油三酯 2.73mmol/L。CT 诊断：少量腹水，胆囊壁水肿，脾大；请结合临床。于 11 月 16 日在彩超引导下行肾穿刺，病理报告（病理号：KB1628930）：符合Ⅱ期膜性肾病。11 月 25 日出院诊断：肾病综合征，Ⅱ期膜性肾病，尿路感染，慢性乙型病毒性肝炎，乙型肝炎后肝硬化，食管静脉曲张（轻度），非萎缩性胃炎伴胆汁潴留，胃下垂。

2016 年 11 月 25 日出院后初诊：患者仍觉腹胀，下肢轻度浮肿，少量腹水，小便少且有泡沫。舌质暗红，略有齿痕，舌边苔白微滑，中间有剥脱；脉弦微数。

中医辨证：肾气不化，肝脾失调，水湿内停。

中医处方：当归 20g，炒白芍 20g，茯苓 25g，炒白术 25g，泽泻 10g，大腹皮15g，陈皮10g，桑白皮15g，桂枝5g，茯苓皮15g，猪苓10g，车前子10g，茵陈10g，生姜皮10g，炙甘草5g。7剂，每日1剂，水煎服。

［用药分析］本案诊断疾病较多，中医辨证除基本病机外，还有兼夹病机。首诊治疗，方用当归芍药散（去川芎）合五苓五皮饮，加茵陈、车前子、炙甘草，调理肝脾，化气利水。

12月1日就诊：药后大便1～2次，3天后1日1次。舌脉同前，辨证同上。上方加绿萼梅10g，玫瑰花10g。14剂，每日1剂，水煎服。

［用药分析］绿萼梅与玫瑰花，均为甘平芳香之品，具有疏肝解郁、理气和胃的作用。上方加此二药，能够更好地调理肝脾。

12月22日就诊：现仍腹胀，小便量少，下肢轻微浮肿。舌质暗红，苔微白，舌中间无苔；脉弦滑微数。

中医辨证：肾气不化，肝脾失调，水湿内停。

中医处方：当归20g，炒白芍20g，茯苓25g，炒白术20g，茵陈10g，绿萼梅10g，丹参15g，玫瑰花10g，陈皮10g，大腹皮5g，桑白皮15g，甘草5g。14剂，每日1剂，水煎服。

［用药分析］本方与上方用意基本相同，只是药味有所减少，药力更为平和一些。其中，茵陈与丹参为上方所没有。关于茵陈一药，有茵陈蒿与绵茵陈的不同。本人通过考证认为，清以前本草所载茵陈蒿，为菊科多年生草本植物茵陈蒿的成熟茎叶；清以后本草所载茵陈蒿，为该植物的幼苗，亦称绵茵陈。二者在采收时间、药用部位及临床运用等方面存在显著差异。茵陈蒿性味苦寒而剧，清热利湿可退黄疸；绵茵陈性味甘淡而平，宣湿开郁能疏肝。我们现在药用的茵陈，都是绵茵陈。故本方所加茵陈，意在增加其疏肝解郁与宣湿利水作用。丹参活血养血，方用尚能兼顾肝郁致瘀与血虚肝郁的潜在病机。

2017年1月13日就诊：药后下肢肿消失。现仍觉腹胀，口干。舌质暗红，舌中间光绛无苔，两侧有白苔；脉沉细略数。1月11日检测肝功能：谷丙转氨酶99.1U/L；谷草转氨酶169.7U/L；白蛋白19.6g/L。肾功能（–）。彩超：肝大；胆囊壁水肿、增厚；双肾实质回声增高；腹水（中量）。

中医辨证：肾气不化，肝脾失调，水湿内停。

中医处方：茯苓25g，绿萼梅10g，白术25g，玫瑰花10g，茵陈10g，合欢皮15g，陈皮10g，生白芍20g，丹参15g，益母草15g，荷叶10g，大腹皮 15g，当归 15g，丹皮 10g，白茅根 30g。7 剂，每日 1 剂，水煎服。

［用药分析］本方与上用意相同，加减所用合欢皮解郁安神，荷叶健脾升清，以增强调理肝脾的作用（其他加减用药前有所述）。

1 月 21 日就诊：药后精神好转，腹胀显轻。上方去丹皮，加丝瓜络 15g、桑白皮 15g。14 剂，每日 1 剂，水煎服。

［用药分析］上方去丹皮，减少处方药性偏凉；加丝瓜络、桑白皮，增加其利水泄浊作用。

2 月 4 日就诊：现觉腹部轻度不适。舌脉同前，辨证同上。

调整处方：茯苓 25g，桑白皮 15g，白术 25g，大腹皮 15g，陈皮 10g，太子参 10g，山药 25g，绿萼梅 10g，茵陈 10g，玫瑰花 10g，厚朴 20g，法半夏 10g，炙甘草 5g。14 剂，每日剂，水煎服。

［用药分析］根据肝脾不调、胃气失和的病机与病症，进行用药调整。方用五味异功散合厚朴生姜半夏甘草人参汤，加山药，补气健脾，和胃消胀；再加茵陈、绿萼梅、玫瑰花，疏肝解郁；桑白皮、大腹皮，行气利水。

2 月 25 日就诊：精神气色明显改善。继用上方加丹参 15g，八月札 10g。14 剂，每日 1 剂，水煎服。

［用药分析］八月札具有疏肝理气，活血止痛，除烦利尿作用。上方加八月札与丹参活血养血，用以增强疏肝理气、活血利水之功。

3 月 10 日就诊：无明显自觉症状。

调整处方：丹参 15g，绿萼梅 10g，茯苓 25g，玫瑰花 10g，茵陈 10g，合欢皮 15g，党参 10g，炒白术 20g，陈皮 10g，炒麦芽 20g，枸杞子 10g，炙甘草 5g。28 剂，每日 1 剂，水煎服。

［用药分析］调整方中，用五味异功散（汤）补气健脾；枸杞子补益肾气；茵陈、绿萼梅、玫瑰花、合欢皮、炒麦芽，疏肝理气。其中麦芽一药，除消食导滞、理气健脾作用外，还是一味药性平和的疏肝理气药。

4 月 5 日至 12 月 23 日，先后就诊 20 次。间断或反复出现下肢轻微浮肿或明显水肿，小腹微胀或明显腹胀，少量或中量腹水，小便不利或量少，舌淡暗红，苔微白，脉沉弦等症。其间 8 月 11 日尿常规检测：尿蛋白（+++），尿隐血（++）。根据其肾气不化，肝脾失调，水湿内停的基本病机，分别以逍遥散（汤）加茵陈、绿萼梅、丹参、玫瑰花，陈皮、大腹皮、桑白皮、泽泻等；或用茵陈五苓散（汤）合五皮饮；或合厚姜半甘参汤或平胃散等，用方达265剂。使症状明显改善。

2018年就诊20次，用药360剂。其中，仍间断或反复出现腹胀或不适，乏力，尿少浮肿，间或口干、鼻衄，舌质淡红，苔白或滑，脉沉等。辨证为肾气不化，肝脾失调，水湿内停。根据阶段性的病情不同，主要用方以五苓散（汤）或五皮饮为主，酌情加入茵陈、绿萼梅、玫瑰花、八月札、益母草、丝瓜络、白茅根、泽兰等；间或使用真武汤，或当归芍药散（汤），或逍遥散（汤）等。

2019年就诊13次，用药223剂。主要临床表现为乏力，食少，腹胀，小便不利，舌质淡暗，苔白滑，脉沉滑。辨证为肝脾失调，水湿内停。主要用方有逍遥散（汤），四君子汤合五苓散或五皮饮，茵陈五苓散，厚姜半甘参汤，并以此为主，分别酌情加入绿萼梅、八月札、泽兰、益母草等。

2020年至2021年，就诊22次，用药459剂。主要临床表现为乏力，嗜睡，轻微腹胀，小便少，舌质淡红，苔微白，脉沉弦细。辨证为脾肾两虚，水气不化。主要用方有柴芍异功散，香砂六君子汤，五苓散（汤），分别酌情加入茵陈、生麦芽、绿萼梅、八月札、玫瑰花、荷叶、大腹皮等。

2022年2月19日就诊：除口中作咸外，无明显不适。近日检测肾功能正常，尿常规（-）。舌质淡红，苔白，脉沉。

中医辨证：脾肾两虚，水气不化。

中医处方：菟丝子10g，沙苑子10g，车前子10g，女贞子10g，枸杞子10g，怀牛膝15g，鹿衔草15g，炒黑豆15g。30剂，每日1剂，水煎服。

［用药分析］本案病程日久，病情复杂，既有脾肾两虚、肾气不化的基本病机，又有肝脾失调、气滞血瘀的兼夹病机。虽然治疗过程长达5年之久，但是其辨证治疗的主轴线清晰。尤其是后4年的治疗方法，围绕其基本病机与兼夹病机之间的主次、轻重、缓急，而调整治法与用药。一旦兼夹病机不明显时，即复归基本病机的治疗，因此收到较好的治疗康复效果。此外，慢性肾病诊治过程中，如果出现口中作咸，是肾气虚弱较为特殊的症状反映，供临证参考。

（二）以案说医

本案患者多重诊断，病情复杂，体质极差，入手较难。

1. 本案辨证论治的特点　患者临床表现以腹胀与腹水、下肢浮肿与小便不利为主，舌质暗红，舌苔边白，舌中剥脱。本案在辨证论治中，立足整体，权衡疾病的主次、轻重、缓急，确立本案的主要病机为：肾气不化，肝脾失调，水湿内停，依此作为治疗的切入点。同时考虑水湿内停、阴血不足，久病入络、兼夹瘀血的潜在病机，故在治疗上以当归芍药散合五苓散，或五皮饮为主，适当加入茵陈、丹参、绿萼梅、玫瑰花、八月札、泽兰、益母草等，予以兼顾。

2. 本案坚守治疗的体会 本案治疗长达 5 年之久，就诊 84 次，用药 1 435 剂，病情康复良好。在治疗过程中，有几点体会。

一是与患者沟通到位。患者经病友推荐，对中医治疗的信任度较高，在接受中医治疗后，自行停服所用西药。对此复杂病案，患者思想压力较大。所以，我们在中医诊疗过程中，十分注意与患者的良好沟通，特别是病情出现反复时，多一些释疑解惑，明确病情反复的客观性，增强患者的治疗信心；并告诫治疗如同“行百里者半九十”的道理，不要轻言放弃，改弦易辙；并在治疗过程中，给予就诊保证，让患者感到医者的温度。

二是谨守病机，持之以恒。一般来说，慢性病的基本病机不会变化太大。即使出现一些干扰因素或些许的变化，也只是暂时的，随证治之即可。本案在复杂的病情中，突出辨证论治特色，谨守基本病机，剥茧抽丝；持之以恒，坚守治疗，体现了慢性病“守方”治疗的特点，使疾病治疗达到由量变渐趋质变的临床效果。

三是方药清淡平和，勿伐正气，易于久服。慢性病治疗除精准辨证、有方有守之外，还需要做到药病相当，选择药性清淡平和之品，既勿伤正气，又易于久服。特别是治疗时间较长，厌药情绪在所难免。临床经常见到不少患者，就是因为这些原因，中断治疗或改弦易辙。本案就诊 84 次，用药 1 435 剂，其中药性多平和清淡，调补肝脾中寓“中和之义”，化气利水而不伤阴血，尤其是酌情加入茵陈、绿萼梅、玫瑰花、八月札、丝瓜络等，轻芬舒达，柔和通利，亦寓此意。本案用药，避免使用过于苦寒或辛热之品，体现在平淡之中获效、在柔和之中康复的治疗特点。

十、贾某案

（一）治疗实录

贾某，男，55 岁。

患者 8 个月前，间断出现双下肢浮肿，未给予重视。2012 年 4 月 25

日体检化验：尿蛋白(+++)，潜血(+++)。于2012年4月28日入住运城市某医院肾内科（住院号：0001061494），其间于5月14日行肾穿刺术，病理诊断：膜性肾病Ⅱ期；结合临床，考虑乙肝病毒相关性肾炎，建议查乙肝病毒免疫组化。5月27日病理切片加做免疫组化后回报诊断：乙肝病毒性肾炎。经相关治疗，浮肿消退，尿蛋白较前减少。因患者拒绝使用环磷酰胺治疗，于5月28日出院。出院诊断：肾病综合征A型、肾性高血压、乙肝病毒相关性肾炎，膜性肾病Ⅱ期。

2012年6月28日初诊：患者除双下肢乏力、面容虚胖泛红外，别无明显不适。近日检测，尿/脑脊液蛋白：1 400mg/24h尿；尿常规：尿蛋白(+++)，潜血(-)。现服泼尼松10片(50mg)。舌暗红，苔白；脉弦滑微数。

中医辨证：脾肾两虚，水气不化。

中医处方：生黄芪30g，茯苓30g，生白术25g，山药30g，车前子10g，猪苓10g，红景天15g，泽泻10g，桑白皮15g，桂枝5g，白茅根30g，甘草5g。14剂，每日1剂，水煎服。

[用药分析] 患者间断浮肿，下肢乏力明显，为脾肾两虚的表现。近住院用激素冲击治疗，出院后激素服用剂量较大，面容虚浮泛红，脉滑微数，虽有化热伤阴之虑，但标本之间孰轻孰重，仍需临证观察。故先用四君子汤合五苓散，加生黄芪、山药、红景天、车前子、泽泻、桑白皮、白茅根，补气健脾，利水泄浊，以试探病症虚实详情。

7月15日就诊：药后平适。继用上方去桂枝，加丹皮10g、益母草15g、栀子10g。14剂，服法同前。

[用药分析] 考虑舌暗红，脉弦微数，为服用激素后的化热现象，在上方基础上，去桂枝避免化热，加丹皮、栀子、益母草，清泄内热，散瘀利水。

8月2日就诊：无明显不适。仍舌暗红，脉弦微数。

中医辨证：脾肾两虚，水气不化。

中医处方：茯苓30g，生白术20g，猪苓10g，泽泻10g，车前子10g，陈皮10g，女贞子10g，当归15g，生黄芪20g，甘草5g。14剂，每日1剂，水煎服。

[用药分析] 经过前2诊用药治疗，并进行病症变化试探，证明本案病机仍以脾肾两虚、气化不利为本，化热伤阴程度不重。在激素未撤停之前，选择较为平适的治疗方法，避免病症热化。本次用方温和，即以五苓散去

桂枝，加车前子、陈皮利水泄浊，加黄芪、当归、女贞子、甘草补益气血。

8月16日就诊：无明显不适。舌脉同前。尿/脑脊液蛋白：396.7mg/24h尿。

调整处方：茯苓30g，生白术20g，猪苓10g，泽泻10g，桂枝5g，桑白皮15g，丹皮10g，大腹皮15g，茯苓皮30g，白茅根30g，甘草5g。14剂，每日1剂，水煎服。

[用药分析] 药后平适，尿检结果向好。方用五苓五皮饮加白茅根、甘草，增强其利水化浊作用。

9月6日就诊：尿常规检测：尿蛋白(−)，潜血(+)。用上方去桂枝，加小蓟10g、赤小豆20g、瞿麦10g，14剂，服法同前。

[用药分析] 虽无自觉症状，但尿检有潜血。恐有化热病机，故上方去桂枝，加小蓟、赤小豆、瞿麦，清热散瘀，利水泄浊。

9月29日就诊：上方服后平适。刻诊：无明显不适。尿常规：尿蛋白(−)，潜血(−)；尿/脑脊液蛋白：409mg/24h尿。舌暗红，苔微白；脉沉弦微数。

中医辨证：脾肾两虚，化热伤阴。

中医处方：猪苓10g，茯苓30g，泽泻10g，阿胶10g(烊化)，滑石10g，白茅根30g。14剂，每日1剂，水煎服。

[用药分析] 舌暗红，脉沉弦微数，有化热伤阴之机，方用猪苓汤加白茅根，侧重清热养阴，利水泄浊。

11月4日就诊：药后平适。舌脉同前，辨证同上。上方加山药30g，白术20g，桑白皮15g，茯苓皮30g。14剂，每日1剂，水煎服。

[用药分析] 同样的道理，清热养阴之法亦不能偏颇或久用。故在上方加山药、白术，补气健脾而不助热；加桑白皮、茯苓皮，利水泄浊而不伤阴。

11月29日就诊：无明显症状。尿常规：尿蛋白微量，潜血(++)。舌暗红，苔微白；脉弦滑。

中医辨证：脾肾两虚，水气不化。

中医处方：茯苓30g，猪苓10g，白术20g，泽泻10g，车前子10g，生黄芪20g，生山药30g，陈皮10g，桑白皮15g，甘草5g。14剂，每日1剂，水煎服。

［用药分析］本病以脾肾两虚为本，虽用药平和，但亦须顾及。本次处方用四苓散，加车前子、桑白皮、陈皮利水泄浊，再加生黄芪补气健脾，以培其正。

12月23日就诊：无明显症状。舌红微绛，苔白；脉弦数微涩。辨证同上，但有化热夹瘀之象。

调整处方：生地20g，玄参15g，麦冬10g，茯苓25g，猪苓19g，泽泻10g，滑石10g，阿胶10g（烊化），白茅根30g，赤芍20g，桑白皮15g，益母草15g，泽兰10g，甘草3g。14剂，每日1剂，水煎服。

［用药分析］因患者体质与疾病因素，在服用激素过程中，病情反复，症状变化很多，不仅易化热伤阴，还会导致血络瘀滞。根据舌红微绛，脉弦微涩，有化热夹瘀之象，本次处方用猪苓汤加生地、玄参、麦冬、白茅根、桑白皮，清热养阴，利水泄浊；又加赤芍、益母草、泽兰，活血散瘀。

2013年1月13日就诊：2日前检测，尿常规：尿蛋白微量，潜血（-）；尿/脑脊液蛋白：262.8mg/24h尿。近觉夜半口干。舌边尖暗红，苔微白；脉沉弦滑。

中医辨证：脾肾两虚，水气不利，化热夹瘀。

中医处方：茯苓30g，猪苓10g，泽泻10g，白术20g，桂枝5g，丹皮10g，益母草15g，泽兰10g，车前子10g，桑白皮15g，白茅根30g，甘草5g。14剂，每日1剂，水煎服。

［用药分析］因夜半口干，舌边尖暗红，本次处方侧重水气不利，化热夹瘀，以五苓散（汤）利水泄浊；加丹皮、白茅根、益母草、泽兰、车前子、桑白皮，清热散瘀。

2月21日就诊：停服激素15天（之前激素递减）。无明显症状。舌淡红，苔微白；脉沉微弦。

中医辨证：脾肾两虚，水气不化。

中医处方：茯苓20g，猪苓10g，泽泻10g，白术20g，熟地20g，山药20g，女贞子10g，车前子10g，淫羊藿15g，防风10g，生黄芪20g，炙甘草5g。14剂，每日1剂，水煎服。

［用药分析］停服激素药后，化热伤阴的原因消退，然余热尚存；针对脾肾两虚、水气不化基本病机治疗的影响因素减少，但也不能全然不顾。故在治则不变的情况下，仍以用药平和为妥。上方所用皆为药性平

和的培补脾肾、化气利水之品，此外，还寓玉屏风散方于其中。

3月7日就诊：无明显症状。尿常规检查均为阴性，尿/脑脊液蛋白：634mg/24h尿。舌脉同上。

调整处方：茯苓25g，猪苓10g，泽泻10g，白术20g，车前子10g，山药25g，桑白皮15g，陈皮10g，茯苓皮20g，大腹皮15g，生姜皮10g，白茅根25g。14剂，每日1剂，水煎服。

[用药分析] 仍遵上述用药原则，所用处方实为四苓散与五皮饮合方，再加车前子、白茅根、山药而成，药性较为平和，无化热伤阴之嫌。

4月4日就诊：无明显不适。舌淡红，苔微白；脉沉细弦。

中医辨证：脾肾两虚，水气不化。

中医处方：茯苓30g，猪苓10g，泽泻10g，炒白术20g，炒山药30g，党参10g，车前子10g，女贞子10g，枸杞子10g，白茅根30g，甘草5g。14剂，每日1剂，水煎服。

4月18日就诊：面色正常，虚浮泛红消失。今日尿常规检测：尿蛋白(−)，潜血(−)。舌脉同前，辨证同上。继续使用上方加菟丝子10g，沙苑子10g，炒黑豆15g。14剂，每日1剂，水煎服。

[用药分析] 随着激素用药撤停时间渐久，化热不再，尿检正常。以上2诊，补益脾肾的用药，一次比一次明显。如在第一次方中，以四苓散加白茅根，利水泄浊为主，再加党参、炒山药、车前子、女贞子、枸杞子，补益脾肾；在第二次方中，又加菟丝子、沙苑子、炒黑豆，寓有五子黑豆汤的合方，凸显了培补脾肾、利水泄浊的治本主题。

5月2日就诊：无明显不适。舌淡红，苔微白；脉沉微弦。

调整处方：菟丝子10g，沙苑子10g，车前子10g，女贞子15g，枸杞子10g，炒黑豆15g，茯苓25g，泽泻10g，炒山药25g，丹皮10g，炙甘草5g。14剂，每日1剂，水煎服。

5月16日就诊：今日检测尿常规，尿蛋白微量，隐血(−)；尿/脑脊液蛋白：356mg/24h尿。上方加红景天10g，白茅根30g。14剂，每日1剂，水煎服。

[用药分析] 以上方药，均以五子黑豆汤与六味地黄汤(女贞子替代山萸肉)合方，后者又加红景天、白茅根，其益气利水作用更大一些。

6月6日就诊：5月26日在当地县医院体检，尿常规正常。继用上方

15剂，服法同前。7月12日就诊，原方10剂，隔日1剂。之后可长期服用六味地黄丸将息。9月10日电话回访，康复良好，尿常规检测正常。

2021年12月12日电话随访，患者自诉：自2013年集中使用中药治疗后，身体状况良好，无明显不适。之后，长期间断服用六味地黄丸，未再用过其他西药。每年体检，尿蛋白(−)或(±)，以前者结果居多。

（二）以案说医

1. 本案病程与核心病机的认识　从患者入院诊断之前，已间断出现下肢浮肿的8个多月来看，病程不算太长。若以发病规律分析，其潜在的病程远不至此。如同“冰山一角”，临床看到的只是疾病显露的一面。一般来说，对于临床渐行渐进的发病，多是脏气虚损为主的慢性疾病。这是我们对肾病综合征“脾肾两虚，水气不化”核心病机的基本认识。结合本案的疾病诊断：肾病综合征A型、肾性高血压、乙肝病毒相关性肾炎、膜性肾病Ⅱ期。更可以说明其病程的迁延和复杂，脏气虚损的程度非一日之寒。

2. 本案病情错综复杂的分析　病症的错综复杂，除体质因素之外，药物性的影响也至关重要。本案患者住院期间，经过糖皮质激素治疗，出院后口服大剂量激素(50mg/d)，出现身体常见的药物性变化，诸如面容虚胖泛红的“激素面容”等；或者出现虚实(下肢乏力与舌质暗红，脉弦滑微数)“两极”并存的复杂病症，遮掩了病情本质的变化，增加了核心病机的辨别难度。这种现象，往往是中医辨证论治的瓶颈。如果不能辨别病症的真假，那么临床疗效可想而知。临床所见，中医接诊的肾病综合征，大多是经过或正在使用激素治疗的患者。对此，一定要结合病程和治疗经过，认真分析，洞察病情，把握核心病机，方能体现中医的临床优势。

3. 对于脉症真假的临床辨识　如果说本案的核心病机是脾肾两虚，水气不化。那么，脉象的弦滑微数作何解释？可以肯定，这种脉象是热症的反映。其形成原因，一与长期大量使用激素有关；二与治疗过程(包括中药)出现热化伤阴有关；三与兼夹病症有关。至于“面容虚胖泛红”，这是明显的激素面容。相对核心病机的本质而言，这些都是疾病错综复杂的现象。本案患者经过中药治疗半年，且激素递减以至停服之后，以上脉症出现明显不同的变化，即可佐证。

4. 辨证论治的原则与灵活的把握　本案始终把握“脾肾两虚，水气不化”的基本病机，以补脾益肾为主，做到治疗方向不偏离。同时，根据激素治疗与递减过程中，出现的标象症状的飘移，针对化热伤阴或化热夹瘀的阶段性病机，使用猪苓汤（9 月 29 日诊方），或合以增液汤，加泽兰、益母草、赤芍等（12 月 23 日诊方），穿插于治本的方药之间，随证（症）治疗。后期，根据脾肾两虚、阴阳俱伤的分寸，融“四君”“四苓”“五子”（五子黑豆汤）等于一方（见 4 月 4 日至 6 月 6 日诊方）。体现了辨证施治的灵活性。

这种随证（症）治疗，如同“钓鱼”一般。若钓到小鱼，一竿而起；若钓到大鱼，则时紧时松，顺势“溜鱼”，待鱼疲至惫，钩网并用，乃收其功。

5. 将息之法 因本案患者病机为脾肾两虚，经过激素治疗之后，虽脾肾渐复，但体质较前有热化的趋向，故嘱其停药以后，长期服用六味地黄丸益肾养阴。病后 10 年随访，康复良好。

十一、周某案

（一）治疗实录

周某，女，28 岁，运城市夏县人。

患者 15 年前出现反复水肿，当地县医院初诊为慢性肾炎。为明确诊断，前往北京经某部队医院就医，诊断：肾病综合征。经过 1 年时间的规范治疗，相关检查结果正常后停药。2009 年至 2018 年期间，因外感或劳累等因素，先后复发 3 次，均在当地某市级医院肾内科就诊，每次均以泼尼松 50mg/d，配合骨化三醇、黄葵胶囊等，递减激素用量至检测结果正常后停药。

2019 年 4 月 19 日初诊：患者 4 月前病情复发，起病时头晕、恶心呕吐，血压 120/93mmHg，尿常规：尿蛋白（++）。因病情反复，改为中医治疗，在当地中医治疗（不详）后，效果不明显，经推荐至本院。刻诊：晨起眼睑轻微浮肿，并有沉胀感；咳嗽数天不愈，有黄黏痰，经常打喷嚏，流清鼻涕。舌质淡暗微红，苔薄白微腻；脉浮滑微数。

中医辨证：风邪客表，肺失宣降，膀胱气化不利，水湿内停。

中医处方：麻黄 5g，赤小豆 30g，连翘 10g，桑白皮 15g，杏仁 10g，茯苓 25g，猪苓 10g，泽泻 10g，白术 20g，桂枝 5g，甘草 5g，生姜 10g。6 剂，每日 1 剂，水煎服。

[用药分析] 此为风水，方用麻黄连翘赤小豆汤合五苓散，宣肺解表，通阳化气，利水泄浊。

4月27日二诊：药后浮肿减轻，仍咳嗽，打喷嚏，流清鼻涕。行经第3天，昨天头疼，血压：130/97mmHg；检测尿常规：尿蛋白(++)，隐血(-)。

调整处方：桂枝10g，白芍10g，茯苓25g，白术30g，杏仁10g，猪苓10g，泽泻10g，防风10g，乌梅15g，炙甘草5g，生姜10g，大枣4枚。12剂，服法同前。

[用药分析] 药后表证轻而未已，但仍肺失宣降，营卫不和，膀胱气化不利。调整处方用桂枝汤调和营卫，合五苓散通阳化气，利水泄浊。加杏仁宣降肺气，防风、乌梅化痰止咳。其中，乌梅一药，《本草纲目》记载有“去痰”与“涌痰”作用。二陈汤中即配伍有乌梅，除本身去痰或涌痰外，还能制约半夏的温燥之性。

5月25日就诊：眼睑浮肿及咳嗽、喷嚏、流涕等症消失。5月3日检测结果回报：24h尿蛋白定量4.49mg/24h；尿蛋白(++)，隐血(+)。舌淡暗红，苔白微滑；脉浮微滑。

中医辨证：膀胱气化不利，水湿内停。

中医处方：茯苓30g，猪苓10g，泽泻10g，白术20g，桂枝5g，陈皮10g，桑白皮15g，大腹皮15g，茯苓皮15g，丹皮10g，白茅根30g。12剂，每日1剂，水煎服。

[用药分析] 外感之后，膀胱气化不利必会加重。5月尿检结果亦可印证。本次方用五苓五皮饮(生姜皮易丹皮)加白茅根，重点是通阳化气，利水泄浊。

6月12日就诊：除乏力外，无其他不适。当日检测尿常规：尿蛋白(-)，隐血(-)。舌脉同前，辨证同上。上方加生黄芪30g，当归15g，12剂，服法同前。

[用药分析] 药后症状仅乏力，尿检正常。上方加生黄芪、当归益气补血，并能增加其利水消肿作用。

6月28日就诊：近觉牙疼，乏力，大便干，3～4天一行。舌淡暗红，苔白；脉沉滑。

中医辨证：脾肾两虚，水气不化，兼有化热。

中医处方：茯苓25g，猪苓10g，泽泻10g，丹皮10g，栀子10g，菟丝子 10g，沙苑子 10g，车前子 10g，炒黑豆 15g，白茅根 30g。6 剂，每日 1 剂，水煎服。

［用药分析］近因牙疼，大便干，有化热之象。方用五苓散去白术、桂枝，五子黑豆汤去女贞子、枸杞子，加丹皮、栀子、白茅根，益肾利水，清泄化热。

7 月 6 日就诊：近几天受凉后鼻痒，喷嚏频作，鼻涕清黄相兼，口干，小便黄，便秘。舌淡暗红微紫，苔白微滑；脉滑微数。

中医辨证：风邪客表，肺胃郁热。

中医处方：丹皮 10g，栀子 10g，生地 15g，桑白皮 15g，桔梗 10g，徐长卿 15g，乌梅 15g，炒僵蚕 10g，黄芩 10g，甘草 5g。6 剂，每日 1 剂，水煎服。

［用药分析］这次外感与肺胃郁热相关。郁热不清，外邪难以祛除。本方意在治标，以清泄肺胃邪热为主，其中黄芩、桑白皮、桔梗、徐长卿、乌梅、僵蚕，清泄肺热，兼祛外邪；丹皮、栀子、生地，清泄胃热。

7 月 19 日就诊：药后上症明显减轻。现觉晨起颜面发胀。月经后期 5 天未行。治疗暂作调经利水。

中医处方：当归 25g，炒白芍 20g，川芎 10g，茯苓 20g，泽泻 10g，白术 20g，香附 10g，益母草 15g，甘草 5g。6 剂，每日 1 剂，水煎服。

［用药分析］年轻女性的月经不调，也会影响病程治疗。本方用当归芍药散加香附、益母草，既能活血通经，亦可行气化水，使二者兼而有之。

7 月 31 日就诊：药后于 7 月 20 日行经。晨起颜面发胀消失。刻诊：乏力，胃凉不适，按之减轻；饮食后腹胀嗳气。舌淡红，有齿痕，苔微白；脉微滑。

中医辨证：湿滞胃肠，水气不化。

中医处方：苍术 10g，厚朴 25g，陈皮 10g，茯苓 20g，猪苓 10g，白术 20g，泽泻 10g，桂枝 10g，甘草 5g，生姜 10g。6 剂，每日 1 剂，水煎服。

［用药分析］治疗过程中，影响因素很多，必须合理兼顾，化弊为利。以上症状所见湿滞胃肠、乏力腹胀等，故用胃苓汤燥湿和胃，化气利水，两相兼顾。

8 月 21 日就诊：末次月经 8 月 13 日，经量适中，行经第 4 天后月经色黑量少，至今未净。舌淡红，有齿痕，苔微白；脉微滑。

中医辨证：膀胱气化不行，水湿内停。

中医处方：茯苓 25g，猪苓 10g，泽泻 10g，白术 25g，桂枝 5g，桑白皮 15g，陈皮 10g，大腹皮 15g，丹皮 10g，茯苓皮 15g，白茅根 30g。6 剂，每日 1 剂，水煎服。

[用药分析] 月经不畅，行经 8 日未净。方用五苓五皮饮（生姜皮易丹皮）加白茅根，化气利水，渗湿泄浊。其中，桂枝、丹皮兼以祛瘀调经。

8 月 28 日中医门诊：上次月经至今 15 天未净，色红量少。伴腰酸困，小腹发凉，且胀满不适。舌脉同前。

中医辨证：脾肾两虚，冲任虚寒，气血失调。

中医处方：当归 20g，炒白芍 20g，桂枝 10g，吴茱萸 5g，川芎 10g，法半夏 10g，香附 10g，艾叶炭 10g，丹皮 10g，炒杜仲 10g，续断 15g，仙鹤草 25g，炙甘草 5g，生姜 10g。6 剂，每日 1 剂，水煎服。

[用药分析] 近因冲任虚寒，气血失调，经漏不止，伴小腹凉或胀满，影响本病的正常治疗，故应先行调理。方用温经汤去党参、麦冬，温经祛寒；加续断、杜仲补益肝肾，调理冲任；加艾叶炭、仙鹤草祛瘀止血。

9 月 11 日就诊：上方服后，于 9 月 4 日经净；3 天后又见经血，色暗红量少。刻诊：乏力，头晕。舌淡红微青，苔微白；脉沉。

中医辨证：脾肾两虚，气血不足。

中医处方：熟地 20g，当归 15g，川芎 10g，白芍 20g，茯苓 15g，白术 20g，党参 10g，桂枝 10g，黄芪 25g，续断 15g，杜仲 10g，仙鹤草 20g，炙甘草 5g。6 剂，每日 1 剂，水煎服。

[用药分析] 经漏不止，瘀血未祛，且见乏力、头晕。方用十全大补汤加续断、杜仲、仙鹤草，补益脾肾，气血双补。同时兼顾慢性肾病的基本病机。

11 月 23 日就诊：上方服后，精神状态较好，尿常规检测正常，停药将息。近劳累或上火时头疼，检测尿常规：尿蛋白（+）。舌淡暗红，苔微白；脉微浮。

中医辨证：脾肾两虚，膀胱气化不利，水湿内停，肝经郁热。

中医处方：茯苓 30g，猪苓 10g，泽泻 10g，白术 20g，桂枝 5g，川芎 10g，蔓荆子 10g，菊花 10g，炒僵蚕 10g，白茅根 30g。6 剂，每日 1 剂，水煎服。

[用药分析] 近劳累或上火头疼，为肝经有热。故方用五苓散加白茅

根，通阳化气、利水泄浊的同时，加菊花、僵蚕、川芎、蔓荆子，清散肝热，祛风止疼。

12月7日就诊：无明显不适。12月4日检测尿常规：尿蛋白(±)。舌脉同前，辨证同上。

调整处方：茯苓20g，猪苓10g，泽泻10g，白术20g，桂枝10g，茯苓皮15g，桑白皮15g，陈皮10g，大腹皮15g，生姜皮10g，白茅根30g。12剂，每日1剂，水煎服。

12月30日就诊：药后平适。上方加丹皮10g，炒黑豆15g。15剂，每日1剂，水煎服。

[用药分析] 以上2诊，前诊用五苓五皮饮加白茅根通阳化气，利水泄浊；后诊再加黑豆皮、丹皮，益肾散瘀。

2020年7月22日就诊：上方之后又间断服用15剂，身体状况良好。本月初尿检为阴性结果。刻诊：近1月来，受凉慢性鼻炎发作，鼻涕多，呈透明黏稠状，伴干咳、咽痒。舌淡红，苔微白；脉缓。

中医辨证：脾肺气虚，营卫不调。

中医处方：桂枝10g，炒白芍10g，防风10g，生黄芪30g，茯苓25g，炒白术25g，乌梅10g，徐长卿15g，炙甘草5g，生姜10g，大枣4枚。6剂，每日1剂，水煎服。

[用药分析] 近受凉慢性鼻炎发作，且伴干咳、咽痒，为营卫不调，肺气失宣。本次处方考虑标本兼顾，方用桂枝加茯苓白术汤调和营卫，化气利水；合玉屏风散益气固表；加乌梅、徐长卿祛风散邪。其中，乌梅与徐长卿，是全国著名中医干祖望先生治疗慢性过敏性鼻炎的常用对药。

8月7日就诊：慢性鼻炎症状消失。近食少口臭，舌淡红，苔微白，脉缓。

中医辨证：脾肾两虚，水气不化。

中医处方：茯苓30g，猪苓10g，泽泻10g，白术30g，桂枝10g，茯苓皮25g，大腹皮15g，陈皮10g，桑白皮15g，白茅根30g。12剂，每日1剂，水煎服。

[用药分析] 病情稳定。方用五苓五皮饮（去生姜皮），加白茅根，通阳化气，利水泄浊。

2021年12月7日随访：去年8月之后，因经营生意较忙，又间断服用上方10余剂。今年春节前检测尿常规正常，后又多次自测，结果阴性。身体康复良好，未见异常。

（二）以案说医

患者肾病综合征病史15年。发病之初，经过1年多西药规范治疗，相关检查结果正常后停药。近10年来，病情先后复发3次，均以泼尼松50mg/d等起治，待用量递减，检测结果正常后停药。本案治疗过程，有三方面重要启示。

1. 外感因素始终影响疾病的全过程 根据15年的肾病综合征病史，不论是发病，还是3次病情复发，都有明显的外感因素。而且在中医治疗1年多的过程中，始终都有外感因素的存在。

如首诊时，是本次病情复发的第4个月，刻诊表现为：晨起眼睑轻微浮肿，伴咳嗽数天不愈；经常有打喷嚏、流清鼻涕；舌淡暗红，苔薄白，脉浮滑微数。审证求因，辨证为：风邪客表，肺失宣降，膀胱气化不利，水湿内停；方用麻黄连翘赤小豆汤合五苓散（汤）。二诊仍咳嗽、打喷嚏，流清鼻涕。考虑正值经期，气血不足，调整处方为桂枝汤合五苓散（汤）、茯苓杏仁甘草汤，加防风、乌梅。三诊待眼睑浮肿、咳嗽、喷嚏、流涕等症消失，辨证为：膀胱气化不利，水湿内停；方用五苓五皮饮（生姜皮易丹皮）加白茅根。之后1个月，又因受凉出现鼻痒、喷嚏频作，鼻涕清黄相兼，伴口干，小便黄，便秘，舌暗红微紫，苔白微滑，脉滑微数。表现为风邪客表，肺胃郁热，具有明显的外感因素，并给予随证治疗。值得考虑的是，这个治疗阶段，通过宣肺解表、调和营卫、化气利水的治疗用药（亦未用激素），尿常规检测结果正常。由此可见，外感因素是病情反复的重要原因之一；宣肺解表、调和营卫、化气利水的整体用药，是肾病综合征治疗的有效方法。《内经》所谓："肾合三焦膀胱，三焦膀胱者，腠理毫毛其应"，指出了外感因素与肾与膀胱的因果关系与病机联系，成为辨证论治的理论依据。

2. 脾肺气虚，营卫失调是本案的主要病机 外感因素影响病情的稳定或复发，是有一定的内伤基础。本案病史长达15年之久，正气不足。除脾肾两虚、水气不化外，脾肺气虚、营卫失调的病机也较为突出，尤其是在外感因素明显，且处于恢复或康复的阶段，更应注意相关的治疗或调理。本案在2020年7月，根据慢性鼻炎发作，且长期存在脾肺气虚、营卫不调的病机，使用桂枝加茯苓白术汤合玉屏风散（汤），加乌梅、徐长卿，即是此例。这种考虑，在其他许多病案中都有体现。

3. 月经不调对女性患者的治疗影响 慢性肾病的基本病机为“脾肾两虚，水气不化”；女性患者又多有气血不足或者失调，加之月经周期的生理变化，势必形成对本病的影响。临床所见，在慢性肾病不稳定期，往往随着月经周期的变化，或月经不调的原因，病情会随之波动。本案在治疗过程中，凡值经期，或明显月经不调时，均针对性给以辨证治疗。如7月19日，因月经后期5天未行，使用当归芍药散（汤）加香附、益母草；8月28日，因月经淋漓不尽，色黑量少，使用温经汤加减治疗；9月11日，经漏不止，气血虚弱，使用十全大补汤等，就是考虑月经不调对本病的影响。可见，对于女性患者，调经在本病治疗过程中的重要性，不可忽视。

十二、王某案

（一）治疗实录

王某，女，52岁。运城市万荣县人。

患者半年前发现高血压，于2010年5月，曾在运城市某医院肾内科住院治疗，住院号：0001008214。出院诊断：肾病综合征A型、肾性高血压。症状好转出院后，西药常规治疗，其中泼尼松10mg/次，日1次。2012年6月因全身不适，胸闷，血压波动较大，本院心内科又增加诊断：冠心病、心绞痛。

2011年8月7日中医门诊：目前情绪波动较大，血压不稳定：135～150/90～95mmHg。急躁易怒，睡眠较差，乏力食少，小便次数与泡沫较多，大便正常。面色潮红，舌暗红，苔薄白且有花剥；脉弦数。

中医辨证：阴虚肝热，气血逆乱；脾肾两虚，水气不化。

中医处方：桑白皮15g，钩藤15g，车前子10g，茯苓30g，白茅根30g，猪苓10g，决明子15g，丹皮10g，炒栀子10g，生地15g，怀牛膝15g，白芍20g，生白术20g，天麻5g，甘草5g。7剂，每日1剂，水煎服。

［用药分析］本案既有脾肾两虚、水气不化的基本病机，表现如乏力、食少，小便次数与泡沫较多等；又有阴虚肝热、气血逆乱的兼夹病机，反映为急躁易怒，面色潮红，睡眠较差，血压高而不稳定等。其中，前者为本，后者为标。如以西医肾性高血压的诊断分析，肾病综合征为本，肾性

高血压为标。从中医病机与西医疾病的标本认识来看，二者高度一致。根据当下阴虚肝热，气血逆乱，与长期服用激素化热伤阴密切相关，故应急者治其标。方用钩藤、天麻、丹皮、栀子、生地、白芍、决明子、怀牛膝，清泄肝热，引血下行，兼以养阴；茯苓、猪苓、生白术、车前子、桑白皮、白茅根，利水化湿，分清泄浊。

8月21日至12月29日先后门诊8次，遵循首诊中医辨证与治则，经原方化裁，作为基本方：

桑白皮15g，猪苓10g，白茅根30g，茯苓20g，泽泻10g，茯苓皮15g，车前子10g，菊花10g，赤小豆15g，竹茹15g，丝瓜络15g，甘草5g。共计服用106剂。在中西医配合治疗下，激素用量递减，血压稳定，症状缓解，无明显不适。

[用药分析] 首诊处方后，考虑本案治疗需要较长的时间，而且不能药过病所，损伤正气，使病情波动或偏颇。故经认真化裁，拟定了药味较为精简，药性较为平适的基本方。而且以上诸药，大都药性偏于甘凉或微寒，清热而不凉遏；或甘淡或微凉，利水而不伤阴。所以，以上8诊，服用108剂基本方后，起到激素递减、血压稳定、症状缓解的作用。

2012年1月16日就诊：目前没有明显不适，肾功能及尿常规检查结果阴性，口服泼尼松1片/d。舌暗红，少苔，脉沉弦。

中医辨证：肝热阴虚，水气不化。

中医处方：生地20g，桑白皮15g，茯苓20g，白茅根30g，猪苓10g，决明子15g，丹皮10g，茯苓皮30g，钩藤15g，丝瓜络15g，菊花10g，车前子10g，栀子10g，赤小豆20g，甘草5g。15剂，每日1剂，水煎服。

[用药分析] 本次处方，与上用药略有变化，药力有所加强，但组方原则相同。

3月22日就诊：上方服后，自觉身体状态较好，又续用42剂，停服泼尼松半月。舌脉同上，辨证同前。

调整处方：茯苓20g，桑白皮15g，猪苓10g，白茅根30g，泽泻10g，车前子10g，钩藤15g，决明子15g，丹参15g，甘草5g。14剂，每日1剂，水煎服。

4月5日就诊：当日检测24小时尿蛋白定量：11.8mg/24h。上方加当归15g，生黄芪20g。14剂，每日1剂，水煎服。

[用药分析] 停服激素1月，尿蛋白定量异常增高，病情反复。上方合当归补血汤，意在增加补益气血、扶助正气作用。

4月26日就诊：近1周肩关节疼痛，结合以往病机与体质情况，做出相关调整。

中医辨证：肝热阴虚，湿热阻络。

中医处方：茯苓20g，猪苓10g，泽泻10g，桑白皮15g，白茅根30g，生地20g，忍冬藤30g，知母15g，青风藤15g，海桐皮10g，甘草5g。14剂，每日1剂，水煎服。

[用药分析] 患者病情反复，又出现肩关节疼痛。根据以往病机与体质，作出以上辨证，调整处方。用药在茯苓、猪苓、泽泻、桑白皮、白茅根利水泄浊的同时，复用生地、知母、忍冬藤、青风藤、海桐皮，清热祛湿，通络行痹。

5月10日就诊：服药后肩关节疼痛缓解，但觉全身不适，乏力，小便泡沫较多，面色由红转淡。当日检测24小时尿蛋白定量：6 316mg/24h。病情反复，未见好转。舌淡红，苔白；脉沉。

中医辨证：脾肾两虚，肺失宣降，气化不行，水湿内停。

中医处方：麻黄5g，茯苓30g，猪苓10g，泽泻10g，白术20g，车前子10g，桑白皮30g，茯苓皮30g，陈皮10g，丹皮10g，大腹皮30g，杏仁10g，生黄芪30g，甘草5g。7剂，每日1剂，水煎服。并嘱咐患者，此次病情反复之后，暂且以单纯中医中药治疗为主，不再服用其他药物，便于临床观察。

[用药分析] 停服激素之后，病情虽然反复，但经中药治疗，面色由红转淡，肝热阴虚的症状与病机逐渐消退，而脾肾两虚、水气不化的基本病机随之显露。故方用三拗汤合五苓（去桂枝）五皮饮（生姜皮易丹皮），宣肺利水；加车前子、生黄芪（与方中茯苓、猪苓、泽泻、白术相合）健脾行水。

5月16日就诊：药后平适。当日检测24小时尿蛋白定量：4 586.4mg/24h。舌脉同上，辨证同前。

中医处方：上方去生黄芪，加赤小豆25g、连翘10g。7剂，服法同上。

[用药分析] 药后尿蛋白定量有所下降，但疗效并不理想。此次处方仍以宣肺利水为主，故暂去黄芪，免其甘温壅滞之性；加连翘、赤小豆，则寓“麻黄连翘赤小豆汤”，以增强宣肺利水、分离清浊的作用。

5月25日就诊：身体无明显不适，小便泡沫减少。5月24日检测24小时尿蛋白定量：2 826mg/24h。

调整处方：茯苓30g，猪苓10g，泽泻10g，白术20g，桂枝5g，桑白皮30g，茯苓皮30g，大腹皮30g，陈皮10g，丹皮10g，生姜皮10g，麻黄5g，连翘10g，赤小豆25g，甘草3g。7剂，服法同上。

[用药分析] 尿蛋白的治疗，除补益脾肾外，利水泄浊、分离水精非常重要。此次处方在病情稳定情况下，联合使用了五苓散、五皮饮、麻黄连翘赤小豆汤（去杏仁）三个方剂，加丹皮佐制麻、桂等温热药性，使治疗侧重利水泄浊，分离水精，以提高消除蛋白尿的疗效。此外，丹皮一药，既有清泄肝热作用，又有轻微的利水之功。六味地黄丸中的“三泻”配伍，即是此意。同时，也是组成辛温或辛热方药时，常用的一味佐制药。所以，在慢性肾病治疗上，凡化热或有肝热兼夹病机时，丹皮亦是多选中药之一。与此同理，本案所有处方，凡配伍丹皮者，均在这些认识和考虑范围。

5月31日就诊：药后精神、食欲较前改善。当日检测24小时尿蛋白定量：2 280mg/24h。检测结果好转明显。继续用上方加车前子10g、白茅根30g。14剂，每日1剂，水煎服。

[用药分析] 上方加车前子、白茅根，以增强其利水泄浊作用。

6月14日就诊：当日检测24小时尿蛋白定量：96mg/24h。检测报告正常，效不更方，继续使用上方14剂，服法同上。

7月5日中医门诊：药后平适，小便泡沫消失。舌淡红，苔白；脉沉。

调整处方：茯苓30g，猪苓10g，泽泻10g，白术20g，桂枝5g，桑白皮15g，大腹皮15g，炒山药30g，生黄芪30g，白茅根30g，甘草5g。14剂，每日1剂，水煎服。

[用药分析] 症状消失，尿检正常，治疗改用简方小剂。本次以五苓散通阳化气、利水泄浊，加生黄芪、炒山药、桑白皮、大腹皮、白茅根、甘草，益气利水。

7月26日就诊：当日检测24小时尿蛋白定量：74.5mg/24h。续用上方加麻黄5g，薏苡仁20g，杏仁10g，14剂，服法同上。

[用药分析] 上方再加麻黄、薏苡仁、杏仁（寓麻杏薏甘汤），着意于宣肺化湿，是增强全方宣肺利水作用的考虑。

8 月 12 日至 11 月 18 日经历 4 次门诊，均以病后身体虚弱，营卫失调，膀胱气化不行的辨证立论，轻剂缓图，将息调养。

中医处方：桂枝 10g，白芍 10g，茯苓 30g，白术 30g，白茅根 30g，炙甘草 5g。间断服用 56 剂（其中有 14 剂加桑白皮 15g，大腹皮 15g；14 剂加秦艽 10g，豨莶草 15g），水煎服。

［用药分析］以上 4 诊，用方 56 剂，均以桂枝加茯苓白术汤（加白茅根）为主方，其中 14 剂加桑白皮、大腹皮，意在利水泄浊；14 剂加秦艽、豨莶草，是因短暂局部痹症（肩疼）而设。

2012 年 12 月至 2013 年 11 月，每 3 个月检测 1 次，经过 4 次肾功能、尿常规、24 小时尿蛋白定量检测，均为正常结果。其间，间断服用五苓散（改汤）加味 10 剂；四君子汤加味 10 剂；五子黑豆汤加减 70 剂（每次加减药物不超过 4 味），均为汤剂。且未再服用肾病综合征治疗的相关西药。

2018 年 3 月 7 日随访，近 5 年多的时间，曾多次检测肾功能及尿常规，未见异常。

（二）以案说医

1. 本案病情复杂的原因分析 患者因身体不适，发现高血压病；以高血压就诊，发现尿蛋白而住院诊治；终以肾病综合征 A 型、肾性高血压明确诊断。2 年后因胸闷、血压波动较大，又增加冠心病、心绞痛的诊断。本案属于原发性肾病综合征导致肾性高血压、冠心病、心绞痛等继发性疾病。因其病情较为复杂，故表现为病机上的本虚标实，虚实兼夹；阴虚肝热，气血逆乱。出现以阴虚肝热为主，症见情绪波动，急躁易怒，睡眠较差，面色潮红，舌暗红，苔薄白花剥，脉弦数等，并兼有乏力、食少等虚性的临床症状。由于原发与继发疾病并存，本虚与标实并见，又以继发疾病凸显，标实掩盖本虚，是其病情错综复杂的重要原因。同时，因肾病综合征，长期使用激素治疗，较易伤阴化热，也是加重病情复杂程度的原因之一。这种临床常见的复杂病情，本案具有一定的代表性。

2. 本案治疗方法的主要特点 由于肾病综合征隐匿发病的特点，肾气虚损的形成有一个渐行渐损的缓慢过程。加上继发疾病的因素，临床突出表现的不一定是原发疾病的症状。根据中医辨证论治中，急则治其标、缓则治其本的精神，本案的治疗过程，即是权衡疾病标本的主次、轻重、缓急，在治疗上“倒行逆施”，以治标为主，兼顾其本。因此，本案的辨证治疗，是以肝热阴虚、气血逆乱、水气不化开始，至肝热阴虚、水气不化，脾肾两虚、水气不化的过程。随着肝热标象的减弱或消退，脾肾两虚、水气不化病机的不断显露，逐渐调整到以治本为主，兼顾其标的方法。其间，又以脾肾两虚为本，水气不化为标，经历了以利水化气治标为主，过渡到以补脾益肾治本为主。由此可见，整个治疗过程的脉络与主线十分清晰。

3. 本案治疗用药的特点 因肾性高血压的主要病机是肝热上冲，气血逆乱；而肝热上冲，气血逆乱的继发病机是脾肾两虚，水气不化；且脾肾两虚，水气不化，以致津液不布，阴血不足，又会形成阴精不足的深层次病机。因此，针对以上错综复杂的病机关系，本案在治标的用药中，始终把握清泄肝热，不过于苦寒；养阴清热，不过于滋腻；利水化气，不过于伤阴。这种治疗用药的特点，体现于本案的全过程。

此外，患者经过 7 个多月治标为主之后，停服激素用药，肝热标实的临床症状得到明显改善，也说明使用激素是化热伤阴的因素之一。这种现象，可以引发临床上更多的关注与思考。

4. 使用清热通络药出现病情反复的原因分析 患者经过 8 个多月的中药治疗，在停服激素接近 2 个月时，于 2012 年 4 月 26 日就诊，自诉近 1 周肩关节疼痛，方用清热利水，通络行痹（见 4 月 26 日处方），标本兼治。5 月 10 日就诊，肩关节疼痛缓解，但全身不适，乏力，小便泡沫较多。当日测尿 / 脑脊液蛋白：6 316mg/24h。病情出现反复。

分析其病情反复的原因，可能有两个方面：一是现在最多的一种说法，认为可能是清热药或具有清热作用的藤类药，造成肾脏的再次损伤。二是停服泼尼松后出现的病情反弹。对此，有分析与探讨的必要。

首先，初诊后的阶段性中医治疗，针对肝热阴伤为主的标象（肾性高血压），其中包括激素引起的化热伤阴。二者叠加不仅使肝热阴伤的病机更为突出，还会掩盖肾病综合征的本质病机。所以，前期以清肝、养阴、利水为主的治疗方法，既可清肝平逆，又能对抗激素的副作用，有利于激素用量的递减。由于上述治疗针对其肝热阴伤为主的标象，而对于脾肾两虚、水气不化的基本病机，只是兼顾而已，还没有涉及根本性治疗，所以病情的反复会在意料之中。

其次，患者激素药物撤停之后，人体的依赖性作用降低，容易产生病情波动。这也是病情反复的原因之一。由于激素的递减以至停服是必然的趋势和选择，无法回避，所以，临床出现病情反复也很常见。临床观察，激素对于肾性高血压的治疗有负面影响，中医辨证论治的介入，有作用互补的优势。

因此，如果说本案病情反复与清热药物相关，那么，现在中西医结合治疗中，大量使用清热类药，也都需要重新认识。当然，若肾病综合征没有继发肾性高血压，尤其是没有明显的肝热症状，清热类的中药，特别是苦寒性质明显的清热药，是不宜使用或慎重使用的。此外，如果认为藤类清热通络的中药会损伤肾脏，那么，现在肾内科经常使用的“雷公藤”制剂等，亦需要重新认识。因为，现在临床上有一个认识“怪圈”，如果中、西医使用同样的清热药或藤类清热药，而病情出现反复，中医将会遇到“不分青红皂白”的质疑或谴责。这种现象，常常令人无语。

值得重视的是，本案自停服激素药，病情反复，之后再没有使用糖皮质激素，也停用其他西药，而肝热的症状消失，说明我们认识肾病综合征核心病机的推测与假设，是有根据和道理的。此后，随着脾肾两虚、水气不化病机的充分显露，也就没有必要使用清热类中药。本案病情的良好康复，展示了中医辨证论治的全过程，是中医辨证论治特色和优势的有效发挥。

第二节　慢性肾炎案

一、尹某案

（一）治疗实录

尹某，男，65岁。运城市万荣县人。

患者2016年2月18日出现颜面浮肿，渐至下肢高度浮肿，于2月20日入住运城市某医院肾内科（住院号：1219283），治疗好转，3月3日出院诊断：慢性肾小球肾炎，肾性高血压。出院后病情反复，再次出现浮肿，于3月29日检测24h尿蛋白定量：1 534mg/24h。

2016年4月22日中医门诊（病历号：1773729881）：当日检测尿/脑脊液蛋白：541mg/24h尿；肾功能正常。总蛋白：54.7g/L；白蛋白：31.5g/L。

刻诊：患者停服激素等药1周，转请中医治疗。

患者平时辛勤劳作，食欲较差，常感乏力。病后胃脘不适，饮食减少，食之无味，更为疲惫。近又下肢浮肿，小便不利。舌淡暗红，苔白腻，脉沉滑微数。

中医辨证：脾肾两虚，膀胱气化不利，水湿内停。

中医处方：茯苓25g，猪苓10g，泽泻10g，白术25g，桂枝10g，菟丝子10g，沙苑子10g，车前子10g，女贞子10g，枸杞子10g，炒黑豆15g。7剂，每日1剂，水煎服。

［用药分析］上方为五苓散合五子黑豆汤，是我们治疗慢性肾病最常用的组合方剂。

4月29日就诊：上方服第3剂，出现小便不利，下肢明显浮肿；坚持服药，至第5天小便较多，浮肿明显消退。刻诊：舌脉同前，辨证同上。恐其利水作用不足，于上方加大腹皮15g、陈皮10g、桑白皮15g、茯苓皮15g、生姜皮10g。7剂，服法同上。

［用药分析］临床有时使用中药的利水药后，反而出现短暂小便不利，浮肿加重，继续使用则消失的现象。究其原因，可能是方中的利水作用相对较弱，需要持续给力方能显效。故上方再合入五皮饮，以增强其利水泄浊作用。

5月6日就诊：药后胃脘不适消失，精神明显好转。但近5天又见下肢轻微浮肿。舌淡暗红，苔白微腻；脉沉滑。

中医辨证：膀胱气化不利，水湿内停。

中医处方：茯苓20g，猪苓10g，泽泻10g，白术20g，桂枝10g，茯苓皮25g，桑白皮16g，陈皮10g，大腹皮20g，生姜皮10g，白茅根30g。7剂，每日1剂，水煎服。

［用药分析］药后浮肿未退，考虑膀胱气化不利，水湿内停明显，当先以利水泄浊为主。故在前方暂去五子黑豆汤，突出五苓五皮饮通阳化气、利水消肿、分离水精的作用。

5月19日就诊：自述服药以来，饮食明显增多，精神显著改善。其间浮肿轻微，甚至一度消退。昨天又见轻微浮肿。舌淡红，苔白微腻；脉沉。

中医辨证：肾阳虚弱，水气不化。

中医处方：茯苓30g，炒白术30g，白芍15g，熟附子10g（先煎30分钟)，桂枝10g，猪苓10g，泽泻10g，生姜10g。7剂，每日1剂，水煎服。

[用药分析] 浮肿反复，结合舌淡脉沉之象，辨证为肾阳虚弱，水气不化。处方使用真武汤合五苓散，以温阳利水与化气行水并举，标本兼顾，提高疗效。

5月26日就诊：浮肿有所减轻，继用上方加桑白皮15g、陈皮10g、茯苓皮15g、大腹皮15g，14剂，服法同前。

6月9日就诊：上方服后，浮肿较前减轻。继续使用上方14剂，服法同前。

6月23日就诊：上方再加白茅根30g，14剂，服法同前。

[用药分析] 以上3诊，均是在真武汤合五苓散的基础上，再合入五皮饮，或加白茅根，持续增加其利水消肿作用。

7月7日就诊：上方服后浮肿消失。近几天受凉，晨起颜面发胀，下肢轻微浮肿。舌淡红，苔白，脉微浮滑。

中医辨证：风寒客表，膀胱气化不利，水湿内停。

中医处方：麻黄5g，连翘10g，赤小豆30g，杏仁10g，桑白皮25g，车前子10g，茯苓25g，白茅根30g，炙甘草5g。14剂，每日1剂，水煎服。

[用药分析] 慢性肾病治疗过程中，外感因素的干扰难以避免。因近受风寒，出现颜面发胀，下肢轻微浮肿，为轻度“风水”。方用麻黄连翘赤小豆汤加茯苓、车前子、白茅根，以祛风散寒，宣肺利水，泄浊消肿。

7月21日就诊：药后下肢浮肿消失。仍晨起颜面轻微发胀。继用原方14剂，服法同上。

8月4日就诊：轻微颜面发胀，别无不适。舌淡，苔白，脉沉。

中医辨证：肾阳虚弱，水气不化。

中医处方：茯苓30g，炒白术30g，白芍15g，熟附子10g(先煎30分钟)，猪苓10g，泽泻10g，桂枝10g，生姜10g。14剂，每日1剂，水煎服。

8月18日与9月1日就诊：守方续服，又用原方24剂，服法同上。

[用药分析] 8月4日至9月21日3诊，均辨证为肾阳虚弱，水气不化。方用真武汤合五苓散，守方服用38剂。慢性肾病的基本病机为脾肾两虚，水气不化，但就肾虚而言，又有肾气不足、肾阳虚弱、肾阳虚衰的轻重不同。本案的辨证更为细化。

9月22日就诊：上方服后，晨起颜面发胀消失。近夜尿较多，3～4

次/晚，影响睡眠。舌淡红，苔微白；脉沉。

中医辨证：肾气不足，水气不化。

中医处方：熟地25g，山萸肉10g，炒山药25g，茯苓20g，丹皮10g，泽泻10g，附子5g，桂枝5g，益智仁15g，车前子10g，怀牛膝15g。14剂，每日1剂，水煎服。

[用药分析] 经较长时间的温阳化气、利水泄浊之后，肾阳得以不同程度的恢复，目前表现为肾气不足，水气不化。本次处方用《金匮》肾气丸（汤），加益智仁、车前子、怀牛膝，温补肾气，化气行水。

10月13日就诊：药后平适。在上方基础上，加菟丝子10g、沙苑子10g，25剂，服法同上。

[用药分析] 上方加菟丝子、沙苑子，进一步增加了补益肾气的作用。

11月17日就诊：上方服后，夜尿减少，乏力好转，精神、食欲均佳，无明显不适。舌淡红，苔微白；脉沉。

中医辨证：肾气不足，水气不化。

中医处方：菟丝子10g，沙苑子10g，车前子10g，女贞子10g，枸杞子10g，炒黑豆15g，怀牛膝15g。14剂，每日1剂，水煎服。

[用药分析] 病情稳定，药后平适。方用五子黑豆汤加怀牛膝补益肾气，平调阴阳，缓治其本。

12月2日就诊：药后平适，无症状。当日检测：肾功能（−）；尿/脑脊液蛋白：299mg/24h尿。继用以上原方14剂。12月22就诊时，续用上方20剂，服法同上。

[用药分析] 症状消失，尿检好转。效不更方。

2017年8月16日就诊：自诉去年12月至今，居家服用“五子黑豆汤”约170剂，身体状况良好。今年4月乡镇卫生院为老年人体检，无异常情况。刻诊：近自觉排尿无力，前来诊治。舌淡暗红，苔薄白；脉沉缓。

中医辨证：肾阳不足，水气不化。

中医处方：茯苓25g，炒白术25g，白芍10g，熟附子5g，桂枝5g，猪苓10g，泽泻10g，生姜10g。12剂，每日1剂，水煎服。

[用药分析] 间断服用170剂五子黑豆汤补益肾气，近又出现排尿无力，说明病机目前表现为肾阳不足。暂用真武汤合五苓散，温阳化气，利水泄浊。

9月6日就诊：效不更方，继用上方加白茅根30g，12剂，服法同上。

9月20日就诊：上方服后，除小便不利，别无不适。当日尿常规检测：尿蛋白(-)，隐血(-)。

中医辨证：肾气不足。

中医处方：天花粉15g，瞿麦10g，熟附子5g，茯苓30g，炒山药30g，莲子10g，菟丝子10g。14剂，每日1剂，水煎服。

[用药分析] 病情稳定，尿检正常。当下唯一症状是小便不利，辨证为单纯的肾气不足。方用《金匮》瓜蒌瞿麦丸（改为汤剂），加莲子、菟丝子，以补益肾气，温阳利水，分离清浊。

需要说明，方中瓜蒌系瓜蒌根，即天花粉。《金匮》瓜蒌瞿麦丸，是东汉张仲景的方子，若以后世的中药"十八反"而论，瓜蒌根与附子还属于"相反"配伍的禁忌范畴。其实，二者不存在"相反"的配伍问题。对此，千余年来许多经方大家使用该方，并不受限于此，也无临床使用"相反"的有关记载。我们临床使用本方，也是安全可靠的。

10月18日就诊：无自觉症状。舌淡红，苔微白，脉沉。

中医辨证：肾气不足。

中医处方：菟丝子10g，沙苑子10g，车前子10g，女贞子10g，枸杞子10g，炒黑豆15g，白茅根30g。15剂，隔日1剂，水煎服。

2018年3月24日就诊：上方服后，又于12月6日就诊，用上方加莲子10g、茯苓25g，30剂；2018年1月24日就诊，续用原方50剂。刻诊：当地尿检正常，身体状况良好。嘱其再用上方30剂后停药。以后若有不适，随时就诊。

（二）以案说医

本案为慢性肾小球肾炎、肾性高血压患者，除蛋白尿外，始终以浮肿、小便不利或无力为主症。通过本案治疗，有以下几个问题需要讨论。

1. 肾性高血压的病机问题 肾性高血压的"肾性"，就是慢性肾小球肾炎。现在临床上谈到肾性高血压，最容易联系到的病机，多是肝热上冲、肝阳上亢等。若再加上慢性肾炎，多由湿热为患的话，那么对肾性高血压的病机认识，便跳不出"实"与"热"二字。因此，对于慢性肾小球肾炎合并肾性高血压来说，其病机问题，更有讨论的必要。

本案除有蛋白尿外，始终是以浮肿或水肿，小便不利或无力，或夜尿多为主症。结合平时辛勤劳作，食欲较差，常感乏力，且病后胃脘不适，饮食减少，食之无味，疲惫更甚来看，其基本病机为脾肾两虚、水气不化无疑。至于脉沉滑微数，似有热象，但根据病史与主症，以及舌淡暗红、苔白腻等综合分析，也缺乏病机属于“实”或“热”的充分依据。

就疾病合病的关系来说，肾性高血压，源于慢性肾小球肾炎；从二者的病机关联来看，慢性肾小球肾炎的病机，应该是肾性高血压的基本病机。单就肾性高血压而言，也需要由果析因，辨证求机。不仅是肾性高血压，即使为原发性高血压，其病机也有偏“虚”和偏“寒”者，特别是高血压病，由肝胃虚寒、浊阴上逆或肾阳虚衰、水邪上泛所致者，亦不少见。本案的治疗，突出辨证论治，围绕慢性肾小球肾炎与肾性高血压的共同病机，补脾益肾，化气利水，不仅使慢性肾小球肾炎病情康复，而且肾性高血压也得到控制，取得较好的临床疗效。

2. 首诊治疗出现“小便不利，浮肿明显”的原因 本案首诊在辨证施治中，使用了五苓散合五子黑豆汤，但在服用第3剂药后，出现小便不利、浮肿明显的情况，而继续服药后，至第5天小便增多，浮肿明显消退。这是因为辨证不当，还是其他什么原因？

经过分析，约有三方面原因。一是与患者停服激素1周后，出现病情反弹有关；二是可能方中利水的药力不足；三是中药起效较慢，药力发挥需要一个过程。好在患者能够坚守服药，使病情好转；并持续治疗，才有以后的康复。如果换作他人，一旦病情反复，即恐慌停药，或更医换药，便是另一种情况。通过分析，本案可以获得临证复杂情况的判断处置与应对经验，也可以提升我们的临床定力。

3. 本案“基本病机”的偏移 一般来说，我们把慢性肾病“脾肾两虚，水气不化”作为其基本病机，意在把握辨证论治的方向，而不致偏离。但是，诸如体质、性别、年龄、病程的差别，具体病情的轻重或变化，治疗过程中用药的纠偏等，基本病机也会有所偏移。其中，脾虚会有偏于气虚或阳虚的不同；肾虚会有偏于阳虚或阴虚的倾向；即使在慢性病程或康复过程中，也会有所偏移，不可能一成不变。本案患者首诊时，因为停服激素时间尚短，在基本病机上，还有“脉沉滑微数”似“热”的表现；由于激素药后的掩盖，也看不到明显的“阳虚”特征。经过中医治疗之后，才在基本病机上逐渐显现出肾阳虚弱或肾气不足、水气不化的病机偏移，并有“夜尿多”的症状。所以，自2016年5月19日至9月22日就诊期间，多次使用真武汤合五苓散（汤），或《金匮》肾气丸（汤）。此后2年，亦间断使用真武汤合五苓散（汤）。这些方药，就是根据其“肾气”或“肾阳”不足的病机偏移而使用的。

4. 本案治疗用药的个性特点 在第一阶段（2016年4月至5月6日），先辨证切入，探路定位。在使用五苓散（汤）合五子黑豆汤后，恐其利水作用不足，又合以五皮饮以增其功；继而调整处方，专以五苓五皮饮通阳化气，利水消肿。第二阶段（2016年5月至11月），根据下肢轻微浮肿，脉沉，病机略有偏移，辨证为“肾阳虚弱，水湿内停”，改用真武汤合五苓（汤）或合五苓五皮饮；针对受凉的外感因素，用麻黄连翘赤小豆汤加茯苓、白茅根，以治其标。其间，因夜尿多、脉沉，用《金匮》肾气丸（汤），温肾化气。第三阶段（2016年12月至2019年1月），针对脾肾两虚、水气不化的基本病机，以五子黑豆汤为主，持续治疗，直至病情康复。整个治疗过程，没有偏离基本病机，或暂时飘移治疗方向。

二、梁某案

（一）治疗实录

梁某，女，44岁。运城市永济市人。

患者2012年7月16日至7月27日，因出现眼睑、颜面及下肢浮肿1周，入住运城市某医院肾内科（住院号：0001069136）。住院期间，经行肾穿刺，送检某军医大学附属医院病理科，肾脏病理报告（病理号：2012—833）：轻度系膜增生性肾小球肾炎。出院诊断：慢性肾炎A型；轻度系膜增生性肾小球肾炎。出院后给予口服泼尼松55mg/d及“金水宝胶囊”等1年多，随症状明显减轻，递减用量，至停服泼尼松后，仍继续服用“金水宝胶囊”。

2014年11月20日中医门诊：患者停用泼尼松等药后，临床症状表现为睡眠较差，醒后面部压痕明显，消退缓慢；劳累后间或腰困，轻微下肢浮肿，休息后消退。小便有少量泡沫。刻诊时检测，尿/脑脊液蛋白：197mg/24h尿；尿常规：隐血（+），蛋白（-）。口唇暗红发紫，舌暗红，有齿痕，苔白微滑；脉沉弦细滑。

中医辨证：脾肾两虚，水气不化。

中医处方：茯苓 20g，炒白术 20g，泽泻 10g，猪苓 10g，桂枝 5g，菟丝子 10g，沙苑子 10g，车前子 10g，女贞子 10g，枸杞子 10g，黑豆皮 15g。7 剂，每日 1 剂，水煎服。同时，医嘱患者，待已购“金水宝胶囊”服完后停用。

[用药分析] 本案病程 2 年余，停服激素后病情反复。根据临床辨证，其基本病机为脾肾两虚，水气不化。方用五子黑豆汤合五苓散补益脾肾，化气利水。

11 月 28 日就诊：患者末次月经 11 月 22 日—25 日，量少，色暗红。经后伴有腰膝及肘关节疼痛。舌脉同上，辨证同前。上方加鹿衔草 15g，薏苡仁 20g。7 剂，每日 1 剂，水煎服。

[用药分析] 患者行经量少，腰膝及肘关节疼痛，用上方加鹿衔草、薏苡仁，分别增加其补肾与渗湿作用。

12 月 19 日就诊：上方服用 14 剂，药后腰膝及肘关节疼痛消失，但手指关节疼痛；仍睡眠差，咽痒欲咳。舌暗红，有齿痕，苔微白，脉沉弦细滑。辨证同前，上方去鹿衔草，加麻黄 5g、炒杏仁 10g。7 剂，每日 1 剂，水煎服。

[用药分析] 手指关节疼痛，与湿邪阻滞经络有关。上方再加麻黄、杏仁，则寓有“麻杏薏甘汤”方义，其宣化湿邪的作用更为明显；同时也加强了原方的化气利水之功。

12 月 25 日就诊：药后平适。手指关节疼痛减轻，食后胃脘不舒。舌脉同上，辨证同前。

调整处方：麻黄 10g，赤小豆 25g，连翘 10g，桑白皮 15g，杏仁 10g，茯苓皮 15g，陈皮 10g，大腹皮 15g，茯苓 20g，车前子 10g，白术 20g，泽泻 10g，桂枝 5g，黑豆皮 15g，生姜皮 10g，甘草 5g。14 剂，每日 1 剂，水煎服。

[用药分析] 本诊需要兼顾慢性肾病的基本病机，与湿滞经络两方面的病症。而麻黄连翘赤小豆汤合五苓五皮饮，再加车前子、黑豆皮，宣肺利水，通阳化气，利水祛湿，正切病机。

2015 年 1 月 22 日就诊：上方服用 28 剂，药后自觉身体状态好转，食欲改善，饮食增加；食后胃脘不舒消失。舌暗红，苔微白，脉沉细微滑。

中医辨证：脾肾两虚，水气不化。

中医处方：茯苓 20g，猪苓 10g，白术 20g，泽泻 10g，桂枝 5g，车前子 10g，菟丝子 10g，沙苑子 10g，女贞子 10g，枸杞子 10g，黑豆皮 15g，白茅根25g。14剂，每日1剂，水煎服。

[用药分析] 病情稳定，治本为图。方用五子黑豆汤合五苓散加白茅根。

2月12日就诊：患者精神状态好，无自觉症状，睡眠后面部压痕消失。2月11日检测，尿/脑脊液蛋白：22mg/24h尿；尿常规：隐血(++)，蛋白(-)。舌脉同上，辨证同前。上方去桂枝，加小蓟15g、生地20g。14剂，水煎服。

2月26日就诊：继用上方加焦地榆15g，荆芥10g。14剂，服法同上。

[用药分析] 以上2诊，虽无自觉症状，但尿检有隐血。考虑患者月经紊乱，化热夹瘀。故前后2诊，均在上方去辛温的桂枝，加小蓟、生地，或焦地榆、荆芥，凉血散瘀，两相兼顾。

3月13日就诊：药后无明显临床症状，仍口唇暗紫。舌暗红，苔微白；脉弦细微滑。

中医辨证：脾肾两虚，水气不化，伤阴夹瘀。

中医处方：猪苓10g，茯苓20g，泽泻10g，阿胶10g(烊化)，滑石10g，炒槐花15g，荆芥10g，焦地榆15g，防风10g，小蓟10g，生地15g，白茅根30g。14剂，每日1剂，水煎服。

3月27日就诊：继用上方加旱莲草15g，女贞子15g。14剂，服法同前。

[用药分析] 自首诊4个月以来，患者口唇暗红发紫一直未能消散。结合所处更年期，其兼夹瘀血阻络的病机客观存在，且时有化热伤阴的轻微表现。故在3月13日就诊时，方用猪苓汤加生地、小蓟、白茅根，清热养阴；再加炒槐花、荆芥、焦地榆、防风，行血散瘀(此为著名中医赵绍琴先生用药经验，前已作述)。

4月9日就诊：精神较好，无自觉症状。辨证同前。

调整处方：猪苓10g，茯苓20g，泽泻10g，滑石10g，丹皮10g，炒槐花10g，荆芥10g，焦地榆15g，防风10g，白茅根30g，赤芍15g，怀牛膝15g，小蓟15g，益母草15g，甘草5g。14剂，每日1剂，水煎服。

[用药分析] 在调整上方时，去生地、阿胶，以避免药性过寒或腻滞；加赤芍、怀牛膝、益母草，加强其活血散瘀作用。

4月24日就诊：药后平适。继用上方加车前子10g，决明子15g，14剂。

[用药分析] 上方加车前子，意在增加利水之功以治其本；加决明子，

取其甘凉散热之效以治其标。

5月7日就诊：患者5月1日检测，尿/脑脊液蛋白：54mg/24h尿；尿常规：隐血（-），蛋白（-）。无临床症状。辨证同前，效不更方，持续服用35剂（此后至7月2日之间，每日服用14剂后，又隔日服用21剂）。

7月3日就诊：近日在当地复查尿常规，均无异常。舌淡红，苔微白，脉沉。

中医辨证：脾肾两虚，水气不化。

中医处方：菟丝子10g，沙苑子10g，车前子10g，女贞子10g，枸杞子10g，黑豆皮15g，白茅根30g。14剂，每日1剂，水煎服。

［用药分析］经过上述治疗，多次尿检未见异常。患者化热伤阴，瘀血阻络的兼夹病机已不明显；而脾肾两虚，水气不化的基本病机日趋凸显。故方用五子黑豆汤加白茅根，培补脾肾以治其本。

9月4日就诊：近2月来，间断服用上方14剂后，外出停药。今天检测，尿/脑脊液蛋白：42mg/24h尿；尿常规检测结果阴性。自诉入夏以来，晨起手指关节轻微疼痛，晚上脚心微热，大便2天一次。舌脉同上，辨证同前。继用上方加鹿衔草15g。12剂，每日1剂，水煎服。

［用药分析］入夏后出现晨起手指关节疼痛，晚上脚心发热，其或寒或热，需要甄别。上方加鹿衔草温补肝肾，祛风除湿，既可以治疗手指关节疼痛，又可以作为辨证的用药试探。

10月15日就诊：上方服用24剂，脚心不热，近日自觉咽干，鼻中有轻微热感，大便每天1～2次。舌淡红，苔微白，脉沉细。

中医辨证：脾肾两虚，水气不化，轻微化热。

中医处方：猪苓10g，茯苓20g，泽泻10g，车前子10g，女贞子10g，枸杞子10g，五味子10g，麦冬10g，怀牛膝15g，白茅根30g。12剂，每日1剂，水煎服。

［用药分析］上方用后，手指关节疼痛消失，脚心不热，但服24剂后，自觉咽干，鼻中有轻微热感，说明病症轻微化热。故处方用猪苓、茯苓、泽泻、车前子、白茅根，利水健脾，分离清浊；再用女贞子、枸杞子、五味子、麦冬、怀牛膝，补益肾气，养阴清热。

11月5日就诊：病情同上，上方加桑白皮15g、丹皮10g、炒栀子10g，12剂，服法同前。

［用药分析］针对病症化热，上方加桑白皮、丹皮、炒栀子，用以增加其清热利水作用。

12月11日就诊：药后平适。近日间断晨起有牙龈出血。舌淡暗微紫，苔白，有齿痕；脉沉。

中医辨证：脾肾两虚，水气不化，化热伤阴。

中医处方：猪苓10g，茯苓20g，泽泻10g，白术20g，滑石10g，车前子10g，女贞子10g，枸杞子10g，丹皮10g，白茅根30g。12剂，隔日1剂，水煎服。

［用药分析］晨起间断牙龈出血，其化热伤阴病机依然存在。本次用方调整为四苓汤为主，加女贞子、枸杞子补益肾气；加丹皮、滑石、白茅根、车前子清热利水。

12月25日就诊：上症减轻，继用上方加怀牛膝15g、旱莲草15g，12剂，服法同前；2016年1月8日就诊：调整方药，上方再加桑白皮15g、茯苓皮15g，12剂，服法同前。

［用药分析］以上2诊，先在上方加怀牛膝、旱莲草，增加补益肾气作用；继而又加桑白皮、茯苓皮，增加利水泄浊作用。可见，自12月11日至1月8日的3次处方，是根据脾肾两虚、水气不化、化热伤阴的复杂病机，整体把握处方中平补肾气、甘淡利水、微寒清热的主次轻重，做到药病相当，不过病所；多方兼顾，不伤正气的用药原则。

2016年1月21日至6月10日阶段性中医门诊9次，间断服用86剂中药汤方。其中除1次外感咳嗽用止嗽散7剂外，均把握其“脾肾两虚，气化不行”的基本病机，针对临床具体病情变化，分别使用五苓散（汤）加味12剂；参苓白术散（汤）加减13剂；五苓散（汤）合五子黑豆汤加味36剂；《金匮》肾气丸（汤）加味6剂；真武汤12剂。精神状态较好，饮食、二便正常。

6月23日就诊：近日因家有事劳累，自觉轻微乏力。于6月10日检测，尿/脑脊液蛋白：357mg/24h尿；尿常规：尿蛋白（–），隐血（+）。舌淡红，苔微白，脉沉微滑。

中医辨证：脾肾两虚，水气不化。

中医处方：茯苓30g，猪苓10g，泽泻10g，白术25g，桂枝10g，菟丝子10g，沙苑子10g，车前子10g，女贞子10g，枸杞子10g，炒黑豆15g。

12剂，每日1剂，水煎服。

7月7日就诊：舌脉同前，辨证同上。上方再加白茅根30g，12剂，每日1剂，水煎服。

［用药分析］病情反复原因很多，过于劳累即是其中一类。这种反复，说明脾肾两虚、水气不化的基本病机，还需要较长时间的治疗与巩固。故借此机会，坚持使用五子黑豆汤合五苓散的基本方剂，巩固治疗。

9月29日至11月17日阶段性中医门诊4次，间断服用30剂中药。其中先后使用真武汤6剂；真武汤加怀牛膝、白茅根12剂；真武汤合五苓散（汤）12剂。服法同前。

2017年1月21日就诊：患者自诉上方治疗后，无临床症状，并经2016年11月20日单位组织的体检，24小时尿蛋白定量及尿常规等各项指标均为阴性结果，故停服中药，生活调养。刻诊：除饮食较平时略有减少，别无明显不适。舌淡红微青，有齿痕，苔白；脉沉。

中医辨证：脾肾两虚，气化不行。

中医处方：菟丝子10g，沙苑子10g，车前子10g，女贞子10g，枸杞子10g，炒黑豆15g，怀牛膝15g。14剂，每日1剂，水煎服。

此诊之后，2月4日因感冒咳嗽，用五苓散（改汤）加杏仁6剂；3月17日因感冒口苦，用五苓散（汤）合小柴胡汤加杏仁6剂；3月24日感冒愈后，用五子黑豆汤加怀牛膝、鹿衔草14剂。

11月15日就诊：患者自诉，今年4月服完药后，因感觉良好，停药将息。近感天气较冷，背部觉凉，别无明显不适。舌淡，苔白；脉沉。

中医辨证：肾气不足。

中医处方：菟丝子10g，沙苑子10g，枸杞子10g，车前子10g，莲子10g，茯苓15g，泽泻10g，鹿衔草15g，炒黑豆15g。14剂，隔日1剂，水煎服。

2018年4月14日就诊：5个月来，自觉身体状态较好，近日检测相关各项指标均正常。

调整处方：菟丝子10g，沙苑子10g，车前子10g，女贞子10g，枸杞子10g，莲子10g，茯苓25g，炒黑豆15g。15剂，隔日1剂，水煎服。

2019年10月19日就诊：今年7月检测，相关各项指标均正常。舌淡红，有齿痕，苔白；脉沉。

中医辨证：脾肾两虚。

中医处方：党参15g，茯苓20g，白术20g，陈皮10g，炒山药25g，白茅根15g，炙甘草5g。6剂，每日1剂，水煎服。

10月26日就诊：药后平适，无明显不适。舌脉同前。上方加菟丝子10g，沙苑子10g，莲子10g。6剂，隔日1剂，水煎服。

［用药分析］自2017年迄今，将近3年的时间，间断服用五子黑豆汤为主，或用五味异功散为主，稍事加减变化，补益脾肾，扶正培本，最终康复。

2020年后电话随访，病情康复良好，体检结果正常。

（二）以案说医

患者诊断系膜增生性肾小球肾炎，经西药治疗1年多的时间，因症状减轻停服泼尼松等。转请中医治疗5年之后，病情康复。本案治疗过程，有以下几点启示：

1. 基本病机与复杂病机交织 中医初诊，临床症状仅为睡眠较差，醒后面部有压痕，消退缓慢；劳累后间或腰困，轻微下肢浮肿，休息则消；小便有泡沫。反映了慢性肾病“脾肾两虚，水气不化”的基本病机。不同的是，患者临近更年期，月经量少，经色暗红；复因病程较长，久病夹瘀，伴有明显的口唇暗红发紫、舌质暗红等症，表现出血行不畅、瘀血阻络的潜在病机；治疗过程中，间或出现脚心发热，或咽干、鼻中发热等症，又夹有伤阴化热的复杂病机。形成慢性肾病基本病机与复杂病机的多元交织。本案治疗的过程，就是谨守基本病机这一主线，兼顾复杂病机的波动起伏，掌握主次、轻重、缓急的矛盾变化，把控从一而终的治本方略。

2. 治疗与用药特点的体会 根据上述的病机分析，以五子黑豆汤合五苓散为主，贯穿整个治疗过程。同时，阶段性用猪苓汤加清热兼活血祛瘀作用的药物，如丹皮、栀子、赤芍、槐花、地榆、白茅根等。其中，根据赵绍琴老师常用的炒槐花与荆芥、焦地榆与防风两组对药，增强其清热祛瘀的作用。赵绍琴老师当年曾点拨我说，慢性肾病，若病机见到“热伏阴分，瘀阻血络”，特别是以尿潜血为主时，上述两组对药，或再加入炒白头翁等，恰如其分，能提高临床疗效。

我在慢性肾病治疗中，凡是使用这两组对药，都是受惠于赵绍琴老师的用药经验。值得学习的是，赵老师曾进一步点拨说，“热伏阴分，瘀阻血络”，不宜使用过于寒凉的清热药，避免凉遏，寒凝，甚至“冰伏其邪”，影响治疗效果。

3. 谨守基本病机是康复的关键 本案经过1年多的随证治疗，至2016年初，复杂的病机逐渐剥离，基本病机显露无疑。之后4年的辨证施治，紧紧围绕“脾肾两虚，水气不化”的基本病机，先后以五苓散、参苓白术散、五子黑豆汤、肾气丸、真武汤、四君子汤等方，其中以五子黑豆汤或合五苓散最多，直至病情康复。

值得指出，慢性肾病的基本病机与复杂病机，从多元病机辨证来看，前者为本，后者为标。治疗时，在谨守基本病机的同时，要注重复杂病机的剥离，为后续的康复治疗清除障碍。经过前期治疗，本案病程后期，出现症状以及舌象、脉象的根本转变，体现了疾病本质与现象的一致。同时，也进一步佐证了脾肾两虚、水气不化是慢性肾病的基本病机。

三、侯某案

（一）治疗实录

侯某，女，23岁。运城市盐湖区人。

2012年7月26日初诊：患者2007年8月出现眼睑及下肢浮肿，入住运城市某医院肾内科，诊断为：慢性肾炎。出院后规范口服用药。1年后停服“激素”用药，目前口服百令胶囊、正清风痛宁缓释片。近查：肾功能、尿常规正常；24h尿蛋白定量312.5mg/24h。刻诊：眼睑浮肿，四肢乏力。患者平素体质虚弱，不耐寒热，易于外感。舌质紫暗，苔白；脉沉弦滑。

中医辨证：脾肺气虚，水湿不化。

中医处方：生黄芪30g，茯苓25g，生白术20g，陈皮10g，太子参10g，山药30g，大腹皮20g，泽泻10g，车前子10g，炙甘草5g，生姜5g，大枣2枚。7剂，每日1剂，水煎服。

［用药分析］方用五味异功散加生黄芪、山药补气健脾，加大腹皮、泽泻、车前子利水消肿。

8月2日就诊：药后平适，无明显变化。上方加猪苓10g，桑白皮15g，桂枝5g。14剂，每日1剂，水煎服。

［用药分析］上方加猪苓、桂枝，则寓五苓散方义；加桑白皮，亦有五皮饮方义。较上方增强了化气利水作用。

8月19日就诊：眼睑浮肿与四肢乏力略有改善。舌暗微紫，苔白；脉沉滑。

中医辨证：脾肺气虚，膀胱水气不化，水湿内停。

中医处方：茯苓20g，猪苓10g，泽泻10g，白术20g，桂枝10g，茯苓皮15g，陈皮10g，大腹皮15g，桑白皮15g，生姜皮10g，白茅根30g。14剂，每日1剂，水煎服。

[用药分析] 此诊处方为五苓五皮饮加白茅根，通阳化气，利水泄浊。

8月30日就诊：眼睑浮肿改善，仍轻微乏力。上方加生黄芪25g，防风10g，当归15g，14剂，服法同上。

[用药分析] 上方加生黄芪、防风、当归，使原处方增“玉屏散”与“当归补血汤”的方义。方在利水消肿的同时，其补气养血、固表御风的作用有所加强。

9月13日就诊：药后平适。轻微出汗，乏力。舌暗红，苔白；脉缓。

中医辨证：脾肺气虚，营卫不调。

中医处方：桂枝10g，炒白芍10g，茯苓30g，白术30g，山药30g，桑白皮15g，当归20g，生黄芪30g，甘草5g，生姜10g，大枣4枚。14剂，每日1剂，水煎服。

[用药分析] 方用《伤寒论》桂枝加茯苓白术汤，合当归补血汤，加山药、桑白皮而成。其中桂枝加茯苓白术汤，是柴浩然先生治疗慢性肾炎的常用方剂。合方加味之后，既补益脾肺，又调和营卫。

9月27日就诊：眼睑浮肿消退。当日检测：尿素1.28mmol/L；肌酐42μmol/L。尿/脑脊液蛋白：73.1mg/24h尿。辨证同前。上方加防风10g，车前子10g，14剂，服法同上。

[用药分析] 尿检正常。上方加防风固表御风，寓“玉屏风散”方义；加车前子增强利水泄浊作用。

10月7日至12月19日，就诊6次，计服中药84剂。辨证均为：脾肺气虚，膀胱水气不化。其中先后为：桂枝汤合五苓散（汤）加车前子、山药、白茅根等28剂；五味异功散（汤）加山药、泽泻、车前子、白茅根等14剂；五苓散（汤）14剂；五苓散（汤）加山药、女贞子、枸杞子28剂。其间，于12月6日检测尿/脑脊液蛋白：49.2mg/24h尿。且有一次感冒，未出现浮肿。

［用药分析］以上辨证论治可见，患者体质虚弱，或肺气虚弱，营卫不调；或脾气虚弱，运化无力。表现的病机时有偏差，或偏于肺肾两虚，或偏于脾肾两虚，而肾气不足、膀胱气化不行的病机则贯穿始终。所以，本案辨证治疗过程中，使用桂枝汤或五味异功散，合用五苓散或五子黑豆汤的机会较多。由于及早顾及肺脾虚弱、营卫不和的个性病机，所以多次外感亦未造成病情反复。

2013年1月3日就诊：近觉手足发凉。舌淡红，苔白；脉沉细。

中医辨证：营卫不调，脾阳虚弱。

中医处方：当归25g，桂枝10g，白芍10g，细辛3g，通草5g，茯苓30g，白术30g，炙甘草5g，生姜10g，大枣4枚。14剂，每日1剂，水煎服。

［用药分析］方用当归四逆汤加茯苓、白术，调和营卫，温通血脉（亦寓桂枝汤、苓桂术甘汤于其中）。

1月17日至4月25日，就诊7次，辨证以脾肺气虚、水气不化为主，服用74剂中药。其中，五苓散（汤）加益母草14剂；五苓散（汤）加白茅根14剂；五苓散（汤）加山药14剂；桂枝加茯苓白术汤6剂；玉屏风散（汤）加山药、炙甘草10剂；玉屏风散（汤）合四君子汤加泽泻、山药、车前子、桑白皮10剂；月经2月未行，用桃红四物汤加益母草、川牛膝6剂。

5月12日就诊：无明显不适。当日检测24h尿蛋白定量：27mg/24h。舌淡红，苔微白；脉沉。

中医辨证：脾肾两虚，水气不化。

中医处方：熟地25g，枸杞子10g，茯苓15g，炒山药25g，泽泻10g，丹皮10g，党参10g，菟丝子10g，沙苑子10g，车前子10g，女贞子10g，炒黑豆15g，炙甘草5g。14剂，每日1剂，水煎服。

［用药分析］经过以上4个月的调治，病情稳定，尿检正常，亦很少出现外感。方用五子黑豆汤合六味地黄丸（汤）加党参，补益脾肾，化气利水，以治其本。

6月2日就诊：继用上方加白茅根25g，14剂，服法同上。

6月17日就诊：药后平适。

调整处方：炙黄芪25g，党参10g，炒白术20g，茯苓20g，炒山药20g，当归15g，车前子10g，泽泻10g，菟丝子10g，沙苑子10g，续断15g，炒杜仲 10g，炙甘草 5g。14 剂，每日 1 剂，水煎服。

[用药分析] 方用四君子汤加黄芪、当归、山药补气健脾；五子黑豆汤去女贞子、枸杞子（偏于养阴），加泽泻、续断、杜仲，增强补益肾气作用。

6 月 30 日至 11 月 21 日，就诊 6 次，在 6 月 17 日用方的基础上，随证加减，服用中药 62 剂。自觉精神、食欲均佳。11 月 18 日检测 24h 尿蛋白定量：60mg/24h。

2014 年就诊 10 次，均以补脾益肾为主，间断服用 100 剂中药。并分别于 4 月 22 日与 9 月 25 日两次肾功能、尿常规检测正常。11 月 14 日肾功能、尿常规检测正常；24h 尿蛋白定量：106mg/24h。

2015 年 1 月 29 日复查：肾功能、尿常规正常。3 年来病情康复良好。

（二）以案说医

患者为年轻女性，平素身体虚弱，易于外感，罹患之后，反复不愈，加上周期性生理变化等原因，使病情扑朔迷离，难以切入。本案治疗过程，犹如剥茧抽丝，披沙拣金。通过以下相关问题讨论，或可启迪临证思维。

1. 易感体质与基本病机叠加的切入治疗 本案病情不是很重，但体质虚弱，气血不足，易于外感，造成脾肺气虚，卫外不固，营卫不和，引发病情反复；而且罹患之后，脾肾两虚，水气不化；加上周期性月事干扰等因素，使病情内外兼患，虚实夹杂，治疗难以入手。本案首诊（2012 年 7 月 26 日）以眼睑浮肿、四肢乏力着眼，选择健脾补肺、化湿利水为法，用四君子汤加黄芪、山药、陈皮、大腹皮、泽泻、车前子，切入治疗；二诊合入五苓散（汤）加桑白皮；三诊待脾肺气虚改善后，单用五苓五皮饮；四诊又合入玉屏风散（汤）、当归补血汤益气固表，补气生血。以上四诊历时 50 天，用方 49 剂，完成了治疗切入与复杂病机的首次剥离。

2012 年 9 月 13 日至 12 月 19 日，在病情稳定，不断康复过程中，就诊 8 次，辨证为脾肺气虚，营卫不调，或膀胱气化不利，水湿内停，用药 112 剂，分别使用桂枝加茯苓白术汤合当归补血汤、桂枝加茯苓白术汤合玉屏风散（汤）、桂枝汤合五苓散（汤）、异功散（汤）加味、五苓散（汤）加味，病情康复良好，尿/脑脊液蛋白检测正常。其间感冒 1 次，也未出现浮肿。

2. “膀胱气化不利”病机的持续治疗 经过上述治疗，复杂病机中脾肺气虚、营卫不调的病机有所改善，“膀胱水气不化”的病机不断显露。所以，从 2013 年 1 月 17 日至 4 月 25 日，就诊 7 次，服用中药 74 剂，均以五苓散（汤）加味为主，间断使用桂枝加茯苓白术汤、玉屏风散（汤）或合四君子汤等，轻剂缓图，持续给力。使病情康复得以巩固。

3. “脾肾两虚，水气不化”基本病机的治疗 随着“膀胱气化不利”的针对性治疗，“脾肾两虚，水气不化”的基本病机浮上水面。从2013年6月至2014年11月，就诊8次，间断服用中药190剂，基本以四君子汤加黄芪，合五子黑豆汤加当归，续断、杜仲为主，补脾益肾，培本固元，巩固疗效，使病情康复。

4. 关于不用“防己”的原因说明 就本案病症与病机而言，在前阶段的治疗组方用药中，如果加上“防己”一药，即寓有“防己黄芪汤”或“防己茯苓汤”的组成。父亲柴浩然先生治疗慢性肾病水肿，常常使用这两首方剂，我在15年前也经常学习使用。近10多年来，我回避使用此药，受到学生们的提问或质疑。原因有二：一是因为很多文献或资料，提出“防己”药性偏于寒凉，或对肾脏有毒性作用。出于“避嫌”考虑，我刻意给以规避，采用其他中药替代。二是现在外购处方，常常把“木防己”与“汉防己”混抓，难以如愿。现在看来，自己的出发点可以理解，但并非本意。只要临床辨证准确，“防己”一药是可以正常使用的。最近，我的一位学生，交流使用防己黄芪汤治疗慢性肾病的经验，听后很受触动。在此提出我的原委，供同仁们参考。

5. 对于慢性肾炎病机认识的引申 慢性肾炎以肾性水肿与蛋白尿为主要表现。现代医学认为，其病理变化，主要因于肾小球的过滤功能与肾小管的重吸收作用障碍。对此，如果换位中医思考，我有些不成熟的认识。一是从整体观念出发，肾小球的滤过功能与腠理皮毛的开泄有着整体的联系。因为肾合膀胱，“膀胱者，腠理毫毛其应”。所以，外邪客伤于表，腠理毫毛开泄，必会影响膀胱的气化功能；而肾小球的滤过功能减退，也同样影响膀胱的气化作用。二者之间是疾病外象与本质的关系，具有相同的病机。因而中医通过以表测里、以象测脏的方法，查获病情。这也是中医运用宣肺解表或调和营卫的方法，取得治疗慢性肾病水肿与蛋白尿较好疗效的原因。二是肾小管的再吸收作用，与脾肾功能的强弱相关。中医通过补脾运水，分离清浊，益肾化气，分离水精，使肾小管的再吸收作用得以改善。因此，中医临床补脾益肾，化气利水，即是治疗慢性肾病蛋白尿的有效途径。需要说明，中西医虽是两种医学体系，但面对的疾病却是相同的。尽管这种认识可能比较肤浅，或者牵强，但不揣简陋，提出这些粗浅认识，亦请同仁指教。

四、王某案

（一）治疗实录

王某，女，64岁。运城市万荣县人。

患者2020年2月出现颜面及下肢浮肿，渐行加重，2月23日就诊山西省某省级医院，诊断为“慢性肾炎”。口服地黄叶总苷胶囊75mg/d（1个月后停服），长期服用雷公藤片、黄葵胶囊、百令胶囊。2020年9月7日与11月26日复查于上述医院，检测24小时尿蛋白定量：0.99mg/24h；尿常规：尿蛋白（++），尿隐血（-）。经人推荐，前往我院中医治疗。

2020年12月3日中医门诊（门诊号：1775997539）：患者下肢间断浮肿10个月，近10天感冒咳嗽，颜面及下肢浮肿明显。伴口干，尿频，小便不利，下肢发凉。舌淡暗红，苔微白；脉浮滑，尺弱。

中医辨证：风邪客表，肺卫郁闭，膀胱气化不利，水湿内停。

中医处方：麻黄5g，桂枝5g，茯苓25g，猪苓10g，泽泻10g，白术25g，连翘10g，杏仁10g，赤小豆15g，桑白皮15g，甘草5g，生姜皮10g。6剂，每日1剂，水煎服。

［用药分析］首诊为“风水”之病，具有明显风邪客表，肺卫郁闭，膀胱气化不利，水湿内停的病机。方用麻黄连翘赤小豆汤合五苓散（汤）加生姜皮，宣肺解表，通阳化气，利水泄浊。

12月10日就诊：患者自用中药后，即停服所有西药。药后咳嗽消失，浮肿减轻，但下肢凉较为明显。舌淡暗红，苔微白；脉微浮滑。

中医辨证：表邪未尽，膀胱气化不利，水湿内停。

中医处方：茯苓20g，猪苓10g，桂枝10g，白术20g，泽泻10g，茯苓皮15g，大腹皮15g，桑白皮15g，陈皮10g，生姜皮10g，丝瓜络15g，通草5g，白茅根30g，甘草5g。6剂，每日1剂，水煎服。

［用药分析］药后咳嗽消失，浮肿减轻，但表邪未尽，膀胱气化不利，水湿内停。故调整处方，以五苓五皮饮加丝瓜络、通草、白茅根，通阳化气，利水消肿，分离清浊。

12月17日就诊：轻微浮肿，晨起痰多。舌淡红，苔微白；脉沉滑。

中医辨证：肾阳虚弱，水气不化。

中医处方：桂枝 10g，炒白术 30g，茯苓 30g，熟附子 5g，白茅根 30g，炙甘草 5g，生姜 10g，大枣 4 枚。每日 1 剂，水煎服。

［用药分析］表邪已解，但仍轻微浮肿，下肢发凉，晨起痰多，脉为沉滑。其病机为肾阳虚弱，水气不化。方用桂枝去芍药加附子汤，再加茯苓、白术（又寓苓桂术甘汤）、白茅根，温阳化气，利水泄浊。

2021 年 1 月 11 日视频就诊：近下肢浮肿，小腿发凉，小便泡沫多，晨起痰多。舌淡暗红，苔白微腻；脉沉微滑。

中医辨证：肾阳不足，水气不化。

中医处方：茯苓 25g，炒白术 25g，白芍 10g，熟附子 5g，桑白皮 15g，陈皮 10g，大腹皮 15g，茯苓皮 15g，生姜皮 10g。7 剂，每日 1 剂，水煎服。

［用药分析］方用真武汤合五皮饮，温阳化气，利水泄浊，标本兼顾。

1 月 22 日视频就诊：药后下肢浮肿减轻，尿中仍有泡沫。舌象同前，辨证同上。上方加桂枝 10g，泽兰 10g，益母草 15g。7 剂，每日 1 剂，水煎服。

［用药分析］上方加桂枝通阳化气；泽兰、益母草利水祛瘀，其温阳利水作用更强。

2 月 4 日视频就诊：药后浮肿消退，舌象同前，辨证同上。

调整处方：菟丝子 10g，沙苑子 10g，车前子 10g，女贞子 10g，枸杞子 10g，炒黑豆 15g，茯苓 15g，猪苓 10g，泽泻 10g，白术 20g，桂枝 5g，白茅根 30g。10 剂，每日 1 剂，水煎服。

［用药分析］浮肿消退，阳气渐复。改用平和之剂，处以五子黑豆汤合五苓散，再加白茅根，益肾化气，利水泄浊。

3 月 4 日就诊：春节期间停药 20 天，近又小便不利，下肢轻微浮肿，畏寒腰凉。3 月 3 日化验 24h 尿蛋白定量：1.66mg/24h；尿常规：尿蛋白（++），尿隐血（-）。舌淡红，苔微白，脉沉滑。

中医辨证：肾阳不足，水气不化。

中医处方：茯苓 30g，炒白术 30g，白芍 10g，熟附子 5g，生姜 10g。6 剂，每日 1 剂，水煎服。

［用药分析］因春节停服中药 20 天，不仅小便不利，下肢浮肿，而且畏寒腰凉，肾阳虚弱明显。方用真武汤温阳化气，利水泄浊。

3月11日就诊：药后浮肿减轻，小便较利。舌脉同上，辨证同前。上方加桂枝10g，泽泻10g，猪苓10g，12剂，服法同前。

［用药分析］症状减轻，仍肾阳未复，气化不利。上方加桂枝、泽泻、猪苓，即真武汤与五苓散合方，其温阳化气、利水泄浊作用更强。

3月25日就诊：仍见下肢轻微浮肿，小便不利，大便溏，每日1～2次，伴汗出恶风。舌淡红，苔白，脉浮缓。

中医辨证：营卫不和，水气不利。

中医处方：桂枝10g，炒白芍10g，茯苓30g，炒白术25g，炙甘草5g，生姜10g，大枣4枚。6剂，每日1剂，水煎服。

［用药分析］近除下肢浮肿，小便不利，便溏，还有汗出恶风，营卫不和的病症。方用桂枝加茯苓白术汤调和营卫，化气利水。

4月1日就诊：药后汗出恶风减轻，仍下肢轻微浮肿，小便不利。舌脉同前。辨证为膀胱气化不利，水湿内停为主。

调整处方：茯苓25g，猪苓10g，泽泻10g，白术20g，桂枝10g，益母草15g，泽兰10g。6剂，每日1剂，水煎服。

［用药分析］药后汗出恶风减轻，说明营卫不和改善。方用五苓散加益母草、泽兰，通阳化气，利水泄浊。泽兰、益母草，其利水与祛瘀作用均较平和，对于慢性肾病浮肿时间较长者，加此二药，既能利水，又可兼顾水气不化，影响血气不行之虑。

4月8日至8月12日，中医门诊10次。主症均为：间断下肢浮肿，小便有泡沫，时有轻重；小便不利，大便稀溏，每日2～3次；下肢凉或畏寒。舌淡，苔白，脉沉。中医辨证：肾阳不足，水气不化。方用真武汤24剂；真武汤合五苓散（汤）48剂；真武汤合五苓五皮饮36剂。剂型均为汤剂，水煎服。

［用药分析］以上10诊所见主症，皆为明显肾阳不足，水气不化的表现。通过辨证，均以真武汤为主方，或合五苓散，或合五苓五皮饮，温阳化气，利水消肿，分离清浊。

8月26日就诊：经过以上4个月的中药治疗，大便溏，次数多，下肢凉或畏寒显著改善。刻诊：腰部酸困，小便有泡沫。舌淡红，苔微白，脉沉。

中医辨证：肾气不足，水气不化。

中医处方：菟丝子10g，沙苑子10g，车前子10g，女贞子10g，枸杞子

10g，炒黑豆15g，莲子10g，茯苓15g，泽泻10g，丹皮10g，怀牛膝15g，白茅根25g。14剂，每日1剂，水煎服。

[用药分析] 经过较长时间温阳化气、利水消肿治疗之后，以上症状减轻，肾阳不足的病机较前改善，目前辨证为肾气不足，水气不化。故方用五子黑豆汤加莲子、怀牛膝补益肾气，并借寓六味地黄丸中茯苓、泽泻、丹皮"三泻"，加白茅根利水泄浊，体现了补泻结合的配伍方法。

9月16日就诊：近几天下肢轻微浮肿，小便泡沫较多。舌淡红，苔薄白；脉微浮。

中医辨证：风邪客表，膀胱气化不利，水湿内停。

中医处方：麻黄5g，桑白皮15g，陈皮10g，大腹皮15g，茯苓皮15g，生姜皮10g，茯苓15g，泽泻10g，白茅根30g。14剂，每日1剂，水煎服。

10月7日就诊：药后小便增多，浮肿减轻。停药后轻微浮肿。舌脉同上，辨证同前。上方加连翘10g，赤小豆25g，杏仁10g。14剂，每日1剂，水煎服。

[用药分析] 以上2诊，下肢轻微浮肿，小便泡沫较多而脉象微浮，是风邪客表，膀胱气化不利，水湿内停的病症。先用麻黄五皮饮，加茯苓、泽泻、白茅根，祛风解表，通阳化气，利水泄浊；继而又加连翘、赤小豆、杏仁（寓麻黄连翘赤小豆汤），既增强上方的作用，又突出宣肺利水的功效。

10月28日至12月9日，中医门诊3次。除下肢间断轻微浮肿外，以腰困、乏力症状明显。舌淡红，苔微白；脉沉滑。中医辨证：肾气不足，膀胱气化不利。方用五子黑豆汤合五苓散（汤），或合五苓五皮饮，计44剂，水煎服。其间，11月23日检测尿常规：尿蛋白（−），隐血（−）。

2022年10月随访，康复良好。

（二）以案说医

患者起病即为颜面及下肢浮肿，渐行加重，就诊某省医院。因拒绝"肾穿刺"病理学检查，临床诊断为慢性肾炎。结合本案治疗，有以下几点认识。

1. 本案主症的特点 水肿或浮肿，是慢性肾炎常见的症状之一。因其症状明显，形之可见，我们称之为"显证"；同时，将检测发现的蛋白尿视为"隐证"。本案的主症特点有三：一是表现为"显证"与"隐证"并存；二是外感因素明显，表证虚实夹杂；三是脾肾两虚，水气不化，以阳虚为主。

2. 辨证论治的要点 本案辨证提示有三：一是“显证”与“隐证”并存，“隐证”服从于“显证”。治疗过程始终以水肿为主线，始为“风水”，进而“皮水”，故坚守温阳化气与温阳利水的治本之法，渐使“蛋白尿”随之消除。二是结合疾病过程中，反复出现的外感因素，根据兼夹表证的虚实不同，或以宣肺开表，用麻黄连翘赤小豆汤合五苓五皮饮；或以调和营卫，用桂枝加茯苓白术汤，或合五苓散等，标本兼治。三是抓住肾阳虚弱，水气不化的侧重病机，在用真武汤温阳利水，逆转病机之后，继以五子黑豆汤合五苓散，或再合五皮饮等，补脾益肾，平调阴阳，化气利水，以期康复。

3. 本案相关的重要提示 相对而言，许多慢性肾炎，经过中医治疗之后，常常出现水肿等临床症状消失，或不甚明显，而是以持续“蛋白尿”为表现形式。只有在病情反复或加重的情况下，才会再次出现明显水肿。而本案“显证”的水肿与“隐证”的蛋白尿长期并存，与上所述案例有所不同。可以肯定地说，长期或间断出现轻微浮肿，或浮肿时轻时重，伴有乏力、腰腿酸困、下肢凉或畏寒等，其病机不仅为脾肾两虚，而且偏重脾肾阳虚。此时此刻，补脾益肾，或温阳利水，尚且力不能及。若误用寒凉之品，恐为雪上加霜。这也是为什么我们强调治疗一定要辨证施治，不能想当然地使用寒凉性质，尤其是药性苦寒的清热祛湿药。

第三节　紫癜性肾炎案

一、刘某案

（一）治疗实录

刘某，男，22岁，学生。

患者平素身体健康。2012年6月，运动后饮酒，次日出现全身紫癜，在某省人民医院门诊就诊，给以中药“四妙丸”，并配服西药（不详），3天紫癜消失，但晨起恶心，饭后干哕持续1年，经某处中医治疗后消失。

2013年2月7日初诊：患者近1周来，自觉晨起或活动后全身乏力明显，弯腰时腰部酸困难支，小便偶见发黄。2月5日在我院肾内科门诊就诊，检测尿常规：酮体(±)，蛋白质(+)；肾功能：尿素9.30mmol/L(1.79～7.14mmol/L)，肌酐：100.1μmol/L(44～97μmol/L)。诊断：紫癜性肾炎。舌质淡暗，苔薄滑；脉沉弦。

中医辨证：脾肾两虚，水气不化。

中医处方：茯苓25g，生白术25g，泽泻10g，猪苓10g，熟地20g，山药30g，丹皮10g，车前子10g，女贞子15g，旱莲草15g，淫羊藿15g，怀牛膝15g，甘草5g。7剂，每日1剂，水煎服。

[用药分析]紫癜性肾炎发病初期，与外感邪气致病因素相关。早期治疗时，如有“肾外”症状时，一定要以疏散外邪，解除表证或相关病症为主。若一旦造成肾脏损伤，形成慢性肾病，则治疗与慢性肾病相同。紫癜性肾炎，除疾病初始或病情复发时，具有外感邪气的相关病机；而在慢性阶段，其基本病机仍然是脾肾两虚，水气不化。处方用茯苓、白术、泽泻、猪苓、山药、车前子、甘草，健脾利水；熟地、女贞子、旱莲草、淫羊藿、怀牛膝，补益肾气；再加丹皮，又寓六味地黄丸(女贞子可以替代山茱萸)于其中。体现脾肾双补，利水泄浊，补泻结合的配伍方法。

2月17日就诊：服药后腰困减轻。舌脉同上，辨证同前。上方去淫羊藿，加枸杞子10g。14剂，每日1剂，水煎服。

[用药分析]淫羊藿偏于辛温，去后加枸杞子，是出于平补肾气的考虑。

4月14日就诊：因开学后服药不便，停服中药。4月8日在省城某医学检测中心尿常规检测：尿蛋白(−)，尿潜血(−)。病情好转，舌脉同上。继用上方加党参10g。14剂，服法同前。

[用药分析]上方加党参，意在增强补气健脾作用。

5月5日就诊：轻微腰困，大便溏薄，色黑，1日2次。舌淡，苔白；脉沉。

中医辨证：脾肾两虚，水气不化。

中医处方：党参10g，炒白术20g，茯苓20g，炒山药20g，泽泻10g，车前子10g，猪苓10g，菟丝子10g，丹皮10g，沙苑子10g，女贞子15g，枸杞子10g，炒黑豆15g，炙甘草5g。14剂，每日1剂，水煎服。

[用药分析]慢性肾病，需要较为长期的治疗过程。即使症状消除，尿检正常之后，仍然需要一个巩固治疗阶段。本方用四君子汤、四苓散

加炒山药健脾利水，五子黑豆汤补益肾气。以上诸药补益脾肾，再加丹皮，与茯苓、泽泻，寓“三泻”于补益脾肾方中，起到补泻开阖有度的配伍方法。

11月21日就诊：半年来，尿常规检测2次，均未见异常。近又觉腰困明显。舌淡红，苔微白；脉沉。

中医辨证：脾肾两虚，水气不化。

中医处方：茯苓20g，炒白术20g，猪苓10g，炒山药25g，泽泻10g，车前子10g，女贞子15g，枸杞子10g，续断15g，炒杜仲10g，怀牛膝15g，炙甘草5g。14剂，每日1剂，水煎服。

12月27日就诊：现无明显不适。12月26日尿常规检测正常。上方加鹿衔草15g，14剂，隔日1剂，水煎服。并嘱饮食起居调养。1年后随访，康复良好。

［用药分析］以上2诊处方，与上方作用基本相同。其中，前方加续断、杜仲、怀牛膝；后方又加鹿衔草，在补益脾肾前提下，补肾强腰的作用更为显著。

（二）以案说医

1. 本案的辨证要点 结合病史来看，患者出现全身紫癜，经治疗3天消失，但持续晨起恶心、饭后干哕达1年之久，说明起病之时脾胃已伤。就诊前1周，晨起或活动后全身乏力明显，弯腰时腰部酸困难支，可见脾肾两虚渐行加重。这是本案辨证的重要依据。

2. 病机与治疗特点 本案自紫癜发病以来，始以脾胃不和的恶心、干哕为主，继而出现脾肾俱损的乏力、腰部酸困难支等症，形成脾肾两虚、水气不化的基本病机。患者前后6诊，虽为间断用药治疗，但均以补脾益肾、化气利水为主，使病情康复良好。由此可见，本案在辨证论治的前提下，不被“紫癜”概念印定眼目，认识和把握病机特点，勿使治疗方向偏离，显得十分重要。

3. 本案体会 紫癜性肾炎，为继发性肾病，如果早期能针对继发因素，进行辨证治疗，可能会阻断病因对脾肾的继发性损伤。而且，紫癜性肾炎的病情发展与病机形成，有一个由表入里、由脾及肾的慢性过程。特别是紫癜消失，出现脾胃不和的明显症状，是疾病形成过程的反映。当此之时，若能及时治疗，也能防患于未然。所以，临床对于紫癜患者，无论是小儿或成人，我们均提示紫癜消除之后，要给予必要的后续治疗或将息调养。

紫癜性肾炎，有其原发性因素和继发性结果，而且存在着继发疾病形成的慢性过程。与此同理，既已脾肾两虚，其病情康复也需要一个较为长期的治疗过程。因此，针对本病的治疗，就不可能一蹴而就。

二、罗某案

（一）治疗实录

罗某，男，12岁，学生。运城市芮城县人。

患者2016年7月起病，始为腹痛，大便发黑；继而出现双下肢紫癜，尿常规检测：隐血（+++），尿蛋白（-）。运城市某医院诊断：过敏性紫癜。经过规范治疗，紫癜消退，多次尿常规检测：尿隐血（+～+++），又作补充诊断：紫癜性肾炎。停服西药，转请中医治疗。

2017年1月28日初诊：近感冒5天，咽部有痰，伴出汗，纳差，大小便正常。尿常规检测：隐血（+++）。舌暗红，有小瘀点，苔白；脉浮弦，略显滑数。

中医辨证：风邪客表，膀胱气化不利，夹瘀阻络。

中医处方：茯苓30g，猪苓15g，泽泻10g，白术20g，桂枝5g，小蓟15g，白茅根30g。6剂，每日1剂，水煎服。

[用药分析] 方用五苓散加小蓟、白茅根，解表祛邪，通阳化气，利水泄浊，活血散瘀。

2月3日就诊：药后遇热出汗，别无不适。昨天尿常规检测：隐血（+++）。舌暗红，有瘀点，苔薄白；脉滑微数。

中医辨证：外邪已祛，化热入络，膀胱气化不行。

中医处方：猪苓15g，茯苓25g，泽泻10g，滑石10g，白茅根30g，小蓟15g，生地20g，丹皮10g，黄连10g，玄参15g，麦冬10g，金银花20g，连翘10g，竹叶5g，甘草5g。6剂，每日1剂，水煎服。

[用药分析] 遇热出汗，舌暗红，有瘀点，为化热入络，膀胱气化不利。方用猪苓汤（去阿胶），加白茅根、小蓟清热利水；合清营汤（去犀牛角，丹参易丹皮）清透络热，利水散瘀。

2月10日就诊：药后平适。今日尿常规检测：尿蛋白（±），隐血（++）；

尿沉渣项目：红细胞140.3/μl。舌脉同上。

调整处方：生地10g，黄连10g，玄参25g，丹参15g，麦冬10g，竹叶10g，金银花20g，连翘10g，白茅根30g，小蓟10g，甘草5g。6剂，每日1剂，水煎服。

［用药分析］络热清透不畅，瘀血消散未及。方用清营汤（去犀牛角）加白茅根、小蓟，清透络热，利水散瘀。

2月18日就诊：无明显症状。今日尿常规检测：隐血（+）。上方加焦地榆15g，荆芥10g，炒白头翁15g，防风10g，6剂，服法同上。

［用药分析］上方加焦地榆与荆芥、炒白头翁与防风两组“对药”，清热通络，散血透邪（赵绍琴老师用药经验）。

2月25日就诊：今日尿检：隐血（++）。舌暗红，苔微白；脉弦细微数。

中医辨证：热入血络，膀胱气化不行，瘀水互结。

中医处方：生地15g，炒黄连10g，玄参20g，焦地榆15g，荆芥10g，炒白头翁15g，防风10g，炒槐花15g，小蓟15g，白茅根30g，甘草5g。12剂，每日1剂，水煎服。

［用药分析］热入血络，瘀水互结，除清透邪热，还当凉血散血。方用生地、玄参、黄连、甘草，清热养阴；焦地榆、荆芥、炒白头翁、防风、炒槐花、小蓟，清透邪热，凉血散血；白茅根清热利水。

3月11日就诊：上方服后，手心易出汗。舌脉同前。

调整处方：上方加麻黄5g，连翘10g，赤小豆25g，桑白皮15g，杏仁10g，12剂。服法同前。

［用药分析］服上方后，手心易出汗。这种局部微汗，说明邪热外透不畅。本次调整处方，是用上方合入麻黄连翘赤小豆汤，外透邪热，内利湿浊，增强其分离湿热、分别清浊的作用。

3月25日就诊：近着凉咳嗽，手足不温。舌暗红，苔薄白；脉微浮滑。

中医辨证：风寒客表，肺失宣降，膀胱气化不利。

中医处方：麻黄5g，杏仁10g，茯苓30g，猪苓10g，泽泻10g，白术25g，桂枝10g，焦地榆15g，荆芥10g，甘草5g。12剂，每日1剂，水煎服。

［用药分析］因风寒客表，肺失宣降，恐加重膀胱气化不利，故应先治其标。方用三拗汤合五苓散，散寒解表，宣降肺气；通阳化气，利水泄浊，加焦地榆、荆芥清透邪热，凉血散瘀。

4月8日就诊：药后咳嗽消失，手足转温，无明显不适。今日检测尿常规：尿蛋白(±)；隐血(++)。舌暗红，苔薄白；脉沉微滑数。

中医辨证：邪热伏络，膀胱气化不利。

中医处方：生地20g，丹皮10g，栀子10g，猪苓10g，焦地榆15g，荆芥10g，炒白头翁15g，防风10g，白茅根30g，小蓟10g，金银花20g，连翘10g，甘草5g。12剂，每日1剂，水煎服。

[用药分析]病情反复，几经治疗，邪热虽已轻减，但是深伏血络。本方生地、丹皮、栀子、金银花、连翘、甘草，清热透邪；猪苓、白茅根，利水清热；焦地榆、荆芥、炒白头翁、防风，凉血散瘀。

4月22日就诊：因近来晚上小腿抽筋疼痛。尿常规检查：尿蛋白(-)，隐血(+)。继用上方加白芍30g，养血柔筋，缓急止疼。12剂，服法同前。

5月6日就诊：药后平适。舌脉同上。

调整处方：焦地榆15g，荆芥10g，炒白头翁15g，防风10g，炒槐花10g，丹皮10g，栀子10g，小蓟15g，白茅根30g，赤芍15g，甘草5g。12剂，每日1剂，水煎服。

[用药分析]用药精减之后，清热透邪、凉血散瘀的方义不变。与上方不同的是选用赤芍，既有替代白芍之功，又增加活血祛瘀之效。

5月27日就诊：感冒发热2天，周身酸痛不适。今日尿常规检查：尿蛋白(++)，隐血(+++)。舌淡微红，苔微白；脉浮微数。

中医辨证：风邪客表，膀胱气化不利。

中医处方：麻黄5g，连翘10g，赤小豆30g，杏仁10g，桑白皮15g，茯苓皮15g，陈皮10g，大腹皮15g，生姜皮10g，白茅根30g。6剂，每日1剂，水煎服。

[用药分析]病情无常，最易外感。每次病情反复，均与外感因素相关。本次方用麻黄连翘赤小豆汤合五皮饮，加白茅根，祛风解表，宣肺利水，标本兼顾。

6月3日至7月1日，反复感冒2次，鼻塞流清涕，无恶寒发热。舌脉同前，辨证同上。方用麻黄连翘赤小豆汤合五苓散，加白茅根，或焦地榆、荆芥等，前后24剂，水煎服。

[用药分析]近期2诊，与上不同者，一是方用麻黄连翘赤小豆汤合五苓散，又具通阳化气、利水泄浊功效；二是再加焦地榆、荆芥，还有凉血

散瘀作用。

7月15日就诊：外感症状消失，无明显不适。尿常规检查：尿蛋白(-)，隐血(++)。舌淡暗红，苔微白；脉弦细。

中医辨证：邪热伏络，膀胱气化不利。

中医处方：焦地榆15g，荆芥10g，炒白头翁15g，防风10g，桑白皮15g，茯苓15g，炒槐花15g，丹皮10g，白茅根30g，小蓟10g，金银花20g，连翘10g，赤小豆25g，杏仁10g，赤芍20g，甘草5g。12剂，每日1剂，水煎服。

[用药分析] 近2个月来，外感因素较多。去除相关干扰因素后，病情相对稳定，仍回归5月以前的辨证治疗。

8月12日就诊：药后平适。今日尿常规检查：尿蛋白(±)，隐血(+)。

调整处方：生地15g，白茅根30g，丹皮10g，炒栀子10g，荆芥10g，焦地榆15g，防风10g，炒白头翁15g，小蓟15g，赤小豆30g，连翘10g，炒槐花10g，桑白皮15g，甘草5g。12剂，每日1剂，水煎服。

[用药分析] 本次调整处方，是5月之前辨证施治用药的精简微调。

8月26日至11月30日，就诊4次，每次尿检均为：尿蛋白(-)，尿隐血(+)。效不更方，稍作化裁，每日或隔日服用51剂，水煎服。

2018年1月10日就诊：身体无异常，临床无症状。当日尿常规检查：尿蛋白(-)，隐血(-)。舌淡红，苔薄白；脉沉细弦。

中医辨证：邪热渐祛，膀胱气化初复。

中医处方：生地15g，焦地榆15g，猪苓10g，炒白头翁15g，荆芥10g，炒槐花10g，防风10g，小蓟15g，赤小豆15g，赤芍20g，白茅根30g。15剂，隔日1剂，水煎服。

[用药分析] 症状消失，尿检正常，只能说明邪热渐祛，膀胱气化初复。上方减少清热药物的使用，以生地专行清热凉血；猪苓、赤小豆、白茅根清热利水；焦地榆、荆芥、炒白头翁、炒槐花、防风、小蓟、赤芍，清透邪热，祛瘀散血。隔日服用，使药不过病所，并留给身体康复一个过渡机会。

2月24日就诊：当日复查尿常规：尿蛋白(-)，隐血(-)。疾病初愈，巩固疗效，用上方加金银花20g，连翘10g，15剂，隔日1剂，水煎服。并嘱生活注意将息调养。

[用药分析] 上方再加金银花、连翘，其清透邪热的作用更为明显。

2021年11月20日电话随访，家人告知疾病愈后，3年来未见异常。

（二）以案说医

1. 过敏性紫癜的发病因素 中医认为，过敏性紫癜与外感因素密切相关。不论过敏原因如何，因其突然起病，出现皮肤紫癜，具有风邪致病"善行而数变"的特点，故其病因为"风邪客表"；在外感"六淫"之中，"风为百病之长"，常兼夹或寒、或热、或湿等外邪。所以，过敏性紫癜的病因，就是风邪为主，或兼夹其他病邪的外感邪气。

2. 紫癜性肾炎的病机特点 过敏性紫癜，如果病情单一，经祛风散邪之后，即可痊愈。"肾合三焦膀胱，三焦膀胱者，腠理毫毛其应"。若外邪入里，首先影响三焦、膀胱的气化功能，进而损伤肾气，形成紫癜性肾炎。再若外邪久伏不出，就会出现病程迁延，日久不愈。因此，紫癜性肾炎的病机，即是风邪客表，膀胱气化不利；外邪内伏日久，化热入络，损伤脾肾，以致水气不化，或瘀水互结，清浊不分。

3. 病因病机分析 本案病情较为特殊。从病史与病症分析，主要为风邪客表，寒邪化热，邪热入里，久伏血络，以致膀胱气化不利，肾气轻微损伤。所以，本案的病因病机特点即为风邪客表，入里之邪不得外解，使病情反复，难以治愈。其中，反复外感成为病情的常态，严重影响着肾与膀胱的气化功能与临床治疗效果。

4. 治疗方法分析 由于外邪入里，主要影响膀胱的气化功能，脾肾损伤并不明显。而且外邪不解，入里邪热不得外透，膀胱的气化功能便难以恢复。中医治疗外邪为患的内伤疾病，其特点在于突出祛除外邪的同时，并使由表入里之邪，仍从表出而解；邪热夹瘀入络，仍从血络透转而出。因此，本案治疗侧重于两个阶段。

一是治疗上表里兼顾。根据患者风邪客表，膀胱气化不利的病因病机特点，首用五苓散（汤）加小蓟、白茅根，以外散表邪，内通阳气为主，兼以化气利水，清热通络。对病程中反复外感者，间断使用三拗汤合五苓散（汤），加荆芥、焦地榆；或麻黄连翘赤小豆汤合五皮饮，既解在表之邪，并化气利水，散血通络，清透邪热。体现了祛风散邪与透邪外出并重的治疗方法。

二是清泄瘀热与透邪外出兼顾。由于外邪入里，内伏化热，夹瘀伤络的病机存在，故治疗要在清泄瘀热的同时，注重透邪外出。所以，本案借用叶天士“入营犹可透热转气”的治疗大法，使用清营汤合猪苓汤（去阿胶），加小蓟、白茅根；或自行组方，在用生地、丹皮（或丹参）、栀子（或黄连）、玄参、白茅根的同时，加入焦地榆与防风；炒白头翁（或炒槐花）与荆芥等，以清热通络，散血透邪。方中加入焦地榆与防风、炒白头翁与荆芥的两组对药，是赵绍琴老师的用药经验，我们在治疗紫癜性肾炎时，尤其常用。

需要说明，紫癜性肾炎与其他慢性肾病，在发病原因或基本病机上，往往同中有异，异中有同，临床治疗上，更要突出辨证论治。

三、张某案

（一）治疗实录

张某，女，9岁，运城市闻喜县人。

2021年4月7日初诊（病历号1226656）：今年3月1日发现过敏性紫癜，经运城市某医院皮肤科确诊，予以口服西替利嗪，静脉注射葡萄糖酸钙、维生素C注射液1周，紫癜消失。近因头部自觉发热，伴微汗，大便2～3次每日，于4月1日检测尿常规：尿蛋白（++）、隐血（++），诊断为紫癜性肾炎，转请中医治疗。刻诊：仍有头部自觉发热，伴微汗或汗出不畅，大便偏稀，1日2～3次。舌淡红，苔白微腻，脉浮滑数。

中医辨证：风寒客表，内迫大肠，膀胱气化不利。

中医处方：麻黄5g，赤小豆20g，连翘10g，桑白皮15g，杏仁8g，白茅根30g，甘草3g。3剂，每日1剂，水煎服。

［用药分析］本案使用麻黄连翘赤小豆汤加白茅根，解表散寒，宣肺化气，利水泄浊。其中的道理，建立在两个认识基础之上。一是首诊辨证风寒客表的依据？患者自觉头部发热，伴微汗或汗出不畅，并非典型的风寒表证。二是患者脉浮滑而数，如果反映为表证之脉，则一般多认为是风热，而非风寒。这两个问题的认识不解决，以上的辨证施治则无从谈起。我们临床体会，微汗或汗出不畅，多为风寒客表，营阴郁滞，正虚不足，却邪无力，欲汗不能，导致局部微汗或汗出不畅；由于微汗或汗出不畅，表闭郁热不重，故仅自觉头部发热。此外，从无其他表热之症来看，亦可反证。至于脉浮滑而数，既可见于风热之证，也可见于风寒之证，而且风寒表证脉浮数者，亦经常见到。《伤寒论》51条云“脉浮者，病

在表，可发汗，用麻黄汤”；继而52条又云“脉浮而数者，可发汗，用麻黄汤”。揭示了寒邪闭表，阳气内郁，鼓动血行，而脉见浮数。这些鉴别要点，可以在临床上指点迷津。至于大便偏稀，一天2～3次，亦与风寒客表，肺卫郁闭，内迫大肠相关。

4月10日二诊：自觉发热消失，不出汗。大便成形，1日2次。舌淡红，苔微白腻，脉微浮滑。

中医辨证：外邪未尽，膀胱气化不利。

中医处方：茯苓15g，猪苓8g，泽泻8g，白术15g，桂枝5g，泽兰8g，益母草10g，白茅根15g。6剂，每日1剂，水煎服。

［用药分析］药后自觉发热症状消失，不出汗，大便成形。说明首诊辨证治疗正确，以上分析合理。因脉仍见浮滑，为外邪未尽，结合膀胱气化不利，方用五苓散加泽兰、益母草、白茅根，通阳化气，利水泄浊，兼以散表防瘀。

4月17日三诊：药后平适，未见有皮肤紫癜发生。舌脉同上，辨证同前。

中医处方：茯苓15g，猪苓10g，泽泻5g，炒白术15g，桂枝5g，泽兰8g，益母草10g，玉米须5g，白茅根15g。6剂，每日1剂，水煎服。

［用药分析］病症好转。上方加玉米须淡渗利水，增强其效。

4月24日四诊：今日尿常规化验，尿蛋白（++），隐血（++）。刻诊无明显症状。舌微红，苔白，脉浮滑微数。

中医辨证：膀胱气化不利，兼夹瘀热伤阴。

中医处方：猪苓10g，泽泻10g，茯苓15g，滑石10g，白茅根25g，荆芥5g，地榆炭10g，防风5g，泽兰10g，益母草10g，炒白头翁10g。12剂，每日1剂，水煎服。

［用药分析］本次就诊所见舌微红，脉浮滑而数，尿检异常，考虑膀胱气化不利，兼夹瘀热或伤阴。方用猪苓汤（去阿胶，一因伤阴轻微，二因质地滋腻，不利于气化恢复），加白茅根、泽兰、益母草，清热利水，养阴活血；再用地榆炭、荆芥、炒白头翁、防风，清热透邪，凉血散瘀。

5月8日五诊：药后平适。舌脉同上，辨证同前。继用上方加通草5g，丝瓜络10g。12剂，每日1剂，水煎服。

［用药分析］上方加通草、丝瓜络，利水泄浊，增加其利水清热作用。

5月22日六诊：近觉脚底发痒，受凉后明显。今日尿常规检测：尿蛋白(++)，隐血(+++)。舌淡红，苔薄白，脉浮微滑。

中医辨证：风寒客表，膀胱气化不利。

中医处方：麻黄3g，茯苓皮10g，陈皮10g，桑白皮10g，生姜皮5g，大腹皮10g，白茅根15g。12剂，每日1剂，水煎服。

[用药分析] 脚底发痒，受凉明显，舌淡苔薄，脉浮微滑，为风寒客表，外邪未祛。方用麻黄五皮饮加白茅根，宣肺开表，利水泄浊。

6月5日七诊：药后脚底发痒显轻。舌淡苔白，脉浮滑。辨证同上。

中医处方：麻黄5g，赤小豆15g，连翘5g，桑白皮10g，泽兰5g，通草3g，玉米须5g，杏仁5g，白茅根15g，益母草10g。12剂，水煎服，每日1剂。

[用药分析] 病症虽轻，辨证同上。方用麻黄连翘赤小豆汤，加泽兰、通草、玉米须、白茅根、益母草，宣肺利水，泄浊散瘀。

6月19日八诊：今日尿检隐血(++)、蛋白(-)。舌淡苔白，脉浮滑而数。

中医辨证：风寒客表，瘀热内伏，膀胱气化不利。

中医处方：麻黄5g，赤小豆15g，连翘5g，桑白皮10g，泽兰5g，滑石5g，茯苓10g，杏仁10g，白茅根15g，益母草8g，泽泻8g，甘草2g。12剂，每日1剂，水煎服。

[用药分析] 脉浮滑而数，虽为风寒客表，但有瘀热内伏。处方仍用麻黄连翘赤小豆汤，加茯苓、泽泻宣肺解表，利水泄浊；又加泽兰、益母草、滑石、白茅根利水清热，散血祛瘀。其中滑石、白茅根，还可轻制麻黄辛温之性。

7月9日九诊：7月1日尿检隐血(±)。

中医辨证：瘀热内伏，膀胱气化不利。

中医处方：猪苓10g，茯苓15g，泽泻10g，滑石10g，荆芥5g，白茅根15g，炒白头翁10g，甘草2g。10剂，每日1剂，水煎服。

[用药分析] 本次用药平和，以便观察病情走向。方用猪苓汤(去阿胶)加白茅根，利水清热；加炒白头翁、荆芥，散血祛瘀。

8月6日十诊：昨日尿检隐血(++)，无症状。舌淡红，苔薄白，脉微浮。

中医辨证：风寒客表，膀胱气化不利。

中医处方：麻黄3g，赤小豆15g，连翘5g，桑白皮10g，生姜皮3g，陈皮10g，茯苓皮10g，杏仁5g，大腹皮10g，白茅根15g，甘草5g。12剂，每日1剂，水煎服。

［用药分析］虽无症状，但脉微浮，仍兼风寒客表。方用麻黄连翘赤小豆汤合五皮饮，再加白茅根，解表宣肺，利水泄浊。

8月20日十一诊：今晨化验隐血（+）。上方加荆芥5g，地榆炭10g，12剂，水煎服。

［用药分析］上方再加地榆炭、荆芥，又兼散血祛瘀作用。

9月4日十二诊：今晨眼睑轻微浮肿，舌淡，苔白，脉微浮滑。

中医处方：麻黄5g，茯苓15g，茯苓皮15g，猪苓10g，大腹皮10g，桂枝5g，泽泻10g，桑白皮15g，陈皮10g，生姜皮5g，白术20g，白茅根30g。12剂，每日1剂，水煎服。

［用药分析］晨起眼睑轻微浮肿，脉微浮滑，为风寒客表，肺失宣降，水气不化之“风水”病症。方用麻黄五苓五皮饮，加白茅根，解表宣肺，利水消肿。

10月8日十三诊：药后平适，无明显不适。

中医辨证：肺脾气虚，膀胱气化不利。

中医处方：茯苓20g，茯苓皮10g，猪苓10g，大腹皮10g，陈皮10g，桂枝10g，桑白皮10g，泽泻10g，生姜皮10g，白术20g，白茅根30g，生黄芪15g。12剂，每日1剂，水煎服。

［用药分析］虽现无症状，但据病情反复，且易于外感，其基本病机为肺脾气虚，膀胱气化不利。方用五苓五皮饮，加生黄芪、白茅根，补益肺脾之气，通阳利水泄浊，标本兼顾。

2021年12月18日随访：患者年幼，后期产生厌药情绪。家长根据医嘱，以将息和饮食调养为主。尿常规多次检测潜血（±），尿蛋白消失，无不适症状。

（二）以案说医

紫癜性肾炎，是以坏死性小血管炎为主要病理基础的免疫性疾病，是一种以皮肤、关节、胃肠道和肾脏损害为主的多系统疾病，中医认知本病有独特的视角。

1. 病因病机分析 中医认为，紫癜性肾炎是内外合邪致病，既有外感致病因素，又有体质原因或内伤病基础。

外感致病因素，主要是风邪为患，兼夹寒或热邪。西医所谓“过敏性”原因，临床上很难查清，或者无从查起。中医根据过敏性紫癜发病迅速，或反复发作，时隐时现，具有风邪“善行而数变”的致病特点。风为阳邪，是外感邪气致病的“百病之长”，而且易伤血络，形成皮肤紫癜。若兼夹寒邪或热邪，其致病范围更加广泛或复杂。由于上述因素，临床常以“内外合邪”为主要表现形式。其中，风寒外感，瘀热内伏较为多见。所以，西医所谓的“过敏性”原因，就是中医的外感因素。

体质原因或内伤病基础，是紫癜性肾炎发病的内在因素，正如《内经》所说“正气存内，邪不可干”“邪之所凑，其气必虚”。临床所见，过敏性紫癜，不一定都会形成肾损害；而紫癜性肾炎，却都有体质虚弱、正气不足的一面，即“过敏性体质”。这种体质，尤其是肺脾气虚或脾肾两虚，最为常见。

2. 辨证论治特点 紫癜性肾炎，临床上一般具有皮肤紫癜，或伴发热，微恶风寒，咽疼，关节疼痛，舌淡红，苔薄，脉浮等表证。同时，尿常规检测出现隐血尿或蛋白尿等。即使皮肤紫癜短暂消失，其外感因素依然存在，形成外邪不祛、易反复发作，正气不足而疾病难愈的疾病现状。中医认为，作为“显证”的紫癜与“隐证”的隐血尿和蛋白尿，是紫癜性肾炎的两种表现形式，二者之间互为因果的病证关系是辨证论治的关键所在。

因此，在辨证论治中，需要把握三个要点。

一是“隐证”服从于“显证”。因“肾合膀胱三焦，膀胱三焦者，腠理毫毛其应”，所以，只要紫癜未消，外邪因素存在，就要从整体着眼，以祛邪解表为主。如此祛除外邪，才可能解除对肾脏的持续损害，使入里之邪透表而出。

二是“隐血尿”与“蛋白尿”的辩证统一。与慢性肾炎相同，紫癜性肾炎的“隐证”，仍然以尿中“隐血”与“蛋白”同时并见。但是，紫癜性肾炎会以“隐血”表现更为突出，并在治疗过程中，表现为“蛋白”消除较易，“隐血”反而会长期存在。因此，当临床出现以“隐血尿”为主时，容易引起一些错误认识，将“隐血尿”视为单纯的热盛迫血或邪热伤络等，长期采用清热泻火、凉血散瘀的治疗方法，从而加重肾气的损害。因为，“隐血尿”与“蛋白尿”，是微观检测的结果，二者具有相同的病机，属于紫癜性肾炎的“一病两象”，不能有“红”与“白”的微观歧义。

三是准确认识"过敏性"的原因和体质。紫癜性肾炎的"过敏性"原因，就西医的检测手段，很难查出"究竟"的结果。在中医眼里，可以归结于特殊的外感致病因素，通过"审证求因"，可以得出相应的病因结果。而"过敏性"体质，无疑为正气不足或肾气虚弱。体质的改善与恢复，则非一日之功，需要持续性的治疗或将息才可能实现。只有牢固树立中医的原创性思维，临床辨证论治的相关问题即可迎刃而解。

3. 本案的治疗特点 根据上述认识，本案治疗有以下特点。

一是祛风解表是本案治疗的关键。由于特殊的外感致病因素，与肾气不足的体质因素，本案通过审证求因，辨证为风寒客表，内迫膀胱；肾气虚弱，水气不化。其中，风寒之邪直入膀胱，加害于肾，为疾病的主因。故首诊治疗仿"逆流挽舟"之法，使用麻黄连翘赤小豆汤，祛风散寒，开泄腠理，使入里之邪仍从表出而解。

二是祛风解表即是治本的首选。本案以外感邪气致病为主，风寒不解，腠理闭塞，入里之邪将持续加害于肾，气化功能难以恢复。对此，外邪不除则疾病难愈，体质不变则病情反复。二者的主次、轻重、缓急，权衡在即。所以，明标与本的辨证分析，祛风解表当为治本方法的首选。本案根据阶段性治疗的侧重不同，均以祛风解表为主，贯穿于病程始终，即是这种考虑。

三是恢复期治疗以补脾益肾为主。紫癜性肾炎，多发于儿童，虽有体质虚弱的内伤基础，但以外感因素致病为主。当外感因素祛除之后，肾气的恢复相对较易。本案在后期恢复性治疗上，则以补脾益肾、化气利水为法。同时，注意将息和饮食调养，避免外感。

需要说明，紫癜性肾炎恢复期的治疗，可参照急性肾炎的辨证施治。

第四节 糖尿病肾病案

一、荆某案

（一）治疗实录

荆某，女，55岁，干部。

患者糖尿病史18年，近年来，长期注射长效胰岛素10U/d、口服二甲双胍1片/d，血糖控制基本达标。近因颜面及下肢浮肿前来中医门诊（编号：18006）。

2013年9月23日就诊：患者颜面及下肢浮肿10天，伴小便泡沫明显增多15天。9月22日尿常规检测：尿蛋白（+++）；今日检测24h尿蛋白定量：2 114.3mg/24h。医院诊为：2型糖尿病，糖尿病肾病。刻诊：颜面及下肢浮肿，按之凹陷，平复较慢；小便泡沫较多，伴晨起口干，乏力明显。舌暗微红，苔微白；脉浮弦微数，尺弱。

中医辨病：消渴风水。

中医辨证：脾肾两虚，膀胱气化不利，水湿内停。

中医处方：茯苓25g，猪苓10g，泽泻10g，炒白术20g，桂枝5g，桑白皮15g，大腹皮15g，陈皮10g，茯苓皮25g，冬瓜皮30g，白茅根30g。6剂，每日1剂，水煎服。

［用药分析］本案有18年的消渴病史。症见颜面下肢浮肿，小便泡沫较多，乏力，脉浮。其消渴风水的脾肾两虚、膀胱气化不利的病机，毋庸置疑。首诊用五苓五皮饮（生姜皮易冬瓜皮）加白茅根，通阳化气，利水泄浊。

9月29日就诊：患者服用2剂后即觉身体轻松，由于心情急切，前往本院检测24h尿蛋白定量：1 580.6mg/24h。待6剂服完，肿消大半。刻诊：舌脉同前，辨证同上。上方加麻黄5g，连翘10g，杏仁10g，赤小豆25g，生姜皮10g。8剂，每日1剂，水煎服。

［用药分析］药后浮肿减轻，2剂后24h尿蛋白定量好转。上方再加麻黄、连翘、杏仁、赤小豆、生姜皮，即五苓五皮饮合麻黄连翘赤小豆汤（内寓麻黄汤），再加冬瓜皮、白茅根，其宣肺解表、通阳化气、利水泄浊作用，更为显著。

10月9日就诊：服药期间，浮肿消退，因长假不便化验，今日急查24h尿蛋白定量：119.5mg/24h。刻诊：浮肿消退，小便泡沫消失，口干减轻，不觉乏力。舌暗微红，苔微白；脉弦细微数。

中医辨证：脾肾两虚，水气不化。

中医处方：茯苓25g，猪苓10g，泽泻10g，白术20g，桂枝5g，茯苓皮25g，陈皮10g，大腹皮15g，丹皮10g，桑白皮15g，生姜皮10g，炒山药30g，炙黄芪20g，当归10g，炙甘草5g。9剂，每日1剂，水煎服。

［用药分析］浮肿消退，其他症状消失。方用五苓五皮饮加丹皮，通

阳化气，利水泄浊；加炒山药、炙黄芪、当归（并与茯苓、白术、陈皮），健脾理气，补益气血。

10月30日就诊：自觉两眼发胀，小腿肚时有抽筋，别无特殊不适。舌淡暗微红，苔微白；脉寸尺弱，关弦。

中医辨证：脾肾两虚，气血不足，水气不化。

中医处方：茯苓25g，猪苓10g，泽泻10g，白术20g，桂枝10g，白芍20g，当归15g，炙黄芪25g，炒山药25g，陈皮10g，车前子10g，女贞子15g，枸杞子10g，炙甘草5g。14剂，每日1剂，水煎服。

［用药分析］根据辨证，方用五苓散加车前子，通阳化气，利水泄浊；炙黄芪、当归、炒山药、陈皮、炙甘草，补益气血，健脾理气；女贞子、枸杞子补益肾气；复用桂枝加芍药汤，益阴柔筋，缓急止挛。

11月14日就诊：药后平适，自觉颜面黄褐斑明显变淡。10月31日尿常规检查(－)，24h尿蛋白定量：91.2mg/24h。1周前单位体检，24h尿蛋白定量检测结果正常。舌脉同上，辨证同前。

调整处方：桂枝10g，茯苓25g，猪苓10g，泽泻10g，白术20g，桃仁10g，丹皮10g，赤芍15g，炙黄芪25g，当归15g，丹参15g，益母草15g，炒山药30g，枸杞子10g，炙甘草5g。14剂，每日1剂，水煎服。

［用药分析］患者颜面黄褐斑明显，是瘀血阻络之症，而经过以上治疗，自觉黄褐斑变为浅淡，说明久病多瘀，久病入络。本次调整处方，兼顾瘀血阻络病机，用五苓散合桂枝茯苓丸，通阳利水，活血散瘀；加炙黄芪、当归，补气养血；加丹参、益母草，增加活血散瘀作用；加炒山药、枸杞子、炙甘草，补益脾肾。

2014年2月21就诊：上方间断服用42剂，多次尿常规检查，结果正常。刻诊无明显不适，舌暗红，苔微白；脉沉。结合糖尿病的基础治疗，以及糖尿病肾病的病史，给予培本固元，将息治疗。

中医辨证：脾肾两虚，精气不足。

中医处方：熟地25g，枸杞子10g，茯苓15g，炒山药25g，泽泻10g，女贞子15g，丹参15g，炙黄芪25g，当归15g，炒白术20g，猪苓10g，桑白皮15g，炙甘草5g。28剂，每日或隔日1剂，水煎服。

［用药分析］方用六味地黄丸（去山茱萸）为底方，益肾养阴；四苓散加桑白皮利水泄浊；当归补血汤（与方中苓、术、山药、甘草）补脾养血；

枸杞子、女贞子补肾益精。

3月20日就诊：精神状态较好，无明显不适。尿常规检查正常。继用上方14剂，隔日1剂，水煎服。

2021年4月就诊：因感冒20天不愈，欲求中医治疗，辨证为“少阳外感”，处方用小柴胡汤加味4剂。诊毕随访，其糖尿病肾病自2014年间断用药以后，近7年多来，每年体检并多次进行肾功能与尿常规检测，未见异常。

（二）以案说医

患者糖尿病史18年，长期降血糖治疗，血糖控制基本达标。因突发颜面及下肢浮肿，诊断为糖尿病肾病。本案属于中医的“消渴风水”。

1.“消渴风水”的中医认识 糖尿病肾病是糖尿病导致的肾脏病变。糖尿病属于中医“消渴病”的范畴；肾性水肿表现为眼睑、颜面及下肢浮肿，脉浮等症，属于“水气病”的“风水”病症。因此，中医将糖尿病肾病出现的肾性水肿称为“消渴风水”。

2.“消渴风水”的病机特点 消渴病的疾病后期或消渴病的“下消”阶段，与糖尿病肾病的临床前期，均具有肾气不足、阴阳两虚的相同病机。而“消渴风水”，则与慢性肾病“脾肾两虚，水气不化”的基本病机一致。

3.治疗体会 首诊根据“消渴风水”明显的浮肿表现，使用五苓五皮饮（生姜皮易冬瓜皮）加白茅根，通阳化气，利水消肿；二诊合麻黄连翘赤小豆汤，以增强疗效，使浮肿消退。

继而依据脾肾两虚、水气不化的基本病机，先以五苓五皮饮加炙黄芪、当归、炒山药、炙甘草，在通阳化气、利水消肿的同时，增强补脾益气（血）之功。后因出现阴血不足所致小腿抽筋的症状，使用五苓散（汤）合当归补血汤、芍药甘草汤，加炒山药、陈皮、车前子、女贞子、枸杞子，兼顾益阴养血与柔筋止挛作用。

病情稳定之后，又据颜面黄褐斑等情况，使用五苓散（汤）合当归补血汤、桂枝茯苓丸（汤），加炒山药、枸杞子补脾益肾；再加丹参、益母草祛瘀通络。并守方服用42剂，病情康复良好。

最后，结合糖尿病的基础治疗与糖尿病肾病的病史，以六味地黄汤（去山萸肉）合四苓散、当归补血汤，加白术、桑白皮、丹参、炙甘草，培本固元，将息治疗。

二、何某案

（一）治疗实录

何某，女，71岁。运城市盐湖区人。

2014年6月21日首诊（门诊病历号：1012440）：患者间断下肢水肿3年。2013年3月5日入住本院内一科（住院号：51007），诊断：2型糖尿病；糖尿病肾病Ⅳ期（G1A3）；糖尿病神经病变；冠状动脉粥样硬化性心脏病；高血压病3级（极高危）。以后又增加诊断：慢性肾脏病（G2A2）。刻诊：活动后下肢水肿，小便泡沫多。慢性病容，精神不振，面色萎黄；舌淡暗微红，苔白，脉弦微滑。

中医辨证：脾肾两虚，水气不化。

中医处方：菟丝子10g，沙苑子10g，车前子10g，女贞子10g，枸杞子10g，炒黑豆15g，茯苓25g，猪苓10g，泽泻10g，白术20g，桂枝5g，炒山药25g，炙甘草5g。6剂，每日1剂，水煎服。

[用药分析] 首诊即从脾肾两虚、水气不化入手。方用五子黑豆汤补益肾气；五苓散通阳化气，利水泄浊；加炒山药、炙甘草（与茯苓、白术）补益脾气。

6月28日二诊：药后平适，仍脚肿明显。辨证同上。

调整处方：茯苓30g，猪苓10g，泽泻10g，白术20g，桂枝5g，桑白皮15g，陈皮10g，茯苓皮30g，大腹皮20g，生姜皮10g，冬瓜皮15g，车前子10g。6剂，每日1剂，水煎服。

[用药分析] 脚肿明显，说明水气不化较为突出。方用五苓五皮饮，加冬瓜皮、车前子，加强其通阳化气、利水泄浊之功。

7月5日三诊：服用后脚肿明显减轻，但仍小便泡沫多。当日检测，24h尿蛋白定量：2.112g/24h；尿蛋白定量检测：1.760g/L。上方桂枝加至10g，再加白茅根30g。7剂，每日1剂，水煎服。

[用药分析] 上方桂枝用量加至10g，再加白茅根，增强其通阳化气，利水泄浊作用。

8月23日四诊：上方间断服用14剂，小便量较平时为多，泡沫减少。舌淡，苔微白，脉沉弦滑。

中医辨证：脾肾两虚，水气不化。

中医处方：菟丝子10g，沙苑子10g，车前子10g，女贞子10g，枸杞子10g，茯苓15g，炒白术20g，猪苓10g，泽泻10g，桂枝10g，炒黑豆15g。14剂，每日1剂，水煎服。

[用药分析] 病情稳定。改为五子黑豆汤合五苓散，以治其本。

10月11日五诊：上方前后服用42剂（其中有14剂加鹿衔草15g）。刻诊：小便泡沫多，夜尿6～7次。舌脉同前，辨证同上。

中医处方：熟地25g，山萸肉10g，炒山药20g，车前子10g，茯苓15g，菟丝子10g，泽泻10g，枸杞子10g，丹皮10g，女贞子10g，桂枝5g，黑附子5g，白术15g，炒黑豆15g，炙甘草5g。14剂，每日1剂，水煎服。

[用药分析] 夜尿次数与小便泡沫增多，说明肾气不足较为突出。本次方用《金匮》肾气丸合五子黑豆汤，加白术、炙甘草，温阳化气，补益脾肾，补泻开阖，利水泄浊。

12月6日六诊：上方前后服用42剂，其中14剂去丹皮，加鹿衔草15g，猪苓10g，怀牛膝15g，红景天10g；14剂为肾气丸合五子黑豆汤原方。刻诊：小便泡沫减少，劳累后下肢水肿，大便干。舌淡，苔微白，脉沉微弦。

中医辨证：脾肾两虚，水气不化。

中医处方：桑白皮15g，大腹皮15g，茯苓皮20g，陈皮10g，丹皮10g，车前子10g，菟丝子10g，沙苑子10g，女贞子10g，枸杞子10g，决明子15g，白茅根30g，炒黑豆15g。12剂，每日1剂，水煎服。

[用药分析] 12月6日之前42剂方中，加怀牛膝、猪苓（寓济生肾气丸、五苓散方义）、鹿衔草、红景天，增加补益脾肾、利水泄浊作用。本次处方用五子黑豆汤合五皮饮，加丹皮、决明子、白茅根，仍以补益脾肾、利水泄浊为主，并能防止化热伤阴。

上诊之后约2个月，根据病情又先后调整使用了五苓散合五子黑豆汤16剂；再加益母草14剂；六味地黄汤合五子黑豆汤12剂。

2015年2月7日就诊：感冒咳嗽1月，有凉痰，口中黏腻。舌淡暗微红，苔微白；脉浮滑。1月24日检测24h尿蛋白定量：1.33g/24h；尿蛋白定量检测：0.72g/L。

中医辨证：风寒束肺，膀胱气化不利。

中医处方：麻黄10g，赤小豆25g，连翘10g，桑白皮20g，杏仁10g，车前子10g，茯苓25g，大腹皮15g，陈皮10g，茯苓皮20g，泽泻10g，生白术20g，白茅根20g，炒黑豆15g。16剂，每日1剂，水煎服。

［用药分析］针对风寒感冒咳嗽伴凉痰等症，方用麻黄连翘赤小豆汤，加茯苓、泽泻、白术、陈皮、大腹皮、茯苓皮、车前子、炒黑豆、白茅根，解表散寒，宣肺止咳，利水泄浊。

上方服后，因咳嗽未愈，又继服原方8剂。咳嗽消除后，以利水泄浊为主，又用五苓五皮饮加白茅根、冬瓜皮、玉米须、丝瓜络，7剂，每日1剂，水煎服。

3月14日就诊：下肢水肿明显减轻，自觉身体皮肤有瞤动感。舌淡暗微白，苔白；脉沉微弦。

中医辨证：肾阳不足，水气不化，泛溢内动。

中医处方：黑附子15g（先煎30分钟），茯苓30g，炒白术30g，白芍15g，猪苓10g，泽泻10g，桂枝10g，桑白皮15g，茯苓皮25g，玉米须5g。7剂，每日1剂，水煎服。

［用药分析］外感消除，水肿减轻。近觉身体皮肤有瞤动感，脉沉微弦，为肾阳不足，水气不化，泛溢内动。方用真武汤合五苓散，加桑白皮、茯苓皮、玉米须，温阳化气，利水泄浊。

上方服后，水肿消退，仍小便泡沫较多。根据病情，又先后使用五苓散（改汤）合五子黑豆汤42剂；六味地黄丸去山萸肉（改汤）合五子黑豆汤10剂。均以补益脾肾，利水泄浊为主。

5月16日就诊：无明显临床症状。舌淡苔白，脉沉。检测24h尿蛋白定量：1.06g/24h。

中医辨证：脾肾两虚，水气不化。

中医处方：党参15g，炒白术20g，茯苓15g，陈皮10g，炒山药25g，莲子10g，薏苡仁25g，红景天10g，荷叶10g，菟丝子10g，沙苑子10g，车前子10g，炙甘草5g。14剂，每日1剂，水煎服。

［用药分析］补益脾肾，可以根据病程中的主次不同而有所侧重。之前补益脾肾，但以补肾为主。本次侧重补脾，方用五味异功散加炒山药、莲子、薏苡仁、红景天、荷叶，补气健脾，渗湿和中；再加菟丝子、沙苑子、车前子益肾利水。

上方服后，结合玉屏风散方义，又在原方加防风19g、炙黄芪25g，14剂，服法同上。

6 月 13 日就诊：近几天受凉后，下肢轻微水肿，检测 24h 尿蛋白定量：1.78g/24h。舌暗红，苔微白，脉微浮弦。

中医辨证：脾肾两虚，水气不化。

中医处方：麻黄 5g，赤小豆 30g，连翘 15g，桑白皮 25g，杏仁 10g，茯苓 25g，猪苓 10g，泽泻 10g，白术 20g，桂枝 10g。7 剂，每日 1 剂，水煎服。

［用药分析］水肿反复，除脾肾两虚、气化不利外，外感邪气是最大的影响或干扰因素。本次就诊所见下肢轻微水肿，脉微浮弦者，即是其例。故方用麻黄连翘赤小豆汤合五苓散，解表散寒，通阳化气，利水泄浊。

上方服后水肿消失。时觉胃胀，小便有泡沫。之后复诊 3 次，根据其病情，使用参苓白术散（改汤）合五子黑豆汤 8 剂；六味地黄丸（改汤）合五子黑豆汤 6 剂；五苓散（改汤）合五子黑豆汤加白茅根 21 剂。以上处方，皆是以补益脾肾为主，结合利水泄浊，有所侧重并予以调整。

8 月 1 日就诊：无自觉症状。检测 24h 尿蛋白定量：0.74g/24h。舌淡红，苔微白，脉沉微滑。

中医辨证：脾肾两虚，水气不化。

中医处方：茯苓 25g，猪苓 10g，泽泻 10g，白术 15g，桂枝 5g，菟丝子 10g，沙苑子 10g，车前子 10g，女贞子 10g，枸杞子 10g，炒黑豆 15g，白茅根 30g，玉米须 5g。21 剂，每日 1 剂，水煎服。

［用药分析］属于慢性病治本的守方治疗，其理同上。

8 月 22 日就诊：无明显症状，小便有少量泡沫，但易于消散。今日检测 24h 尿蛋白定量：0.81g/24h。舌淡红，苔微白，脉沉微弦。

中医辨证：脾肾两虚，水气不化。

中医处方：熟地 25g，菟丝子 10g，茯苓 15g，炒山药 25g，沙苑子 10g，泽泻 10g，车前子 10g，丹皮 10g，女贞子 10g，枸杞子 10g，炒黑豆 15g。14 剂，每日 1 剂，水煎服。

［用药分析］本次处方是五子黑豆汤与六味地黄丸（枸杞子或女贞子均可替补山茱萸）的合方，侧重补益肾气。

2015 年 9 月至 12 月阶段性治疗情况：病情稳定，无临床症状，表现为小便泡沫时多时少。在此阶段，先后 10 次调整处方，服用 134 剂中药。主要以六味地黄汤合五子黑豆汤、五苓散合五子黑豆汤、五苓散合五皮饮间断交替使用。若有外感，用五苓散合麻黄连翘赤小豆汤。其理与以上病程中的用药分析相同。

2016年1月6日就诊：10天前感冒咳嗽，颜面及下肢轻微水肿，住某医院治疗7天，症状减轻后出院。刻诊：间断咳嗽，胃脘不舒，饮食减少，时有恶心，颜面及下肢轻微水肿，小便泡沫较多。舌暗微红，苔微腻，脉微浮滑。

中医辨证：外感风寒，肺失宣降，膀胱气化不利，水湿内停。

中医处方：麻黄10g，赤小豆30g，连翘10g，桑白皮30g，杏仁10g，厚朴20g，茯苓30g，炙甘草5g，生姜10g，大枣4枚。7剂，每日1剂，水煎服。

［用药分析］根据中医辨证，本次处方用麻黄连翘赤小豆汤，宣肺利水；加茯苓、杏仁、厚朴（寓有三拗汤与茯苓杏仁甘草汤），加强宣肺止咳、降气平喘作用，对应相关病症与病机。

2月17日就诊：上方服后，咳嗽、水肿消失，饮食正常。小便仍有泡沫。今日尿检：肾功正常，尿蛋白（+），隐血（+）。舌淡暗微红，有齿痕，苔微白；脉沉微滑。

中医辨证：脾肾两虚，水气不化。

中医处方：熟地25g，菟丝子10g，茯苓15g，炒山药25g，泽泻10g，车前子10g，丹皮10g，沙苑子10g，女贞子10g，枸杞子10g，炒黑豆15g，怀牛膝15g。7剂，每日1剂，水煎服。

［用药分析］本方上有所用，其理亦同。

2016年3月至2018年3月的阶段性治疗情况：近2年来，就诊41次，调整处方608剂。服药后病情稳定，除1次感冒、2次饮食不慎，胃脘不适或疼痛，对症治疗外，均以脾肾两虚辨证治疗为主，用五子黑豆汤为基本方，根据具体病情，或合以五苓散，或合以参苓白术散，酌加鹿衔草、怀牛膝等。其间检测尿蛋白（+）或（±）；检测尿蛋白定量4次（约半年检测1次），依次先后为：0.1g/24h、0.24g/24h、0.34g/24h、0.50g/24h。

2018年4月至2019年5月的阶段性治疗过程：其间就诊17次，调整处方并服352剂中药。其中有2次感冒，1次受凉腹痛，1次便秘腹胀，2次生气胁痛，给予辨证对症治疗，余均以五子黑豆汤为主，或酌加续断、杜仲、怀牛膝。有时合以五苓散，或合以异功散，或合以四逆散，或合以五苓五皮饮等。这个阶段，多次检测尿蛋白，均为阴性结果。其中，2018

年9月8日检测24h尿蛋白定量：0.11g/24h；尿蛋白定量检测：0.06g/L。2020年5月11日检测24h尿蛋白定量：0.14g/24h。

2020年12月16日就诊：自去年5月检测肾功能、尿常规、24小时尿蛋白定量正常后，进入巩固与将息间断治疗阶段，在1年7个月内，先后9次门诊调整处方，其间使用五苓散（汤）合五子黑豆汤加白茅根50剂；五子黑豆汤加白茅根90剂；当归芍药散合五苓散（汤）加白茅根30剂；五苓散（汤）12剂，总计为182剂。这个阶段，精神状态、饮食睡眠等方面都很好，无明显临床自觉症状。

2020年11月14日于本院检查：肾功能、尿常规均正常，24h尿蛋白定量：0.07g/24h。

中医辨证：脾肾虚弱。

中医处方：菟丝子10g，沙苑子10g，车前子10g，女贞子10g，枸杞子10g，炒黑豆15g，白茅根30g。30剂，每日1剂，水煎服。

2021年3月12日就诊：上方服完后，停药约3个月，刻诊所见：面有血色，精神状态良好，无临床症状。近做肾功能、24小时尿蛋白定量、尿常规检查，均为阴性结果。嘱用上方去白茅根30剂，隔日1剂，巩固疗效。并于11月20日随访，身体康复。

（二）以案说医

本案为2型糖尿病、糖尿病肾病、慢性肾脏病诊断患者，其病症特点为：间断下肢浮肿，活动或劳累后明显，伴小便泡沫多，夜尿多；慢性病容，精神不振，面色萎黄，舌淡暗微红，苔白，脉弦微滑。具有典型的“脾肾两虚，水气不化”的基本病机，辨证论治并不复杂。通过本案治疗的全过程，给我们的启示有以下几点：

1. 慢性肾病反复的病情节点 本案在长达10年的病程中，其病情反复或加重，大都与感冒密切相关。每次感冒，均有劳累或情绪波动等因素的影响。其临床表现为咳嗽、吐凉痰，纳差或恶心，或伴下肢轻微浮肿；并无发热或恶寒等明显的表证。说明慢性肾病的本质为虚，且以脾肾两虚为基本病机。由于脾肾两虚，水气不化，正气不足，抗邪力弱，形成虚性的易感体质；复因劳累或情绪变化等因素，又容易引发外感。这是慢性肾病易于外感的发病基础与病机特点。因脏腑相互关联，一旦外感邪气，就会出现“膀胱者，腠理毫毛其应”的整体反应。故外感之后，邪客于表，肺失宣降，又直接影响膀胱的气化功能，就会加重病情，或迁延病程，以致病情反复难愈。

2. 慢性肾病兼夹外感的治疗 针对慢性肾病兼夹外感的治疗，有两种辨证施治的方法：一是以邪客于表，肺失宣降，膀胱气化不利者，一般选用麻黄连翘赤小豆汤合五苓散；二是以邪客于表，营卫不调，膀胱气化不利者，一般选用桂枝加茯苓白术汤。本案属于前者。

此外，结合临床同类病案观察，还有一个重要提示：在慢性肾病的病程或治疗过程中，反复出现外感的现象非常普遍，甚至说是概莫能外。所以，对于慢性肾病兼夹外感病症的情况下，若病机较为单纯，以脾肾两虚为主者，不仅要注意避免使用清热药，就是辛凉解表类的药物也不宜使用。因为脾肾两虚，正气不足，一般外感都偏于风寒或表虚之证；即使夏月外感，或感受风热，也会因体质虚寒，从阴而化寒。若使用清热或辛凉解表（没有辛温佐制），就会出现不同程度的耗伤正气，甚至加重病情，与基本病机相悖。如此，既不利于外感的治疗，还会影响慢性肾病的康复。

3. 本案临床主症的辨证体会 水肿或间断浮肿，是慢性肾病常见的主要症状之一。水肿与浮肿差异不大，浮肿除轻按即见皮肤凹陷，或眼睑、颜面虚浮肿胀外，其余的症状表述相同，故水肿与浮肿，临床经常互用，并无明确的界定。结合本案来看，慢性肾病的基本病机为脾肾两虚，水气不化。一般来说，慢性肾病出现水肿或浮肿，多以下肢为主；且间断出现，时轻时重；常常因活动、劳累后明显或加重。若出现眼睑或颜面浮肿，就要考虑有无外感因素或肺失宣降的情况；如果病程日久，出现畏寒或腰膝以下发凉，或皮肤瞤动，则偏重脾肾阳虚，水气内泛。

小便泡沫增多，不易消散，也是慢性肾病的常见症状。小便泡沫增多，是脾肾两虚，水气不化，清浊相干，水精互混的症状表现。临床所见小便泡沫的多少，是病情轻重的反映。一般来说，小便泡沫较多，而且泡沫较大，不易消散者，病情较重或不稳定，病势趋向发展。反之，即为病情较轻或稳定，病势趋向好转。临床我们将小便泡沫的多少，或小便泡沫的大小，以及小便泡沫消散的快慢，与尿常规或24小时尿蛋白定量检测结果比对，虽不能精确量化，但相差不大，有一定的临证参考意义。尤其是慢性肾病，间断性检测24小时尿蛋白定量或尿常规的治疗空间，是中医临床辨证论治的重要依据之一。

此外，夜尿较多，特别是夜尿3次以上或次数更多者，也是中医辨别肾气虚弱或虚衰的症状之一。临证时，常常依据夜尿次数的多少，作为调整补肾或益肾治疗用药的节点。

4. 本案治疗过程用方的梳理 本案患者自中医治疗以来，6年有余，煎服中药达1 600多剂，时间之长，坚守之久，难能可贵。对医患双方来说，真是“功夫不负有心人”。若将其治疗过程进行“缩倍”梳理，脉络依然比较清晰。概括起来：

一是慢性肾病在病情反复，兼夹外感因素，以水肿或浮肿等症明显时，宣肺开表，通阳化气；利水消肿，分离清浊，是首当其冲的治疗方法。而且在病程发展的任何阶段，只要出现上述病症，都要及时应对。主要用方为：麻黄五皮饮或麻黄五苓五皮饮；麻黄连翘赤小豆汤合五苓散。当病情稳定，外感因素消失，水肿不明显时，就要调整思路，中病即止，或逐渐过渡到补脾益肾为主的治本方法上来，尽可能做到有序衔接，或无缝对接。

二是慢性肾病过程中，出现间断的轻微水肿或浮肿，小便泡沫明显，若排除外感因素，即属于脾肾两虚、水气不化的基本病机；或加重表现为肾阳虚弱或肾阳虚衰，水气内泛。治疗根据其病机的程度不同，使用五子黑豆汤合五苓散，或五苓散合五皮饮，或真武汤合五苓散，并酌情加入白茅根、玉米须等，以增强疗效。

三是慢性肾病无明显的临床症状，仅有小便少量泡沫，或者处于“无症”可辨的阶段。因病情相对稳定，干扰因素不大，是补脾益肾、培元治本的最佳时机。此时，使用五子黑豆汤为主，药性平和，益肾护精，平调阴阳，持续给力，久久为功。同时，根据其病程中脾肾两虚的侧重程度，以及肾精不足，阴阳俱虚的偏重状态，紧紧围绕脾肾两虚、水气不化的基本病机，或以五子黑豆汤合四君子汤，或参苓白术散：或以五子黑豆汤合六味地黄汤，或《金匮》肾气丸（汤），酌情加入续断、杜仲、怀牛膝、鹿衔草等，增强补益肾气的作用。

5. 慢性肾病治疗的“最后一公里” 慢性肾病的病程较长，病情容易反复，治疗难度较大，短时间取效很难。所以，治疗需要不弃不离，持续给力。哲人曾谓：行百里者半九十。因此，慢性肾病治疗的“最后一公里”，就是攻坚爬坡的最后坚守阶段。如果在这个阶段放弃治疗，就会前功尽弃。本案治疗过程，从2014年6月开始，至2015年6月，用了1年的时间，使病情稳定，不再复发；24小时尿蛋白定量由2.112g/24h（2014年7月5日），逐渐降至1.33g/24h（2015年1月24日）、1.06g/24h（2015年5月16日）、1.78g/24h（2015年6月13日）、0.74g/24h（2015年8月1日）。2015年8月检测，24小时尿蛋白定量检测最高为0.81g/24h，之后5年时间内多次检测，依次先后为：0.1g/24h、0.24g/24h、0.34g/24h、0.50g/24h、0.11g/24h、0.06g/24h、0.14g/24h。至2020年11月14日复查时，24小时尿蛋白定量检测为：0.07g/24h。由此可见，本案慢性肾病的治疗，控制稳定病情较快，只用了1年的治疗时间，而治疗的“最后一公里”，行走了整整5年。所以，本案的治疗过程，提示我们更多的“言外之意”，值得深思。

6. 治疗过程“厌药情绪”的把控 慢性肾病的长期治疗，“厌药情绪”在所难免。在治疗过程中，当病情相对稳定之后，可以采用“隔日服药”或“阶段间隔”的服药方法。在适当间隔用药时，强调患者注意生活起居，饮食宜忌，避免影响或损伤脾肾功能的不利因素。同时，要注重“春夏养阳，秋冬养阴”季节特点，在补脾益肾、平调阴阳之时，充分利用自然界的阴阳偏盛与偏衰，调整辨证施治与季节用药的侧重。

三、陈某案

（一）治疗实录

陈某，男，67岁，运城市退休干部。

患者2型糖尿病史3年，高血压病史11年。2014年12月8日因头晕、耳鸣伴听力下降，双下肢皮肤瘙痒，体重下降10kg，入住运城市某医院内二科（住院号：67917）。出院诊断：2型糖尿病；糖尿病周围神经病变；糖尿病周围动脉疾病；高血压3级（极高危）。因在治疗期间间断出现尿微量白蛋白/尿肌酐增高，疑似糖尿病肾病临床前期，建议请中医治疗。

2015年5月16日门诊：主诉今年以来，体质较差，容易感冒，耳鸣伴听力下降，口干夜甚，血糖波动不达标，夜尿2～3次，小便有泡沫。因患者担心糖尿病并发症进一步发展，故来中医就诊。舌暗红，苔微白；脉弦滑微数，尺弱。

中医辨证：肾气不足，阴阳两虚。

中医处方：熟地 25g，枸杞子 10g，茯苓 15g，炒山药 20g，泽泻 10g，菟丝子 10g，丹皮 10g，沙苑子 10g，女贞子 10g，车前子 10g，怀牛膝 15g，炒黑豆 15g。7 剂，每日 1 剂，水煎服。

［用药分析］病情复杂，体质较差，肾气不足，阴阳两虚。首诊先宜补益肾气，平调阴阳，既针对辨证论治，又可探查病情走向，增加后续治疗的精准判断。故方用五子黑豆汤，合济生肾气丸（改汤，以枸杞子替代山茱萸）。

5 月 27 日就诊：药后平适，小便泡沫减少，其他症状及舌脉同上。近几天有凉痰。

中医辨证：肺肾两虚，水泛为痰。

中医处方：法半夏 10g，茯苓 20g，陈皮 10g，当归 15g，熟地 25g，泽泻 10g，女贞子 10g，车前子 10g，炙甘草 5g。7 剂，每日 1 剂，水煎服。

［用药分析］脾肾两虚，水泛为痰。方用金水六君煎，加泽泻、女贞子、车前子，补益肺肾，燥湿化痰。

7 月 25 日门诊：上方服后凉痰明显减少，仍有轻微耳鸣及耳聋。其他症状及舌脉如上。

中医辨证：肾精不足，水气不化。

中医处方：菊花 10g，枸杞子 10g，熟地 20g，山萸肉 10g，茯苓 15g，泽泻 10g，丹皮 10g，怀牛膝 15g，决明子 15g，车前子 10g，甘草 5g。7 剂，每日 1 剂，水煎服。

［用药分析］凉痰减少。病机为肾精不足，水气不化。方用济生肾气汤，加决明子、甘草，补益肾精，化气利水。

药后平适，之后又用上方去决明子，加太子参 10g、麦冬 10g、五味子 10g，增加其益气养阴作用。14 剂，每日 1 剂，水煎服。

8 月 29 日就诊：自觉乏力，夜尿多，小便少量泡沫。尿检：蛋白阴性，隐血（+）。舌淡暗红，苔微白；脉沉细微弦。

中医辨证：肾气不足，阴阳两虚。

中医处方：熟地 25g，枸杞子 10g，茯苓 15g，炒山药 20g，泽泻 10g，丹皮 10g，菟丝子 10g，沙苑子 10g，车前子 10g，女贞子 10g，太子参 10g，麦冬 10g，五味子 10g，炒黑豆 15g，炙甘草 5g。7 剂，每日 1 剂，水煎服。

［用药分析］本次方用麦味地黄汤（去山茱萸），合五子黑豆汤，加太子参（寓生脉饮），增强其补益肾气、平调阴阳的作用。

2015年9月12日至2016年6月16日阶段性治疗情况：经过以上治疗，病情稳定，精神状态较好，血糖波动不大。这个阶段治疗时间近10个月，根据中医治疗慢性疾病“有方有守”及“效不更方”的原则，门诊就诊12次。主要以六味地黄丸（改汤），或济生肾气汤，合五子黑豆汤为基本方，酌情加鹿衔草，或玄参、苍术，或当归、炙黄芪，或合用缩泉丸（改汤）。间断服用中药汤方126剂。患者精神状态明显改善，血糖基本达标，增强了坚守中医治疗的信心。

［用药分析］以上方中，或加鹿衔草，补益肾气；或加玄参、苍术，养阴燥湿（降糖对药，祝谌予老中医经验用药）；或加当归、黄芪（当归补血汤），补益气血；或合缩泉丸（益智仁、乌药、炒山药），益肾缩尿。

2016年7月23日门诊：主诉精神状态良好，体重半年来增加8kg。劳累后轻微乏力、腰部酸困，夜尿2～3次，小便少量泡沫。舌淡暗微红，苔微白；脉沉弱。

中医辨证：肾气不足，阴阳两虚。

中医处方：熟地25g，枸杞子10g，茯苓15g，菟丝子10g，泽泻10g，沙苑子10g，丹皮10g，车前子10g，女贞子10g，炒黑豆15g。9剂，隔日1剂，水煎服。

［用药分析］方用五子黑豆汤，加熟地、泽泻、茯苓、丹皮（寓六味地黄丸方义），补益肾气，平调阴阳。

2016年8月至2018年12月阶段性治疗情况：由于临床长期出现间断下肢轻微水肿，小便有泡沫，夜尿2～3次，尿检偶见尿微量白蛋白/尿肌酐46.3mg/μmol；尿肌酐：1 759μmol/L。这个阶段（2年4个月），患者坚持门诊中西医配合（降糖药与中药）治疗2型糖尿病，期望能够预防糖尿病肾病的发生。其中，前后中医门诊30次，间断服用中药汤方368剂。基本处方为五子黑豆汤合四君子汤；或合六味地黄丸（改汤）；或合玉屏风散（改汤）；或合缩泉丸（改汤）等。患者面色憔悴或暗黄明显改善，精神状态较好，血糖控制达标，多次肾功能检测正常，充满生活信心。

［用药分析］近两年多的处方用药，均是以补益脾肾、平调阴阳、化气利水、扶正培本为基本治法，进行适当加减化裁。

2019 年 3 月至 2021 年 11 月，间断门诊 29 次，服用中药汤方 370 剂。基本处方为五子黑豆汤，或合六味地黄丸（改汤）；或合五苓散；或合四君子汤；或合缩泉丸（改汤）；或酌情加入黄芪、生地、玄参、苍术等。血糖控制在正常范围之内，肾功能检测正常。2021 年 11 月 20 日就诊时，血糖检测：空腹 5.9mmol/L，餐后 2 小时 8.9mmol/L。

[用药分析] 仍在基本治法基础上，酌情加入黄芪、生地、玄参、苍术，益气养阴，健脾除湿；并有较好的降低血糖作用（著名中医祝谌予先生降糖方，即由生黄芪、生地，苍术、玄参，丹参、葛根组成）。

2022 年 3 月随访，仍间断中医治疗，肾功能及尿常规检测正常，病情康复良好。

（二）以案说医

1. 本案病情进展与临床诊断情况 患者始以 2 型糖尿病、糖尿病周围神经病变、高血压 3 级（极高危）就诊。因体质较弱，易于感冒，耳鸣伴听力下降，口干夜甚，夜尿多，小便有泡沫等，担心再有其他并发症发生。在治疗过程中，间断出现尿微量白蛋白 / 尿肌酐增高。对此诊断，有两种意见：一是糖尿病肾病临床前期；一是诊断依据不足，但并发糖尿病肾病的风险很高。我们认为，即使糖尿病肾病临床前期诊断不能成立，中医作为糖尿病肾病的“未病”治疗，仍有重要的临床意义。此外，在中医眼中，不论是糖尿病周围神经病变，还是糖尿病肾病，其基本病机相同，故对其治疗，既能针对“已病”，也可治疗“未病”，故将二者纳入辨证论治的框架。

2. 临床体会 患者病情复杂，既有糖尿病、高血压的基础病，又有糖尿病的并发症。中医治疗在辨证论治的前提下，紧紧把握其“肾气不足，阴阳两虚”的共同病机，“已病”与“未病”同治。始终以五子黑豆汤合六味地黄丸（汤）为主，或以五子黑豆汤为主，补脾益肾，阴阳并调。并根据病情变化与治疗进展，适当化裁，或合以五苓散（汤），或合以缩泉丸（汤），或合以四君子汤、玉屏风散等。并酌情加入玄参、苍术；黄芪、生地；或怀牛膝、鹿衔草等。持续或间断服用中药 900 余剂，治疗长达 6 年之久。最后血糖控制达标或正常，糖尿病周围神经病变稳定，糖尿病肾病康复。

3. 中医“治未病”的临床意义 糖尿病临床的最大危害是多种并发

症的发生。糖尿病肾病作为糖尿病常见的并发症之一，是可以认识和预测，干预和防治的。糖尿病肾病有临床前期与临床诊断五个分期，中医及早介入或及时治疗，不仅可以防止糖尿病并发症的发生，而且能逆转临床前期，避免临床诊断的发展。即使病情进入临床诊断，也会截断临床Ⅲ期或临床Ⅳ期走向终末性肾病。可以肯定，中医“治未病”的思想与方法，有非常重要的临床意义。尤其是通过中西医相互融合，优势互补，其临床意义更大。

四、王某案

（一）治疗实录

王某，女，64岁。运城市临猗县人。

2016年6月18日初诊：患者2型糖尿病9年。2015年6月出现下肢水肿，入住运城市某医院内三科检查治疗，水肿消退。出院诊断：2型糖尿病，糖尿病肾病Ⅳ期。刻诊：下肢轻微浮肿，服利尿药减轻；左侧腰困明显，左眼憋胀；上半身觉热，头部出汗；下肢觉凉，欲盖覆被。小便泡沫明显，大便偏干，2～5天一行。院内检测：白蛋白29.6g/L，总蛋白55.7g/L；24h尿蛋白定量2.31g/24h。舌淡，苔白；脉沉。

中医辨证：脾肾两虚，水气不化。

中医处方：菟丝子10g，沙苑子10g，车前子10g，女贞子10g，枸杞子10g，茯苓20g，猪苓10g，泽泻10g，白术20g，桂枝10g，白茅根25g。6剂，每日1剂，水煎服。

6月25日就诊：药后浮肿减轻，仍大便偏干。舌脉同上，辨证同前。上方加炒黑豆15g，12剂，服法同前。

[用药分析] 以上2诊，根据辨证，方用五子黑豆汤合五苓散加白茅根，补益脾肾，利水泄浊。因首次用药缺少黑豆，后自行补入。

7月23日就诊：上方之后，又服用14剂。仍见下肢轻微浮肿。舌淡，苔白；脉沉。在原方基础上，再加麻黄5g，连翘10g，桑白皮15g，赤小豆30g，杏仁10g，14剂，服法同前。

[用药分析] 上方又服14剂，仍见下肢轻微浮肿，考虑其利水泄浊作用不足，故再加入麻黄连翘赤小豆汤，增加其利水泄浊之功。

8月6日就诊：下肢轻微浮肿，左侧腰部憋胀或拘急不适。舌淡，苔微白；脉沉。

中医辨证：脾肾两虚，水气不化，肝筋挛急。

中医处方：当归 20g，炒白芍 20g，川芎 10g，炒白术 30g，茯苓 15g，泽泻 10g，猪苓 10g，桂枝 10g，白茅根 30g。14 剂，每日 1 剂，水煎服。

［用药分析］下肢轻微浮肿，左侧腰部憋胀或拘急，还与肝筋挛急有关。上方综合考虑，先予当归芍药散合五苓散，加白茅根，调理肝脾，养血缓急，化气利水。

8 月 24 日就诊：浮肿明显减轻，每于活动多后轻微浮肿。舌脉同上，辨证同前。上方加车前子 10g，桑白皮 15g，茯苓皮 15g，14 剂，服法同前。

［用药分析］上方加车前子、桑白皮、茯苓皮，其利水泄浊作用更为明显。

2016 年 9 月 10 日至 2017 年 5 月 26 日，近 9 个月的时间，前后 18 次中医门诊。均以下肢轻微浮肿，腰酸困或疼痛为主症；舌淡，苔白，脉沉。辨证为：脾肾两虚，水气不化为主。共计服用 213 剂中药。其中方用五苓散（汤）为主方 52 剂；或合以五皮饮 49 剂；或合以五子黑豆汤 50 剂；或合以麻黄连翘赤小豆汤 6 剂；或合以《济生》肾气丸（汤）28 剂；合真武汤 6 剂；合天麻温胆汤 20 剂。

［用药分析］本案治疗贵在持久，以上处方用药，把握脾肾两虚、水气不化的基本病机，根据脾肾两虚阶段性的侧重不同，或兼夹病机，进行适当化裁。

2017 年 6 月 2 日至 2018 年 1 月 26 日，前后就诊 9 次。经过以上持续治疗，浮肿基本消退，除间断腰困外，别无明显不适。舌淡红，苔微白；脉沉弦细。其间，共计服用中药 196 剂，均以五子黑豆汤为主，酌情加入茯苓、白术、怀牛膝、鹿衔草、续断、杜仲、白茅根等。先后 2 次检测 24h 尿蛋白定量，分别为：0.68g/24h、0.81g/24h。

［用药分析］这个阶段，病症减轻，病情稳定。用五子黑豆汤为主，酌情加入益气健脾或补肾壮腰药，增强其补益脾肾、化气利水作用。

2018 年 2 月 3 日就诊：感冒 5 天，咳嗽，流清鼻涕。舌淡，苔薄白；脉微浮。

中医辨证：风寒外感，膀胱气化不利。

中医处方：麻黄 5g，连翘 10g，赤小豆 30g，杏仁 10g，桑白皮 15g，茯苓 20g，猪苓 10g，泽泻 10g，白术 20g，桂枝 10g，生姜 10g。6 剂，每日 1 剂，水煎服。

[用药分析] 外感风寒，会直接影响或加重膀胱的气化不利。本次方用麻黄连翘赤小豆汤合五苓散，外散风寒，内化其气，利水泄浊，标本兼顾。

2 月 23 日就诊：药后外感即愈。无临床症状。舌淡微红，苔白；脉沉。

中医辨证：肾气虚弱，水气不化。

中医处方：菟丝子 10g，沙苑子 10g，车前子 10g，女贞子 10g，枸杞子 10g，莲子 10g，茯苓 20g，炒黑豆 15g。30 剂，每日 1 剂，水煎服。

[用药分析] 外感愈后，即恢复治本。方用五子黑豆汤加茯苓（寓茯菟丸）、莲子，补益脾肾，化气利水。

3 月 31 日就诊：近鼻腔有小疖肿，时觉口干，为春季化热。上方加栀子 10g、丹皮 10g，清泄微热。15 剂，隔日 1 剂，水煎服。

5 月 9 日就诊：上方服后，鼻腔疖肿消失，仍用 2 月 23 日处方，30 剂，服法同前。

6 月 13 日就诊：近情绪低落，左胁不舒。当日检测，24h 尿蛋白定量：0.77g/24h。舌淡暗红，苔微白；脉沉微弦。

中医辨证：脾肾两虚，水气不化，肝气郁滞。

中医处方：党参 15g，炒白术 25g，茯苓 15g，陈皮 10g，菟丝子 10g，沙苑子 10g，枸杞子 10g，莲子 10g，柴胡 10g，炒白芍 20g，炙甘草 5g。30 剂，每日 1 剂，水煎服。

[用药分析] 方用柴芍异功散疏肝健脾，加菟丝子、沙苑子、枸杞子、莲子，补益肾气。

7 月 18 日至 12 月 28 日，前后 4 次就诊，共计服用 120 剂中药。其中用五子黑豆汤加茯苓、泽泻、丹皮 30 剂；上方再加玄参、苍术 30 剂；五子黑豆汤加玄参、苍术 60 剂。12 月 26 日检测，24h 尿蛋白定量：0.24g/24h。

[用药分析] 五子黑豆汤加茯苓、泽泻、丹皮，取六味地黄丸补泻配伍特点中的“三泻”之义，寓以五子黑豆汤方中，既促进补益脾肾的功效，又增加利水泄浊作用。至于加苍术、玄参，是著名中医祝谌予老师降糖“对药”的经验。

2021 年 12 月 10 日，患者家人陪同亲属就诊时，诉说患者 2019 年

3 月住院行膝关节置换术时，相关检测正常；之后，再未坚持中医治疗。2020 年 7 月脑出血术后，亦未见肾功能明显异常。

（二）以案说医

患者 2 型糖尿病 9 年，糖尿病肾病Ⅳ期 1 年。病情复杂，除症见下肢浮肿，服利尿药减轻，小便泡沫较多，大便偏干，并见上半身觉热、头部出汗，下肢觉凉、欲厚衣覆被等上热下寒、阴阳失调的症状。对此，本案治疗侧重以下几方面。

1. 抄底治疗，拨云见日 患者病情复杂，基础疾病与并发症并见，其病机不仅脾肾两虚，水气不化，还出现上热下寒、阴阳失调的复杂病机。本案首诊针对其基本病机，从补脾益肾、化气利水入手，以五子黑豆汤合五苓散（汤），直接抄底治疗，再看病情有无变化，起到拨云见日的作用。药后观察，病情减轻，且未化热，故又合麻黄连翘赤小豆汤，以宣通利水。当复杂病机渐退，表现有下肢轻微浮肿，左侧腰部憋胀或拘急不适，调整为当归芍药散合五苓散（汤）等，后续治疗。可见，面对复杂病情的抄底治疗，能起到开云见日、彻查病情的作用，有利于临证开局与后续治疗。

2. 治病求本，逆转病情 糖尿病肾病的基本病机，与其他慢性肾病相同，均为“脾肾两虚，水气不化”。而且，与糖尿病后期的“下消”阶段一致，也有着“脾肾两虚”的相同病机。因糖尿病与糖尿病肾病，本身存在相同病机的叠加，所以二者在治疗上，既能相互兼顾，又能高度统一。本案坚守治疗 2 年半的时间，前后 36 诊次，服用中药 685 剂。其中以五子黑豆汤为主，或济生肾气丸（汤）、真武汤加味，就有 490 剂，由此可见，整个治疗过程，突出治病求本的原则，使病情得到逆转，没有发展到终末性肾病。

3. 虽未痊愈，但能显著改善病情 患者通过中医治疗，病情改善明显。尤其在后期长达 1 年半的时间里，多次检测 24 小时尿蛋白定量，依次分别为：0.68/24h、0.81/24h、0.77/24h、0.24/24h。尽管疾病未能痊愈，但能达到如此的临床疗效，已非易事。本案说明，中医治疗糖尿病肾病，有着显著的临床疗效。如果将中医的辨治论治，早期介入到糖尿病或糖尿病肾病的治疗之中，其延缓疾病发展，或逆转病情向好的临床意义将会更大。

第五节 急性肾衰竭案

周某案

(一)治疗实录

周某，男，29岁。运城市河津市人。

2015年4月29日初诊(门诊病历号：1054623)。急性肾衰竭12天，转请中医治疗。

病史：患者久坐后腰困，约4～5年，活动并休息后可自行缓解，无其他不适。今年4月17日吃炒面后1小时左右，续饮冰水1大杯，凉皮1碗，粽子1个。食后胃脘饱胀不适，至夜晚10时，胃脘剧烈疼痛，伴大量冷汗，且汗出如雨。至次日凌晨3时，在附近诊所以急性胃炎、疑似胆绞痛注射并输液治疗(用药不详)，疼痛未减，且疼痛部位下移小腹部。即日早上到当地某人民医院就诊，经初步检查怀疑急性肾衰竭，当晚10时转入市级某医院急诊科，检查肾功能未见异常，于19日中午转入消化内科，初步诊断为：肠梗阻，腹部积水。先行灌肠对症治疗，同时因便秘、尿少，急诊邀请肾内科会诊。根据急查肾功能：肌酐1 036μmol/L，会诊结果为：急性肾衰竭。转入肾内科(住院号：1182466)，急诊透析4次，肌酐降为329μmol/L，小便通利，尿量3 500ml/d。同时禁食10天，近3天少量饮食。病情缓解后，患者不欲透析，要求转请中医治疗。刻诊：病情同上所述。舌淡红，苔薄白微干；脉沉弦滑。

中医辨证：脾肾暴伤，气化失司，湿浊内停，水毒潴留。

中医处方：茯苓25g，猪苓10g，泽泻10g，白术20g，桂枝10g，车前子10g，菟丝子10g，沙苑子10g，女贞子10g，枸杞子10g，炒黑豆15g，桑白皮15g，白茅根30g。6剂，每日1剂，水煎服。

[用药分析]本案急性肾衰竭，为脾肾暴伤、气化失司所致。经过急诊透析等治疗，病情缓解后，则当标本兼顾，以治本为主。方用五子黑豆汤合五苓散，加桑白皮、白茅根，补益脾肾，化气利水。

5月6日二诊：患者服药期间出院。今日在当地某人民医院检测：尿素氮9.35μmol/L；肌酐168μmol/L；胱抑素C 1.65mg/L；尿酸482μmol/L。

尿检：白细胞 28.6U/L，红细胞 18.70U/L，上皮细胞 9.00U/L，管型 3.71U/L。停服西药。刻诊：仍觉腰困明显，口干夜甚。舌脉同前，辨证同上。上方去桂枝，加怀牛膝 15g。6 剂，每日 1 剂，水煎服。

[用药分析] 停服西药，仅用中医治疗。现腰困明显，口干夜甚，说明肾虚为主，微有化热。上方去桂枝，以免助热；加怀牛膝，增加补益肾气作用。

5 月 16 日三诊：5 月 15 日当地医院检测结果：尿素氮 8.11μmol/L；肌酐 108μmol/L；胱抑素 C 1.26mg/L。尿常规正常。刻诊：腰困减轻，口干明显。舌边尖红，苔微白；脉滑微数。

中医辨证：膀胱气化不行，化热伤阴，水毒未除。

中医处方：茯苓 25g，猪苓 10g，泽泻 10g，白术 20g，桂枝 5g，桑白皮 15g，陈皮 10g，大腹皮 15g，茯苓皮 15g，生姜皮 5g，白茅根 30g，玉米须 5g。6 剂，每日 1 剂，水煎服。

[用药分析] 方用五苓散合五皮饮，加白茅根、玉米须，通阳化气，利水清热，泄浊排毒。

5 月 27 日四诊：药后平适，偶流鼻血，无其他症状。5 月 26 日当地医院检测结果：尿素氮 6.29μmol/L；肌酐 83μmol/L；胱抑素 C 1.16mg/L。尿检：隐血（-），蛋白（-）。舌脉同前，辨证同上。

调整处方：茯苓 25g，猪苓 10g，泽泻 10g，白术 25g，白茅根 30g，玉米须 10g。6 剂，每日 1 剂，水煎服。

[用药分析] 药后平适，偶流鼻血，反映化热之邪未祛。方用四苓散加白茅根，甘寒利水，清热泄浊。

1 个月后随访，身体康复，未见异常。

（二）以案说医

患者因急性胃炎起病，胃脘剧烈疼痛，渐下移小腹，伴大量冷汗，尿少。初诊为肠梗阻，腹部积水；继而确诊急性肾衰竭。经急诊透析 4 次，并进行相关治疗后，病情缓解。应患者要求，停用透析，于发病 12 天后转中医治疗。

本案急性肾衰竭，属于中医脾肾暴伤、气化失司，湿浊内停、水毒蓄留。虽经透析等治疗，小便通利，病情缓解，但脾肾暴伤，一时难复，气化受损，尚未复元，水毒渐衰，余邪不尽。对此治疗，应补脾益肾，化气利水。通过治本培元的方法，恢复脾肾正常功能，增强膀胱气化作用，依靠自身的能力，以排除湿浊，清利水毒。故首诊使用五苓散（汤）合五子黑豆汤，加桑白皮、白茅根；二诊去桂枝加怀牛膝；三诊用五苓五皮饮，加白茅根、玉米须；四诊用四苓散，加白茅根、玉米须。上述治疗，循序渐进，使病情康复。

此外，急性肾衰竭的发病，也与体质及内伤病的基础相关。本案患者有久坐腰困症状4～5年，说明其平素肾气不足。若有暴发性的致病因素，则肾气更易损伤。这些情况，都应在辨证论治中给予重视和考虑。

第六节　高血压肾损害案

张某案

（一）治疗实录

张某，女，48岁。运城市盐湖区人。

2014年12月19日初诊（门诊病历号：1773155586）：患者发现高血压病7年，长期服用降压药控制。4天前因身体不适，在某市级医院就诊，检测尿常规：尿蛋白（+），隐血（++）。今日在本院检测24h尿蛋白定量：211mg/24h。诊断为：高血压肾损害。刻诊：全身不舒服，腰痛，或酸困拘急，或难以名状。两目干涩，口干，乏力。舌淡红，苔白；脉沉弦细。

中医辨证：肾气损伤，水气不化。

中医处方：熟地25g，枸杞子10g，茯苓15g，炒山药15g，泽泻10g，女贞子15g，丹皮10g，车前子10g，菟丝子10g，沙苑子10g，白茅根30g。7剂，每日1剂，水煎服。

［用药分析］高血压肾损害，在中医看来，其主要病机是肝热阴虚、血气上逆与肾气损伤（肾气不足）、水气不化二者之间，兼夹并存，互为影响，并在不同阶段各有侧重。刻诊因高血压病，长期服用降压药控制，其肝热阴虚、血气上逆的病症与病机并不明显，而突出表现为肾气损伤，水气不化。故首诊先宜补益肾气为主，兼以利水泄浊。方用六味地黄丸（去山茱萸）合五子黑豆汤（去黑豆），加白茅根。其中，山茱萸可以枸杞子或女贞子替代；黑豆可以熟地替代。临证根据病情或药味短缺，调整或替代。

2015年1月9日就诊：药后腰部拘急减轻，仍然腰痛。舌脉同前，辨证同上。上方加菊花10g，决明子15g，7剂，每日1剂，水煎服。

[用药分析] 腰部拘急减轻，仍然腰痛。在继用上方时，还要着眼顾及肝热阴虚的潜在病机，故加菊花、决明子清泄肝热。

1月15日就诊：药后平适。今天尿常规检测：尿蛋白(-)，隐血(++)。继用上方加怀牛膝15g，小蓟10g。14剂，服法同前。

[用药分析] 上方再加怀牛膝，既能补益肾气，又可引血下行，标本兼顾；加小蓟凉血散瘀，既有助清泄肝热，又利于尿隐血的消散。

1月30日就诊：服用后腰困消失，自觉全身舒适。血压时有波动，本次月经量较多。近日尿检：尿蛋白(-)，隐血(++)。

中医辨证：肾气不足，水气不化。

中医处方：熟地25g，枸杞子10g，茯苓15g，炒山药15g，泽泻10g，女贞子15g，丹皮10g，菟丝子10g，沙苑子10g，车前子10g，小蓟10g，白茅根30g，黑豆皮15g。14剂，每日1剂，水煎服。

[用药分析] 仍为六味地黄丸合五子黑豆汤为主。本次用黑豆皮(药房配送)替代黑豆，其补益肾气之功相同；而且黑豆皮还有轻微的行水泄浊作用。

2月12日就诊：药后自觉有精神，乏力、口干及两目干涩显轻。继用上方加怀牛膝15g(其理同上)，14剂，服法同前。

3月5日就诊：近日大便困难，2～3天1次，伴口干。尿常规检测：尿蛋白(-)，隐血(++)。舌淡暗红，苔微白而干；脉沉弦。

中医辨证：肾气不足，肝热伤阴，夹瘀伤络。

中医处方：猪苓10g，茯苓25g，泽泻10g，阿胶10g(烊化)，滑石10g，白茅根30g，生地20g，车前子10g，小蓟10g，焦地榆15g，防风10g，炒槐花10g，荆芥10g，甘草5g。7剂，每日1剂，水煎服。

[用药分析] 因有大便难，口干，舌暗红，苔微白而干，脉沉弦等，其肝热阴虚、夹瘀伤络的潜在病机逐渐凸显。据此，本次方用猪苓汤加生地、白茅根、车前子，清热养阴，利水泄浊；再加焦地榆、荆芥，炒槐花、防风两组对药，清热活络，凉血散瘀。

3月13日就诊：上方加赤芍15g，7剂；3月20日就诊：再加怀牛膝15g，14剂，服法同前。

［用药分析］上方加赤芍，增强其活血散瘀功效；再加怀牛膝，增加其补益肾气与引血下行作用。

4月3日就诊：近又觉腰部酸困。3月20日尿检：尿蛋白(-)，隐血(+++)。舌淡暗红，苔白；脉沉弦。

中医辨证：肾气不足，水气不化。

中医处方：熟地25g，枸杞子10g，茯苓15g，炒山药15g，泽泻10g，女贞子15g，丹皮10g，沙苑子10g，菟丝子10g，车前子10g，炒黑豆15g，荆芥5g，白茅根30g。14剂，每日1剂，水煎服。

［用药分析］据近腰部酸困，为肾气不足所致，故本次处方又调整以治本为主。方用六味地黄丸合五子黑豆汤，再加荆芥、白茅根，补益肾气，养阴泄浊，利水散瘀。

4月23日就诊：药后身体舒适，仍腰困痛。上方去菟丝子、沙苑子，加茜草炭10g，小蓟15g，焦地榆15g，防风5g。14剂，每日1剂，水煎服。

［用药分析］上方去菟丝子、沙苑子，侧重于补益肾阴；再加焦地榆、防风、茜草炭、小蓟，凉血散瘀。

5月14日就诊：腰痛消失。舌淡暗红，苔微白；脉沉弦。

调整处方：猪苓10g，茯苓20g，泽泻10g，滑石10g，焦地榆15g，防风10g，炒槐花10g，荆芥10g，炒白头翁30g，赤芍15g，白茅根30g，小蓟15g，甘草5g。14剂，每日1剂，水煎服。

［用药分析］腰痛消失。本次侧重清热利水，凉血散瘀，方用猪苓汤(去阿胶，以防其质地胶腻，影响利水泄浊)，加白茅根清热利水；再加焦地榆、荆芥、炒槐花、炒白头翁、防风、小蓟，凉血散瘀。

6月12日就诊：近1月两次行经，经量较多，乏力。于6月4日用温经汤6剂，水煎服。刻诊：近视力昏花，腰背僵硬，酸困不舒。舌淡暗红，苔微白；脉沉弦细。

中医辨证：肾阴不足，瘀热伤络。

中医处方：菊花10g，枸杞子10g，熟地25g，炒山药15g，茯苓15g，决明子15g，丹皮10g，车前子10g，泽泻10g，小蓟15g，女贞子15g，旱莲草15g，白茅根30g。12剂，每日1剂，水煎服。

［用药分析］由于兼夹病机的存在，其治疗的主次、轻重、缓急，也随之变化。如本次所见视力昏花，为肾阴不足；腰背僵硬，酸困不舒，为肾

气不足；月经1月两行，经量较多，尿中隐血等，为气血失调，瘀热伤络；舌暗红，脉沉弦细，为阴虚血阻之象。所以，兼顾以上病机，组成本方。

6月26日就诊：无明显不适。6月25日检测尿常规：尿蛋白微量，隐血（+++）；24h尿蛋白定量：102.5mg/24h。上方加炒白头翁15g，荆芥5g。12剂，每日1剂，水煎服。

［用药分析］上方加炒白头翁、荆芥，增加其行血散血之效。

7月10日就诊：药后平适，无明显症状。患者自行停服降压药2周，血压平稳，127～135/70～80mmHg。

调整处方：猪苓10g，茯苓20g，泽泻10g，滑石10g，熟地25g，枸杞子10g，山药25g，女贞子15g，丹皮10g，车前子10g，小蓟10g，怀牛膝15g，白茅根30g。12剂，每日1剂，水煎服。

［用药分析］方用猪苓汤合济生肾气汤（枸杞子、女贞子替代山茱萸），加小蓟、白茅根，益肾养阴，清热利水，散血泄浊。

7月24日就诊：用上方去滑石，加生地15g，旱莲草15g，焦地榆15g。15剂，服法同前。

8月13日就诊：血压平稳。月经点滴不畅，淋漓不尽，伴腰酸拘急。舌淡，苔微白；脉沉。

调整处方：熟地25g，山萸肉10g，山药20g，怀牛膝15g，茯苓15g，丹皮10g，泽泻10g，续断15g，炒杜仲10g，小蓟15g，焦地榆15g，荆芥10g，白茅根30g。12剂，每日1剂，水煎服。

［用药分析］7月24日去滑石，加生地、旱莲草、焦地榆，增加养阴散血作用。本次因月经点滴不畅，淋漓不尽，伴腰酸拘急，方用六味地黄丸（汤）加续断、杜仲，补肾壮腰，调理冲任；小蓟、焦地榆、荆芥、白茅根，祛瘀止血。

8月27日就诊：自觉身体时有烘热出汗。8月25日检测尿常规：尿蛋白微量，隐血（+），白细胞（±）；尿/脑脊液蛋白：275mg/24h尿。舌淡暗红，苔微白；脉沉。

中医辨证：膀胱气化不利，瘀热伤络。

中医处方：猪苓10g，茯苓15g，泽泻10g，滑石10g，阿胶10g（烊化），茯苓皮15g，陈皮10g，大腹皮15g，车前子10g，白茅根30g，生地15g，焦地榆15g，小蓟15g，竹叶5g。12剂，每日1剂，水煎服。

［用药分析］身体烘热出汗，尿检异常，为阴虚肝热，夹瘀伤络，水气不化，清浊互混。方用猪苓汤加茯苓皮、陈皮、大腹皮、车前子、白茅根，清热养阴，利水泄浊；生地、焦地榆、小蓟、竹叶，清热祛瘀。

9月10日就诊：药后平适。又用上方加丹皮、栀子，增加其清泄肝热作用。

9月24日就诊：药后烘热出汗消失。自觉乏力、嗜睡。舌淡暗红，苔白；脉沉。

中医辨证：肾气不足，水气不化。

中医处方：茯苓25g，猪苓10g，泽泻10g，白术20g，桂枝5g，菟丝子10g，沙苑子10g，车前子10g，女贞子10g，枸杞子10g，炒黑豆15g。12剂，每日1剂，水煎服。

［用药分析］烘热出汗消失，但自觉乏力、嗜睡，兼夹病机又倾斜到肾气不足、水气不化的一面。故本次处方以五子黑豆汤合五苓散，补益肾气，通阳化气，利水泄浊。

10月9日就诊：继用上方加怀牛膝、鹿衔草，增加其补益肾气作用。

10月23日就诊：上方服后，乏力、嗜睡改善。昨日检测肾功能（－）；尿常规（－）；24h尿蛋白：116mg/24h。

中医辨证：肾气不足，水气不化。

中医处方：熟地25g，枸杞子10g，茯苓15g，炒山药20g，泽泻10g，车前子10g，丹皮10g，菟丝子10g，沙苑子10g，女贞子15g，怀牛膝15g，鹿衔草15g，炒黑豆15g。12剂，每日1剂，水煎服。

［用药分析］症状改善，尿检正常。停服降压药3个多月，血压正常。目前肾气不足、水气不化的病机恢复，尚需加强。方用六味地黄丸（汤）合五子黑豆汤，加怀牛膝、鹿衔草，共奏补益肾气，化气利水。

上方服后平适。11月12日与11月27日，两次继用上方加续断15g，炒杜仲10g，24剂，服法同上。

［用药分析］继用上方加续断、杜仲，加大补益并强壮肾气的作用。

12月18日就诊：感冒1周，全身不适，恶心，有痰。舌淡红，苔微白；脉浮滑。

中医辨证：风寒客表，膀胱气化不利。

中医处方：麻黄5g，连翘10g，赤小豆25g，杏仁10g，桑白皮25g，白茅根30g，甘草5g。6剂，水煎服。

［用药分析］慢性肾病，最忌外感因素干扰，并引发病情反复。而肾气不足，亦易感受风寒之邪。对此，方用麻黄连翘赤小豆汤加白茅根，解表散寒，宣肺利水。

2016年1月7日就诊：感冒症状消除，晨起眼睑发胀，伴口苦口干。舌淡暗红，苔微白；脉微浮滑。今日检测尿常规：尿蛋白（-），隐血（++）；24h尿蛋白：124mg/24h。

调整处方：上方加猪苓10g，茯苓25g，泽泻10g，小蓟10g。6剂，服法同前。

［用药分析］感冒症状消除，但晨起眼睑发胀，口苦口干，舌淡暗红，苔微白，脉微浮滑。说明仍有风邪客表，水气不化，微有化热。上方加猪苓、茯苓、泽泻、小蓟，增加其宣肺利水、泄浊散血作用，并能针对轻微化热之症。

1月15日至7月29日，就诊10次。主症为腰部酸困或疼痛，伴乏力。中医辨证：肾气不足，水气不化。方用六味地黄汤合五子黑豆汤，酌情加入续断、杜仲，怀牛膝、鹿衔草，间断服用102剂中药汤剂。尿常规检测：尿蛋白（-），隐血（+）；24h尿蛋白：68mg/24h。病情基本康复。

［用药分析］病情稳定，仅以肾气不足的腰部酸困或疼痛，伴乏力为主症。坚持补益肾气，有方有守。

8月26日就诊：近时觉腰部发凉。舌淡暗微红，苔白，脉沉。

中医辨证：肾阳不足，水气不化。

中医处方：茯苓30g，炒白术30g，白芍15g，熟附子10g（先煎30分钟），白茅根30g，生姜10g。6剂，每日1剂，水煎服。

［用药分析］肾气不足患者，若能感到腰部发凉，便是肾阳不足的表现。方用真武汤加白茅根，温阳利水，化气泄浊。

9月8日就诊：服药后腰凉减轻。近3天血压偏高，156/80mmHg。舌脉同前，辨证同上。上方加车前子10g，怀牛膝15g。6剂，每日1剂，水煎服。

［用药分析］上方加车前子、怀牛膝，增加其益肾利水作用，且怀牛膝还能引血下行，对血压有调整治疗作用。

9月23日就诊：药后血压稳定。自觉乏力，目困不欲睁眼，口干。舌淡红，苔白，脉沉。

中医辨证：脾肾两虚，水气不化。

中医处方：熟地 25g，山萸肉 10g，山药 25g，车前子 10g，茯苓 10g，怀牛膝 15g，泽泻 10g，白茅根 30g，丹皮 10g，桂枝 5g，熟附子 5g，决明子 15g，菊花 10g。12 剂，每日 1 剂，水煎服。

[用药分析] 上方用后，腰凉消失，血压正常，说明在用真武汤加味过程中，血压的一时波动，与肾阳不足、水气不化有关。临床上应以辨证为准，不被一时的血压波动而印定眼目。本次处方，是以《金匮》肾气丸（汤）为主，加车前子、怀牛膝（又寓济生肾气丸）温补肾阳，化气利水；再加菊花、决明子，清泄肝热，并能制约方中桂、附的辛热之性。

10 月 14 日就诊：上症减轻。昨天尿常规检测：尿蛋白（-），尿潜血（-）。

调整处方：菊花 10g，决明子 15g，天麻 10g，法半夏 10g，茯苓 15g，炒枳壳 10g，陈皮 10g，竹茹 15g，白茅根 30g，甘草 5g。12 剂，每日 1 剂，水煎服。

[用药分析] 乏力减轻，仍两目酸困，口干。说明有轻微肝热，或上方化热。方用天麻温胆汤，加菊花、决明子、白茅根，以清泄肝热。

11 月 18 日就诊：现觉腰困或酸痛，眼皮犯困。舌淡暗红，苔微白，脉沉。

中医辨证：肾气不足，阴阳失调。

中医处方：熟地 25g，菟丝子 10g，茯苓 15g，沙苑子 10g，泽泻 10g，炒山药 25g，丹皮 10g，枸杞子 10g，女贞子 10g，续断 15g，炒杜仲 10g，车前子 10g，白茅根 30g，炒黑豆 15g。12 剂，每日 1 剂，水煎服。

[用药分析] 鉴于兼夹病机的多变与倾斜，治疗要以辨证为纲，随证治之。本次用药，方用六味地黄丸（汤）合五子黑豆汤加白茅根，补益肾气，平调阴阳。

12 月 9 日就诊：无明显症状。舌淡红，苔微白，脉沉。

中医辨证：肾气不足，阴阳失调。

中医处方：菟丝子 10g，沙苑子 10g，车前子 10g，女贞子 10g，枸杞子 10g，怀牛膝 15g，黑豆皮 10g。12 剂，每日 1 剂，水煎服。

[用药分析] 病轻药轻，在病情持续稳定下，方用五子黑豆汤加怀牛膝、白茅根，补益肾气，利水泄浊。

2021年12月12日电话随访，2016年12月9日的处方，间断服用近1年，百余剂。近5年来，病情稳定，多次尿常规检测：尿蛋白(-)，隐血(+)。血压相对平稳，无明显症状，病情康复良好。

（二）以案说医

高血压肾损害，是高血压导致的肾脏小动脉或肾实质损害，为继发性肾脏疾病。结合本案治疗，谈几点临床体会。

1. 本案的病证特点 患者全身不舒，突出表现为腰痛或酸困拘急，难以名状，伴两目干涩、口干、乏力等症。属于“腰痛”的病证范畴。根据舌淡红，苔白，脉沉弦细来看，辨证为肾气受损，水气不化。说明中医临床，应立足于辨证论治，不被“高血压病”印定眼目。否则，便会偏离中医证治的轨道。

2. 本案形成的原因 综合分析，原因有三。一是患者肝肾两虚的体质因素，随着高血压病程日久，肾气虚弱的程度会渐行加重。二是患者平素的高血压症状不明显，容易忽视治疗，或不规范用药，使血压控制不理想，形成慢性的肾损害，使肾气更加虚弱。三是高血压病程较长，长期服用降压药难免出现一定的副作用，影响肾脏的气化功能。综上所述，本案的原发性高血压病与高血压继发造成的肾损害，均具有肾气受损的共同病机。此外，高血压肾损害，还具有肝热阴虚、血气上逆与肾气损伤(肾气不足)、水气不化的兼夹病机，二者并存，互为影响，并在不同阶段各有侧重。

3. 本案的治疗特点 根据辨证的结果，针对共同的病机，把握治本的原则，兼顾复杂或兼夹病机。本案最初5诊，均以六味地黄丸(汤)合五子黑豆汤为主，补益肾气，固本培元。在治疗过程中，根据瘀热伤络的兼夹病机，用猪苓汤加祛瘀清热药；或针对肾阴不足的阶段病情，用杞菊地黄丸(汤)合二至丸(汤)为主，予以治疗。当病情稳定后，坚守六味地黄汤合五子黑豆汤，间断服用102剂之多。最后，辨证为肾气不足，阴阳失调，用五子黑豆汤加怀牛膝，间断治疗长达1年时间，使病情得以将息和康复。

此外，临床上常见的肾性高血压，是由肾脏实质性病变和肾动脉病变导致的血压升高(或由慢性肾病所致)，为继发性高血压的一种类型。肾性高血压与高血压肾损伤(高血压肾病)，在中医看来，前者是以肾气

（肾阳）不足、水气不化为本，肝热阴虚、血气上逆为标；后者是以肝热阴虚、血气上逆为本，肾气（肾阳）不足、水气不化为标。二者同中有异，异中有同。但是，在疾病过程，病情变化或辨证论治期间，由于二者之间的病机标本经常发生相互倾斜，或主次变化，故治疗上也随之而有所侧重，可能导致前后用药反差较大，或产生认识上的模糊。这种侧重，是原发性与继发性疾病并存，出现兼夹病机治疗上的需要，同时也是中医辨证论治灵活性的体现。

第四章

以案示教典型病案

第一节　糖肾Ⅴ期（尿毒症期）并冠心病、贫血案

韩某，男，49岁。2014年7月9日初诊。为运城市某医院住院患者（住院号：63973）。

患诉胸部憋闷针刺样疼痛14天，伴双足、踝关节及下肢浮肿，小便不利或尿少，双足麻木，口干，乏力，微觉厌食，面色萎黄暗滞，眼睑苍白，精神萎靡。舌体略胖质淡微紫，苔白滑；脉弦大而涩。

既往史：2型糖尿病16年，冠心病，心绞痛，糖尿病肾病Ⅴ期（尿毒症），慢性肾衰，肾性贫血。

中医辨证：肾阳虚衰，水气不化；瘀水互结，内蓄为毒。

中医处方：熟附子15g（先煎30分钟），茯苓30g，炒白术30g，白芍15g，桑白皮20g，泽泻10g，茯苓皮25g，猪苓10g，大腹皮15g，陈皮10g，桂枝10g，生姜皮15g，炙甘草5g。3剂，每日1剂，水煎分2次热服。

7月12日二诊：患述药后，胸憋刺痛未作，足踝下肢浮肿消失，食欲改善，周身轻松，因出现多年来从未有过的舒适感而倍感欣慰。仅觉足部麻木，但亦减轻。即日出院，请求为其多开中药，以便继续巩固。诊后示曰：上次辨证明确，用方比较精准，处方以真武汤、五苓散、五皮饮、苓桂术甘汤合方，收效明显。故本诊于上方加丝瓜络15g。7剂，煎服同上。并告患者病情较重，而且复杂，这仅是治疗的开局，以后还要有个长期的治疗过程，根据情况不断调整，不能一方到底。

【以案示教】

本案再诊之后，随诊学生请教临证指点，故结合本案有感而发。本

案糖尿病史达 16 年之久，心、肾并发症严重，虽然西药规范用药多年，但仍难以阻止病情的变化与发展。目前，患者自觉症状明显，病情较重，症状复杂，病机叠加，主次难分。如胸部憋闷刺痛，舌淡微紫，脉弦大微涩，有明显瘀血阻胸的症状与病机；又见下肢水肿、小便不利等“水气不化”的症状与病机；同时，还有乏力、厌食、精神萎靡、面色萎黄暗滞、眼睑苍白的贫血面容；西医明确诊断为糖尿病肾病尿毒症期、慢性肾衰、肾性贫血。面对如此复杂的临床疾病，既有基础疾病与并发疾病的多重诊断，又有症状与病机突出的相互叠加，一般会给辨证论治带来难度，更让处方用药无所适从。所以，临床辨病与辨证的要点，不仅是要察看舌象与切诊脉象，做到二者合参；还要从中辨别主次，学会取舍。此外，我们还要在辨证论治中，学会识别同一疾病的多个病机层次，尤其是基本病机、兼夹病机与复杂病机。以此案为例，由于肾阳虚衰，水气不化，“水毒”内蓄，已为病之重者，故肾阳虚衰为其基本病机。而“糖毒”伤肾，渐损致害，为病数年，只能缓解或控制而已，故其为本病的复杂病机。由于久病入络，瘀阻心脉，兼发多病，故瘀水互结是为本病的兼夹病机。如此来看，本案选用真武汤为主，合用五苓散、苓桂术甘汤三个经方，复加五皮饮为治，与病机若合符契，故能三剂而收显效。

值得指出，因水病为患，本在肾阳式微；故温阳利水即是治本之图，这是治疗的“底线”与根本，不得忽略或不顾，不得削弱或动摇。此外，慢性肾病、糖尿病肾病等，病已至此，其核心病机亦与之完全相同。所以，治病求本，总以温阳利水为要。凡与此不相符合，或完全背离，甚至以非中医药理论指导为由，消除或降低某些“检测指标”的加减用药，均与本病的治疗风马牛不相及。至于瘀水互结，阻滞心脉或瘀阻其他脉络等，均为致病的复杂病机或兼夹病机，不必悉数兼顾。本案辨证论治，紧抓基本病机与兼夹病机，即是此例。现在中医临证最突出的问题，表现为辨病概念不清，辨证主次不分，用药君臣无别，剂量毫无章法，加减随心所欲，复诊不知所措等，绝非个例。我多次看到病例相近、病情相同的慢性肾病或糖尿病肾病的患者，医生出具的中医处方，用药三四十味之多；一剂药的总重量，在 500～600g 甚至以上。如此治疗用药，不仅让人感到无奈与担忧，还百思不得其解。

第二节　糖肾Ⅴ期（尿毒症期）恶心呕吐案

安某，男，60岁。2014年12月20日初诊。住运城市某医院（住院号68096）。

患诉糖尿病史21年，并发视网膜病变、糖尿病肾病尿毒症期等。半月前因家属外出，无法注射胰岛素，停服尿毒清7天。加之家务劳累，出现头晕、失眠、恶心、呕吐，头昏沉不清，全身疲惫乏力，血压升高，自测空腹血糖24.7mmol/L。入院后血糖得到控制，但症状未减，仍听力减退，视物模糊，久坐腰困，颜面及下肢浮肿。转请中医会诊治疗。舌质淡暗微红，中心苔微黄；脉弦涩。

入院诊断：2型糖尿病21年，并发视网膜病变，糖肾Ⅴ期（尿毒症期），自主神经病变，直立性低血压，血脂异常，周围动脉斑块，双眼白内障，高同型半胱氨酸血症。入院查：尿素氮24.0μmol/L；肌酐454μmol/L。

中医辨证：脾肾阳虚，水气不化，湿毒内蓄。

中医处方：茯苓30g，猪苓15g，泽泻10g，白术25g，桂枝10g，桑白皮20g，陈皮10g，大腹皮20g，麻黄5g，赤小豆25g，连翘10g，茯苓皮20g，杏仁10g，白茅根25g。3剂，每日1剂，水煎服。

12月24日二诊：今日化验尿素氮降为17.3μmol/L；肌酐降为418μmol/L。恶心呕吐消失，仍觉头晕。上方续服6剂，煎服法同上。

12月31日三诊：药后尿量增多，大便通畅，日行2次，体位血压改善，头晕显轻。

调整处方：车前子10g（包），枸杞子10g，女贞子10g，菟丝子10g，沙苑子10g，桑白皮15g，陈皮10g，大腹皮20g，泽泻10g，茯苓皮30g，生姜皮10g，白茅根25g。6剂，每日1剂，水煎分2次温服。

2015年1月7日四诊：精神觉好，大便每日1～2次。上方加白术20g，炒黑豆15g，茯苓20g。14剂，每日1剂，煎服法同上。

1月24日五诊：今日查肌酐降为384μmol/L。患者自述，服中药以来，感觉良好，如变了一个人似的，头晕消失，浑身有劲，总想干点力气活，面色微红润并有光泽。并告知其他症状也在逐渐改善。其妻连声道谢，说没想到吃中药会有这么好的效果。

辨证同前，于上方加玉米须5g。14剂，每日1剂，煎服法同上。

2月4日六诊：患者耳背，经提示自述服药后的感受。患者回应没吃中药之前，整个人如散了架似的，身体不协调、难受、乏力；服中药后，整体状况明显改善，就像重新换了个人似的，感觉有劲，充满信心，记忆力改善，夫妻皆大欢喜。现在仅觉睡眠多梦，下肢偶尔抽筋。因春节要去广州孩子处过年，要求开20剂中药。

中医辨证：肾气虚衰，水气不化。

中医处方：熟地25g，枸杞子10g，山药20g，车前子10g（包），茯苓20g，菟丝子10g，丹皮10g，沙苑子10g，泽泻10g，女贞子15g，玉米须5g，白茅根25g，炒黑豆15g。20剂，每日1剂，煎服法同上。

【以案示教】

此案患者2型糖尿病史达21年之久，各种并发症亦相继出现，尤其是糖尿病肾病已到Ⅴ期（尿毒症期），人为中断用药后，症状蜂起，西药用后血糖指标虽得以控制，但肌酐清除较慢，患者自觉症状明显。

血肌酐检测值的升高，是糖尿病肾病尿毒症期，病情发展变化，疾病轻重缓急的重要评价指标。对此，我们一些中医或中西医工作者，往往会被“尿毒症”与“血肌酐”的疾病诊断，或指标高低印定眼目，着眼于概念上的“降低肌酐”与“清除毒素”，人为地使用清热、泻下、逐水、利尿等方法，试图达到理想化的治疗效果。

结合这个病例来看，中医治疗任何疾病，都要始终坚守原创性的中医思维模式，站在整体思维的高度，全面、历史、客观地分析疾病的起病原因、疾病特点、病程长短、发病规律、并发病症的因果关系；运用辨证论治的原则与方法，准确判断疾病的基本病机、兼夹病机、复杂病机，并进行特异性的个体分析，作出理法方药丝丝入扣的辨证施治。如果中医不做审证求因，辨证论治，只以“尿素氮”与“血肌酐”这些指标为根据，并采取清热解毒、泻下排毒、攻逐水毒等治法，违背中医辨证论治的“原则”，丢失中医审证求因的“灵魂”，开出没有“君臣佐使”的“骨架”处方，其治疗结果只能是事与愿违。

本案病史较长，并发症较多，病情复杂而且危重，但其核心病机高度一致，均为脾肾两虚，肾气虚衰，水气不化，湿毒内蓄。所以，本案的中医的辨证论治，立足于疾病的基本病机与核心病机，先用五苓五皮饮合麻黄连翘赤小豆汤，宣肺利水，通阳化气，温散行水；再用五子黑豆汤合五皮饮，益肾化气，利水消肿；进而使用肾气丸合五子黑豆汤，益肾培元，固化肾气。以上两相兼顾，通盘考虑，步步为营，相机而治，使得肌酐指标显著下降，症状明显改善。从此案可以证明，即使糖尿病肾病到了尿毒症期，用中药辨证施治，也能起到有效延缓病情发展，甚至逆转病情的作用。

值得指出，慢性肾病或糖尿病肾病，发展到终末期的尿毒症，其中“尿素氮”“血肌酐”等所谓的“尿毒”，实际为“水毒”或“糖毒”引申为患。这里的“水毒”或“糖毒”，其根本原因是慢性肾病或糖尿病肾病，由于肾阳久衰，肾气渐损，水湿不化，蕴结成毒，内蓄为害。这种“内毒”的产生，肾阳虚衰、水气不化是其根本，中医辨证则为其体内的寒毒或者“阴毒”，而非一般外感或内伤意义上的热毒或者“阳毒”。因此，慢性肾病或糖尿病肾病，发展到终末性肾病的尿毒症期，补脾益肾，通阳化气，温阳利水，消肿泄毒，才是根本的治疗大法。

第三节　风水重症案

胡某，男，58 岁，于 2014 年 7 月 26 日初诊。住运城市某医院（住院号：64509）。

患者 2 型糖尿病 16 年，全身肿胀 1 月。现四肢高度水肿，按之凹陷难消，颜面肿胀，皮肤紧绷而硬。面色萎黄，视物模糊，神疲乏力，偶觉身凉，稍进食即觉胃脘顶胀不适，气短，有白痰易咳出，小便量少且有泡沫。纳、眠、便可。舌质暗红微紫，苔白腻。脉浮弦而数（切脉后告徒弟及学生：水肿应为沉脉，反浮弦微数，这是风水重症）。

既往史：糖尿病肾病 3 期，继发性肾病综合征。视网膜病变光凝术后，血脂异常。高同型半胱氨酸血症，高血压 3 级（极高危）。

辅助检查：7 月 25 日胸片示：双侧胸腔积液，右侧叶间裂增厚，各滤叶间积液。肾功能：胱抑素 C 1.21mg/L，尿素氮 5.3μmol/L，同型半胱氨酸 13.0μmol/L，血白蛋白 17g/L。

中医诊断：风水重症。

西医诊断：糖尿病肾病3期，继发性肾病综合征。

中医辨证：风邪客表，肺失宣降，膀胱气化不行，水湿内停。

中医处方：麻黄10g，桂枝10g，茯苓30g，猪苓15g，泽泻10g，白术20g，桑白皮20g，陈皮10g，大腹皮20g，茯苓皮30g，冬瓜皮30g，生姜皮10g。3剂，每剂煎3袋，一次服1.5袋，一日2次。

处方过程中，告诉徒弟，面对如此高度浮肿的危重症候，西医已经束手无策，这才是考验我们中医大夫的关键时刻。主管大夫介绍病情说：这种高度浮肿，西医一般要求严格控制饮水或者禁水，因为担心排不出尿来，是否在使用中药汤剂时，考虑减少一点药量？余回答：中药还是要保证一定的药量，容量不够，药效成分难以充分煎出，药力就很难发挥作用。同时，与主管大夫协商，如果现在使用中药的话，最好的情况是停用呋塞米。这是因为，一是中药的汤剂，经过充分煎煮，药水融合一体，已非单纯之水，这个概念要厘清。二是西药的利尿剂，仅考虑快速利尿，并没有针对形成水肿的原因。如果已经使用过利尿剂，效果逐渐减弱，倒不如暂停一下，给中医一次辨证论治的临证机会。我们认为，中西医结合是临床共同发挥中西医两种治疗优势，而不单是某一相同作用的重复或叠加。其中，中西医根据临床的需要，在发挥各自临床优势的情况下，如何做到有主有次，有进有退，有攻有守，有取有舍，这才是中西医结合的最高境界。

7月30日二诊：患者药后微汗，小便增多，大便4～5次，呈水样便，腹胀减轻，水肿显轻。对此，余点示：上方的发表是用以宣肺；而宣肺不仅在于通利水道，下输膀胱；还能宣通大肠，畅利三焦，使水邪上下分消，各行其道。患者药后，自述上下通畅，胃舒腹软，肿轻过半，即可佐证。在询问主管大夫病情时，得知仍在使用呋塞米，又与其商量：如果不用呋塞米，疗效可能会更好。因为若用呋塞米能够显效的话，水肿就不会发展到之前的这个程度。中医认为，目前小便不通的主要原因是肺失宣降，气机郁闭，不能“通调水道，下输膀胱”(《素问·经脉别论》)，导致肾不主水，膀胱气化不利，水湿内停。我们使用的是中医治疗上的“提壶揭盖”法，望能理解支持。因诊见舌质暗红，苔白腻，脉沉弦。继续使用上方加杏仁10g。3剂，每日1剂，水煎服。

8月2日三诊：水肿续轻。上方加赤小豆30g，连翘10g。3剂。每日

1剂，煎服法同上。

8月3日主管大夫见体重不减，肌内注射呋塞米1次，后3天未用。

8月6日四诊：停用肌内注射呋塞米3天，仅服中药，体重每日减少1kg。患者自觉双手及手臂肿胀减轻。其子高兴地说：这就与常人一样了嘛！双手双臂变软活了，按之凹陷也会顷刻消失。原来上午10点到下午6点小便多，药后夜间小便6次，白天不多。对此，本诊询问患者家属后半夜三次尿量为：2点250ml、4点200ml、6点250ml。据此示教学生，夜尿多符合肾病的排尿规律，现在虽然还有水肿，但已由“风水”转为“皮水”或“正水”。故处方麻桂五苓散改汤，加车前子10g（包），3剂，每剂煎3袋，每日分3次服。

8月9日五诊：药后上半身有汗，下半身无汗且觉凉感，需覆盖被子。3天体重增加0.5kg。分析原因，一是本身多喝一袋药，每袋200ml，二是体重也会有小的误差。舌暗微红，苔微白，脉沉。

中医辨证：肾阳虚衰，水气不化。

中医处方：真武汤合五苓散，其中附子用15g（先煎30分钟）。3剂，煎服法同前。

8月13日六诊：利尿剂一直未用。体重4天增加1.5kg，小便少，每天4～5次，每次100多毫升，偶尔有150～200ml。药后下肢凉、足凉减轻。上身亦觉冷。辨证同上，调整处方用真武去芍药，合麻桂五苓五皮饮、麻黄连翘赤小豆汤。3剂，一剂煎3袋，一日3次。处方毕告：这次是中药重剂，用方比较全面。主管大夫担心地说：既怕中药喝不进去，又怕喝进去出不来。

8月16日七诊：浮肿续轻，体重减少1.5kg。主管大夫告知：前天又注射呋塞米1次，昨天也口服了利尿药，仍然小便量少，尿频。中医辨证同上，处方：上方加丝瓜络15g，煎服法同上。之后又与主管大夫进行了真诚沟通，大意是：到了这个阶段，中西医在这种情况的处理上，需要进一步沟通协调。西药的利尿，是没尿了还要硬往出挤。中药的利水作用比较宽泛，不仅仅是单纯的利尿，而且具有整体调节作用，前边几次用药也都证明有效。咱们可否商量一下，暂时停用西药利尿剂。因为西药使用之后再用中药，不仅会使中药的药力打空，甚至会出现相互的拮抗作用。况且以前使用西药利尿，已经司空见惯，疗效还在逐渐减弱。现在的肿势也在逐步减轻，是否能够给予单纯使用中药的一次机会？此时患者也说：前天因尿憋得不行，才用上利尿剂的，表示对单纯使用中药有恐惧心理。同时，我与患者进一步解释沟通：前天中药刚吃一次，还没有完全使上劲呢。呋塞米的利尿效果快，但到最后就利不出尿来了。中药虽然起效稍微慢点，但能让你体内潴留的水液，恢复正常的排出途径，从而缓解病情。接下来，我又问主管大夫：如果最后使用西药利尿剂，出现利尿作用完全丧失之后怎么办？主管大夫说：如果利不出尿，同时肌酐也很高，就只有透析这条路了。同时主管大夫也担心有些患者使用中药后会出现血钾高的情况等等，最后与主管大夫商量：咱们先用中药几天，实在不行就按照西医的办法。主管大夫表示同意。

8月20日八诊：腹胀及肢体肿续轻。上方加生黄芪25g。6剂，每日1剂，水煎服。

8月30日九诊：患者出院后体重减轻1kg，面色正常，四肢浮肿显轻近愈，患者自述药后人一下有精神了，感到好多了。辨证同上，效不更方，调整处方：用真武汤合五苓五皮饮（去猪苓）加麻黄，其中附子用15g（先煎30分钟），麻黄用10g。7剂，每日1剂，煎服法同前。

9月6日十诊：平适，体重无增减，方用五苓五皮饮，加防己10g，生黄芪25g，甘草5g。7剂，每日1剂，水煎服，以巩固治疗。

【以案示教】

中医诊治肾病水肿，必须从整体观着眼，辨证论治。与之相反，西医只要明确诊断，看到水肿不退，就必须使用利尿药。尽管西药利尿剂的药理作用不同，但经选择使用后，若利尿效果不好，或更替用药，或叠加用药，或数倍原用利尿药的剂量，以强制利尿，以致出现临床利尿剂用量很大，但也利不出多少尿的情况。本案患者为风水重症，即病因上的风邪客表，病机上的肺失宣降，症状上的小便不利，水肿明显。何以见之？因脉浮弦微数故也。若果属单纯的"正水"（肾阳虚衰，水气泛溢），脉则为沉或弦，故前后三诊用麻黄五苓五皮饮，或合入麻黄连翘赤小豆汤，即此立论。中医临证的原创思维，在此体现于审证求因，辨证论治，既要治水，但又不能见水治水，而要治其水肿之源。

本案属风水重症，病机为风邪客表，肺失宣降；肾阳虚衰，水气不化；

膀胱气化不利，水液内停，泛溢四肢甚至全身。故治疗立足病机，标本兼顾，以利水消肿为当务之急。一诊以麻黄五苓五皮饮加味，宣通肺气，利水消肿，恢复肾与膀胱气化功能，故药后微汗，小便通利；二诊与三诊，相继合入麻黄连翘赤小豆汤，逐步强化其利水消肿之力；四诊肿消平稳后，以麻黄五苓五皮饮加车前子，巩固续进；后续治疗中加入温阳利水之真武汤、益气利水之防己黄芪汤，固本治标，使得急危病情迈入坦途。全案始终“提壶揭盖”与温阳利水并举，忖度病情深浅，在组方用药上追求“无过亦无不及”，恰到好处，顺势而为，故收捷效。

第四节　关格（尿毒症）重症案

郑某，女，52 岁，盐湖区人，住运城市某医院血液透析科（未透析），住院号：68010。2014 年 12 月 24 日初诊。

主诉：糖尿病 10 年，尿毒症 2 月，伴呕吐，不能进食。

现病史：患者近 2 个月来，自觉恶心感明显，进食后呕吐，头晕，视力下降，只能看到眼前白色光团，难以辨物。不能行走（直立性低血压，坐轮椅由其夫推入），纳差，腹胀，尿量少（用呋塞米后每日尿量约 1 000ml），大便不畅。神疲乏力，面色萎黄，呈无欲状，少气懒言。舌质淡红略青，苔白厚，脉沉弦滑。

既往史：糖尿病肾病Ⅴ期（尿毒症期），肾性贫血，肾性高血压，尿毒症性心肌病，心功能Ⅲ级，2 型糖尿病，糖尿病周围神经病变，糖尿病视网膜病变光凝术后。

肾功检查：尿素氮 13.5mmol/L，肌酐 500μmol/L；血压：卧位 164/78mmHg，坐位 132/72mmHg，立位 89/62mmHg。

中医辨证：肾阳不足，水气内停。

中医处方：熟附子 10g（先煎 30min），茯苓 30g，生白术 30g，白芍 15g，生姜 15g。3 剂，每日 1 剂，水煎服。

12 月 27 日二诊：患告药后自觉有食欲，恶心呕吐未作，时有干呕，亦较前为轻。继用上方加入泽泻 10g，猪苓 10g，桂枝 10g。3 剂，每日 1 剂，煎服法同上。

12 月 31 日三诊：患告药后平适，上症未变，头晕主症未减，其他症状同前。余切脉察舌后，详审一、二诊辨证用药。点示：此次附子量要大一些，减少或慎用“利水”之品。处方调整为真武汤合麻黄连翘赤小豆汤：

熟附子 15g（先煎 30min），茯苓 30g，生白术 30g，白芍 15g，麻黄 10g，桑白皮 30g，杏仁 15g，赤小豆 25g，连翘 15g，生姜 15g。3 剂，每日 1 剂，水煎服。

2015 年 1 月 3 日四诊：尚未透析，整体状况大为好转。药后恶心呕吐消失。饮食稍馨，时作心悸，脉浮滑微数，舌淡红，苔微薄腻。上方麻黄减至 5g，再加桂枝 10g。6 剂，每日 1 剂，煎服法同上。

1 月 7 日五诊：药后平适。1 月 5 日化验：尿素氮 19.5mmol/L，肌酐 434μmol/L。上方加法半夏 10g（半夏与附子同用，属于“十八反”的禁忌范畴。但以张仲景组方遣药来看，二者不仅经常配伍，而且相得益彰。我临床经常使用半夏与附子配伍，从未见有不适或毒性反应），生姜减至 10g。6 剂，每日 1 剂，煎服法同上。

1 月 14 日六诊：今日复查：尿素氮 17.1mmol/L，肌酐 358μmol/L。辨证同上，调整处方：

熟附子 15g（先煎 30min），茯苓 25g，炒白术 25g，白芍 10g，桑白皮 15g，麻黄 5g，赤小豆 15g，连翘 10g，炒杏仁 10g，泽泻 10g，白茅根 30g，桂枝 5g，生姜 10g。6 剂，每日 1 剂，煎服法同上。

1 月 21 日七诊：药后自觉精神明显好转。苦楚愁容转为欣喜之色。舌脉同上。近月以来双腿酸楚不适，无处置放。上方白芍加至 30g，再加炙甘草 10g。6 剂，每日 1 剂，水煎服。

1 月 28 日八诊：23 日检查，肌酐降至 335μmol/L；尿素 19mmol/L。面色红润而亮，体位血压改善，尿量明显增加。恶心呕吐未作。（停利尿药后 1 天尿量为 700～800ml，昨又用呋塞米 1 次）。现疲乏甚，胸憋闷，背抽，呃逆。点示：利尿剂是强制性排尿，硬性排尿或催尿，会对肾气有损伤。处方：

菟丝子 10g，沙苑子 10g，车前子 10g，女贞子 10g，枸杞子 10g，炒黑豆 15g，茯苓 25g，猪苓 10g，泽泻 10g，白术 25g，桂枝 5g，桑白皮 15g，陈皮 10g，大腹皮 15g，茯苓皮 15g，生姜皮 10g。6 剂，每日 1 剂，水煎服。

2 月 4 日九诊：昨日查肾功能，肌酐降至 254μmol/L；尿素氮 18.5mmol/L。其间仅用 2 次利尿剂。乏力，口干，血糖不高，血压平稳，仅足踝微肿。

可能与用利尿剂引起的电解质紊乱有关，建议停用西药利尿剂。上方续用6剂，煎服法同前。

2月11日十诊：步行来诊，面色红润。舌质暗红尖红，苔黄厚腻。眼可感光亮，但仍不能识人。上方加白茅根25g，玉米须5g。14剂，每日1剂，水煎服。

【以案示教】

该案糖尿病10年，尿毒症2月，入住透析科，虽未行血液透析，但已做好前期准备。因中医科与血液透析科是院级中西医结合试点协作科室，临床工作配合已很默契。

在住院治疗过程中，中西医经过会诊协商，已经厘清临床治疗思路，即减少或停用利尿剂，先以中医药治疗为主，西医给予支撑配合。经过治疗，肌酐指标显著递减，患者主症消失，精神大为好转，病情转危为安。这种情况，初步体现了中医药治疗急危重病的特色和优势，显示出中医辨证精准、用药细腻的临床功力或临证魄力。同时说明，中医在急危重症方面，包括慢性肾病发展到终末期肾病或尿毒症期，也能发挥治疗上斩关夺隘、力挽狂澜的效果。

值得指出，本案病情虽然暂时向好，但后续治疗更为关键，也需要一个漫长的过程。

以上关于郑某病案的记录，重点在于能让读者清晰看到诊疗过程的连贯性，因而省去许多辨证论治“以案示教”的内容。为了重现当时临床辨证的真实情景，现据徒弟的随诊记录，作如下补充：

初诊：主管医师见老师静静诊脉，在一旁提醒老师说：柴院长，这个要先解决患者直立性低血压的问题。老师应声道：从中医病机上讲，根本都是一回事。

主管医师又悄声说：直立性低血压，属于糖尿病神经病变的特有症状，患者的调节能力太差，站位血压80/60mmHg；卧位血压200/110mmHg。原来就有一个年轻患者，由于直立性低血压不敢走路，一走就摔倒了，还并发眼底病变、糖尿病足、尿毒症等，其生存质量低下，并发症太痛苦！

徒弟问主管医师：这种直立性低血压，西医平时如何用药？主管医师告：没法用西药，不知该升还是该降？只有用中药调节。

12月31日，师告我与主管医师：现在中医后续有两种方案，一是一诊用过的真武汤，调整续服；一是天麻温胆汤加味，从痰饮挟风病机为主，重新考虑使用本方。我的意见，还是坚持首选辨证的第一种方案（真武汤为治本之策，既可温肾阳以利水，又可益肾气而升清，为调整血压最佳之选）。一诊使用真武汤，二诊又合五苓散，除自觉有食欲、恶心呕吐减轻外，主症没有变化。这时我们要进行反思，共同探讨。我在综合医院待得时间长了，对西药治疗用药也有一定了解，经历过许多类似的情况。如现在西药用的利尿剂，开始可能与中药是协同作用，往后可能就会拮抗，不仅拧不成一股劲，甚至还会“别”着劲。患者的基础疾病已很复杂，此时我们在用药上需要综合梳理一下，倒不一定就是西药的问题，或许是病的特殊性，或许是中医辨证还不准确等。但是，我们必须考虑中西用药可能发生矛盾，或相互抵消这一因素。

老师让患者与家属先回病房，然后继续给我们分析道：现在呋塞米已经用到200mg，利尿效果不好，病症变化不大。虽然我对西药利尿剂的药理作用一知半解，但可以肯定这是一种强制性的利尿药。若硬性排尿，但因膀胱已经少尿或无尿，所以，最后利尿剂用量再大，不仅无效，于事无补，而且可能出现意想不到的负面作用。

主管医师告：（是不是）呋塞米还达不到有效量？初始量为20mg，但一些心衰住院的患者，为了出入量的平衡，呋塞米有时都用到400～500mg，是否可以再加大用量呢？

师问：若再加大剂量，还是效果不行呢？

主管医师告：那就要透析了。

师说：如果透析，那就是病情发生变化的另外一种情况。现在10倍、20倍的剂量使用呋塞米，仍然没有效果，咱们探讨这个问题还是有意义的，这对我们在中医临床上积累经验，很有好处。我考虑二诊症状改善，真武汤的使用有一定作用。第二个方案考虑用天麻温胆汤加生姜，小半夏加茯苓汤亦在其中。天麻虽能定眩晕，但患者头晕属于痰饮眩晕。目前患者出现的诸多临床症状，其复杂病机是相互关联的。所以，根据病史、病程综合分析，其基本病机依然是肾阳虚衰，水气内停，导致肾脏开阖失司；肾阳不足，膀胱气化失常，关门不利。当然，病情与症状表现很多与兼夹病机密切相关，中医治疗的优势和特色，就在于审证求因，辨证论治，抓住基本病机，顾及兼夹病机，使得病情明显好转。从现代医学来讲，除利尿剂外，也没有特别的有效药物。而且利尿剂是强制性的利尿药物，如同堰塞湖一般，用利尿药先凿开个口子，不行就再把口子开大些，最后还有一部分的水无法排出，那就再改为血液透析这一条途径。也就是说，如果正常排泄小便的渠道走不通了，就改为血液透析的另一条路。一旦血液透析这一条路依赖上了，那么正常的排泄渠道也就废了。

弄清楚这些道理后，我们回头再来看中医的着眼点在哪里。咱们现在一起讨论一下，达成共识后，在临床上予以验证，即使不如所愿，也能证明这条路我们走过了，将来可以总结经验或教训。但是，咱们绝不是盲目地去试验，不能随随便便就去开方子下药，必须是在中医理论指导下，从整体上着眼，抓住问题的关键。假如这个患者真有表证，那么麻桂就要用上，这就像“提壶揭盖”一样，壶“盖”捂得太实，水再怎么倒也不好出来，有的甚至摇着倒都倒不下来。目前来看，患者的表证并不明显。而且，她用过真武汤以后有了食欲，恶心呕吐虽未消除，但较前减轻；后来加泽泻、猪苓、桂枝，是合入了五苓散，还是为了增强气化以利水。从用药情况来看，虽变化不大，但病情平稳。现在我们要分析的是，这种“平稳”，是我们辨证论治不对，抑或药力不够？还是中药和西药两种不同的办法，“撬”在那儿形不成一股劲？据我的经验，如果在疾病的早期，呋塞米用 20mg 或 80mg，两种办法的作用可能是协同的。随后，在剂量越大尿量越小的时候，这两种办法，可能就不完全协同，甚至还会相互拮抗。这方面的例子很多，我们要能看到这一点。

主管医师插话说：遇到这样的情况，有时加大呋塞米的用量也不行。

师接着说：现在已经用到 200mg 了，咱们探讨一下，既然不行，可否暂时不用？

主管医师说：如果不用，尿量可能就成几百了，用上比不用强些。

师告：如果用上有效，估计也是短暂的几天，维持过这几天，若再少尿或无尿的话，下一步又该如何办？是不是呋塞米再加 100mg，用到 300mg 继续使用？

主管医师说：一般我顶多用到 200mg，不行就考虑透析了。但也有其他科室使用加到 400～500mg，我不想再加了。

师说：如果是这样，我们在透析之前，是否考虑以中药为主治疗一段时间，利尿剂暂时不用？因为前边两诊真武汤用下来是平稳的，附子这一味药也是安全的。另外，关于体位低血压，入院后明显加重。我们要思考分析，不能只看到水银柱上的变化，要明确为什么会出现这种情况？主要的原因会是什么？是否与我们的用药(大剂量的利尿剂)有关？

主管医师说：原来站位血压也低，但还能行走，头晕症状也没有这么重。现在一点也走不成，必须依靠轮椅才能成行。

师分析道：患者一站起来活动，不仅身上的水液气化不了，血液也"泵"不到头部，才导致这种体位性的低血压。咱们要从中医的整体观念和辨证论治的角度考虑下一步该怎么办。她肿不肿？

主管医师：下肢不肿，没有腹水，但胸腔有水。

师继续分析道：这是一个值得注意的典型症状。胸腔有水，说明水在上源，这与肺气不利有关。下边膀胱的水都干了，上源有水但又下不来。肺为水之上源，此时用麻黄开宣肺气就有了依据。咱们可先用麻黄附子甘草汤。临床上有时出现的"特殊的症状"，会提醒我们的思路：患者出现胸水，属于中医的悬饮病证；水饮一般是下行的，为什么会悬在胸部？就是因为肺气不利。如果肺气宣降，水饮自然就悬挂不住。所以，从这些情况来看，上边是个病机概念(指肺气郁闭)，下边是个病机概念(指肾阳不足)，我们要把上下二者之间联系起来看。

师边写处方边说：这次附子量要大一些，现在所有"利水"或"利尿"的药，一味也不用，即使用也是白用。葶苈子与麻黄药性不合，暂不考虑。桑白皮与麻黄性味相合，故又联想到麻黄连翘赤小豆汤，可将其合入成方。考虑甘草甘温碍中，不利于肺气宣降，也去掉不用。(见前本案12月31日处方)

师处方毕，与主管医师商量呋塞米使用的问题，建议不用或减半，或等中药服上1剂，支撑的药力发挥作用了，再撤去呋塞米。

师总结道：今天这个患者咱们进行了近30分钟的讨论(是主管医师说呋塞米用到200mg了，尿量还少，将行透析，引起师父思索的)，我对影响病情的各种因素作出分析，对中医辨证须把握的关键要点，以及我的用方依据、用药的取舍，比较完整地示教给了你们。有些问题，如果我不点拨，你们就很难理解，以为我随便开个方子就是了。以后，我们可以利用下午的时间，选择一些典型患者，结合具体案例一起讨论，针对性地进行讲解。如此跟师两年，你们中医临床辨证的能力肯定会提高很快。柴老先生当年带教我时，遇到一些典型病例，也是这样分析讲解他的辨治要点、思辨过程、方药选择等等，我是经历了这样的学习过程，一步一步走过来的。

后　记

书稿完成之后，我还有一种意犹未尽的感觉。这种感觉虽然有些莫名其妙，但一时间又找不出合适的原因。最近，当我最后一次审校本书原稿时，偶然心有所悟。由于书稿主题思想的明确指向，与表述内容的编排格式，让我渐渐觉得这种难以名状的“意犹未尽”，就是我还有一些需要补充、想要说明、并与同道相互沟通的相关问题，没有在书稿里得到充分的体现。而且，这些问题的表达，也没有在原书稿中找到合适的插页或落笔之处。

客观地讲，经过30多年的肾病临床实践，在传承父亲关于肾病临证经验的基础上，也在不断地学习老一辈中医大家的诊治经验，和新生代临床精英的研究成果，给我带来了许多的收获和启迪、思考与总结。其中，有些经验或教训的觉察与体会，平时很少有合适或宽松的交流机会。所以，当这本书稿完成之后，如能借此机缘，把这些年的学习所得与经验教训，甚至一些属于“难言之隐”的学术问题，进行“深层次”的沟通交流，或置入“桌面上”的探讨总结，这不正是书稿中应有的“后记”章节，和想要表达“意犹未尽”内容的落笔之处吗？

辨证论治是中医的灵魂，是临床治疗的落脚点，体现了中医治疗疾病的特色与优势。许多中医前辈与现代中医肾病临床大家，辨证能力与水平较高，临床经验颇为丰富，是中医传承精华、创新发展的宝贵财富。但是，我常遇到部分后学，他们反映在传承前辈学术经验的时候，感到有些经验临床疗效较好，有些却禁不住重复验证；或者曾经治疗好转或康复的患者，待病情反复，再用原来的治疗方法，却效果不佳或者无效，故而提出不解或质疑。分析其中的主要原因，是我们一些中医的原创性思维弱化，中医的理论功底与临床功力不深，局限在“照猫画虎”的表面学习，沉浸于“复制粘贴”的资料堆积，这是难以取得“真经”的普遍现象，值得引以为戒。

还有一种情况，有些中医在肾病临证中，对于出现明显症状者，尚可进行一般水平的辨证治疗；当面对“无症可辨”之时，便失去了临床定力，表现出临证不知所措，治疗束手无策，而根据现代医学实验检测结果，进行主观分析或臆测，步入与中医背道而驰的“以西律中”轨道。其中，最为明显的是把尿中的“蛋白”或“微量白蛋白”，视为肾脏“精气”或“精微物质”，导致理论上的混淆与临床上的误解，造成一系列肾病诊治连带问题的出现，至今负面影响极大。殊不知慢性肾炎尿中的“蛋白”，是脾肾两虚，水气不化，清浊相干，水精互混，渗漏尿中而成，已与肾中所藏的“精气”或“精微物质”风马牛不相及，反而成为人体的“肾浊”或“死阴”，或与水湿互混，变为再次加害于人的“邪水”。对此，若不明就里，违背中医临证思维，在临证中不当使用收涩类药物，不仅有“青红皂白”不分之嫌，还可能导致留湿敛邪，蓄浊害清，潴水蕴毒，加重病情或引发尿毒症等。这是慢性肾病临证治疗上最为紧要的重要问题，需要格外地警醒。

慢性肾病长期或反复使用“激素”，不仅会出现如满月脸、水牛背、围裙腹等副作用，还可能造成临证症状与病机上的假象，如舌红少津等，会给辨证论治带来一定的难度。根据临床观察，这些现象与使用激素之后出现暂时的伤阴或化热因素相关，但绝不是疾病的本质反映。所以，对于慢性肾病出现短暂肾阴不足或化热伤阴的症状或现象，一定要做认真分析，明标与本，不能作为慢性肾病的基本病机对待。如果有人认为，慢性肾病的确存在着肾阴不足的病机，那也是阴阳两虚并存的基本病机。一般来说，临床除紫癜性肾炎外，很少有单一肾阴不足的病机存在；除高血压性肾损害外，很少有单纯肝热上扰的病机出现。因此，中医在激素用药减量或停服的配合或支撑治疗过程中，可以针对短暂性伤阴化热的兼夹病机进行辨证论治，但不要因此而药过病所，伤及无辜，加重病情。尤其是针对病情反复，激素间断用药波动的情况，一定要有中医的临床定力，否则，只会做一些“狗尾续貂”，贻笑大方的傻事。

凡是疾病，都有着不同的发展阶段和不同的病机层次，慢性肾病也不例外。由于二者相互交错，病情反复无常，病证标本不同，或者病重邪甚，出现症状真假难辨等情况，在所难免。所以，慢性肾病的不同发展阶段，相对容易确认；而慢性肾病不同的病机层次，识别难度较大。目前，临床对慢性肾病的认识，存在着重视肾病的阶段认知，忽略肾病的病机探讨，即“重病”与“轻机”的普遍现象，应予以纠正。因为中医的灵魂是辨证论治，而辨证论治的核心是“辨别病机”，病机不明，论治就是无的放矢。此外，审证求因与审证求机，是中医认识疾病的同向思维，是辨证论治的高度统一。现在经常有人将二者归结于现代医学“病理研究”的范畴，由此混淆了中西医的原本概念，固化了中医理论与临床思维，带来很多弊端。所以，只有将慢性肾病的不同阶段与病机的不同层次相互融合，进行认真梳理，才能形成慢性肾病的诊治规律，提高临床应变能力，突出慢性肾病辨证论治的特色。例如，慢性肾病在不同的疾病阶段，其病机层次是不尽相同的。综合来说，慢性肾病一般具有三个病机层次。

一是基本病机。脾肾两虚，水气不化，是各种慢性肾病的基本病机。这个病机贯穿于慢性肾病的不同阶段，也可以叫作核心病机。大部分慢性肾病患者在病情平稳以后，基本病机较为明显。此时，如果放松或改变其基本病机的持续治疗，而是单纯针对主观认识的某些病因或病证，过度使用清热解毒、活血化瘀等方药，势必耗伤正气，事与愿违，影响慢性肾病基本病机的扭转与恢复。所以，区分和把握基本病机最为关键，尤其是处理好扶正与祛邪的辩证关系，严格把握微观辨证必须服从宏观辨证的原则。

二是复杂病机。复杂病机是指慢性肾病在基本病机的前提下，又有了许多临床干扰因素，出现了一些复杂病机。例如长期或间断使用糖皮质激素，出现伤阴症状，但本质不一定就是阴虚病机；出现化热症状，但辨证不一定属于单纯热证等。类似这些复杂病机，实际上多是标象病机，容易误导辨证论治。出现这种情况，临证治疗可以适当偏移，但是一定不能偏离基本病机，更不能背道而驰。

三是兼夹病机。兼夹病机一般是指与基本病机相对平行的病机关系。例如，肾性高血压表现出肝热上冲，肾性贫血形成的气血不足，或者合并其他疾病出现的特定病机等。若临床遇到兼夹病机，就要结合基本病机综合分析，区别二者之间的主次、轻重、缓急，待兼夹病机治疗改善后，再回归基本病机的辨证治疗。

患者年龄、性别、体质以及环境、季节、外感等相关因素也会影响病情发展，还可能出现一些短暂性的病机，增加了病情的复杂程度。对此，应当急则治标，根据临证情况适当处理，待短暂性病机解除后，回归正常治疗。值得指出的是，慢性肾病虽有不同的病机层次，甚或更加复杂的病机关系，但其基本病机始终存在。不论疾病的不同阶段，也不论出现其他层面的相关病机，都必须服从于慢性肾病的基本病机或核心病机。任何凌驾于基本病机或核心病机之上的其他病机，都是从属的、次要的、兼夹的。所以，辨证论治决不能离开基本病机，采用与之相反的治疗方法。

另外，由于慢性肾病的疾病发展，导致肾阳虚衰，水气不化，蓄浊害清，潴水蕴毒，形成终末期肾衰竭或尿毒症的特殊病机。至此病情危重，更应治病求本，或标本兼治为主，千万不能有背离特殊病机的任何用药举动。

目前，在慢性肾病的研究方法上，还有两方面的问题值得探讨。

首先，针对肾脏疾病日趋明显的高发病率、高致残率、高医疗费用增长等突出问题，中医应该积极地面对与思考，发挥中医防治本病的临床优势与治疗特色。但是，目前存在的突出问题是，在中医肾病的研究方法上，还走的是多年来“研究中医”，而不是“中医研究”的老路；即使按照“中医研究”的方法走下去，仍然会有明显“双重标准”的限制，出现严重“被歧视”的状态；甚至有些使用非中医原创思维的“解读”或“评价”方法，把中医治疗肾病的特色与优势，说得一无是处，甚至是消磨殆尽。鉴于中西医长期存在学术与思维方面的巨大差异，二者之间的“鸿沟”难以逾越，或者短时间内很难填平。针对这些现状或问题，中医一定要刻不容缓地继续履行“中医研究”肾病的这条道路，坚守中医的原创性思维，突出中医的临证特色与优势，绝不能因故而自我迷茫，失去自信，沦为“不中不西”的外路人。

其次，中西医结合工作者，是目前国内采取中西医结合的方式，以中医药为主研究肾病治疗的主力军，已取得一些阶段性的研究成果。但是，中西医结合研究肾病，不论在理论抑或临床上，还处于研究和探索的初始阶段。尽管中医与中西医结合研究肾病的目标高度一致，但因基本思路与方法的差异，带来二者难以逾越的“鸿沟”，短期内得不到根本解决，经常出现中西医临床治疗配合不够，甚至相互“挤对”这些令人担忧的现象。这是因为，中医和西医属于两种医疗体系，两种不同文化，两种思维模式，两种诊疗方式。譬如二者的循证医学与辨证医学；管状思维与整体思维；应对治疗与平衡治疗等，是相互对立或截然相反的不同概念。

因此，中西医结合是一个系统工程，绝不可能一蹴而就。这就需要一个由临证治疗的初始配合，逐步达到相互融合的漫长过程。在这个过程中，中西医之间在学习互通的基础上，还要建立互换思维、配合思维、互让思维、逆向思维等，适应中西医结合研究工作的需要。建立互换思维，才能认识到各自的不足，才会认可对方的长处；建立配合思维，在疾病的不同阶段，服从临证的治疗需要，互相配合，取长补短；建立互让思维，临证时根据各自的治疗优势或特点，把握诊治过程中相互退让，适时做到有进有退、有主有次，避免出现诊治中一哄而上的混乱局面；建立逆向思维，碰到临证中的疑难棘手问题，既要能整体把握，又要会逆向拐弯，而不可守株待兔，孤注一掷。

值得注意的是，中西医结合是一门新兴的学科，它的形成与发展需要一个漫长的过程。所以，在中西医结合尚未独立成为新的医学科学体系之前，我们从事中西医结合的研究工作，必须根基于中西医理论学习与临床并重的前提。如果没有中医的理论支撑与临床实践，“中西医结合”的医学体系与学科建设是站不住脚的。因此，要防止出现借中西医结合之名，行“以西律中”之实，违背中医基本规律，进行名实不符的科研设计与项目计划。同时，要注意中西医研究“不错冠”，中西医思维“不排斥”，中西医治疗“不诋毁”，中西医评价“不双标”。只有这样，才能突出中医优势与特色，中西医结合优势互补，形成中医与中西医结合独立或平行发展的良好学术氛围。